中医师承学堂

# 中医师承实录

## ——我与先师的临证思辨

## 余国俊　著

中国中医药出版社

·北京·

**图书在版编目（CIP）数据**

中医师承实录 / 余国俊著. —北京：中国中医药
出版社，2014.2（2024.3重印）
（中医师承学堂）
ISBN 978-7-5132-1546-6

Ⅰ．①中… Ⅱ．①余… Ⅲ．①中医学 Ⅳ．①R2

中国版本图书馆CIP数据核字（2013）第144528号

中国中医药出版社出版
北京经济技术开发区科创十三街31号院二区8号楼
邮政编码　100176
传真　010-64405721
廊坊市佳艺印务有限公司印刷
各地新华书店经销

\*

开本710×1000 1/16 印张21.75 字数320千字
2014年2月第1版　2024年3月第8次印刷
书号 ISBN 978-7-5132-1546-6

\*

定价65.00元
网址 www.cptcm.com

# 再版说明

作为中国中医药出版社《中医师承学堂》品牌丛书，在早期曾推出"中医新课堂"系列：《小说中医》（张大明著）、《小说中医续集》（张大明著）、《中医师承实录》（余国俊著）、《我的中医之路》（余国俊著）、《我的脉学探索》（金伟著），曾引发了全国中医师承类图书的新风尚，被读者们赞誉为"还原老中医'手把手'传教实况"。

应广大读者要求，该系列图书由作者们根据读者反馈，进行修订再版。

作为《中医师承学堂》品牌丛书的策划编辑，我们的愿力：

能够将中国当代最优秀临床家的学术体系，如李士懋教授的"平脉辨证体系"、冯世纶教授的"六经八纲方证体系"、熊继柏教授的"四大经典融会贯通体系"等，通过图书传承给每个中医临床者、学习者、研究者。

能够联合全国各地中医临床专家，将"谨守病机"的具体细节、方证药证的使用指征，融合为以"实用有效"为宗旨的"临床家辨证指南"，让天下医者能够共享、互利。

建立中医师承的"试验田"、"创新园"，贯通中医师承"教育、实践、评价、论坛、出版"全程环节，策划、操作、出版"全国中医师承示范项目"系列，让每位读者通过图书，走进临床家亲自执教的"没有围墙的大学"。

《中医师承学堂》是为中医读者奉上的"一盏心灯"。

我们期待着："一灯燃百千灯，冥者皆明，明明无尽。"

学术合作与投稿邮箱：liuguantao@vip.sina.com(48 小时回复 )

刘观涛

# 作者简介

　　余国俊，当代著名中医临床家，主任中医师，四川省名中医。毕业于成都大学（现西南财经大学）政治经济学系，自学中医。其启蒙老师为著名中医简裕光先生，师承导师为现代经方大师江尔逊先生（江尔逊先生师承蜀中名医、经方大家陈鼎三先生），继承整理江尔逊的学术经验而发扬光大之。治疗疑难病证，讲求辨病与辨证相结合，辨病证与辨体质相结合，辨证论治与专方专药相结合，反复验证和筛选高效方药。发表中医学术文章百余篇，出版中医专著三部，参编医著十余部。

# 出版者的话

# 三年期满，皆能行道救人

## ——我们为什么推出《中医师承学堂》丛书？

刘观涛

学医难，学中医尤难！成为名中医更是难上加难——元代名医王好古写的中医书名曰《此事难知》。

而一旦通晓医理，便能化难为易，一通百通，诚如清代名医陈修园写的中医书《医学实在易》。

在"难知"与"实在易"之间，乃是一条荆棘丛生的坎坷之路。——我们推出的《中医师承学堂》丛书，则要为你在这条充满艰辛的路程上披荆斩棘，铺路搭桥，让你从此走上康庄大道，健步如飞，迅速从初涉医林者成长为临床大夫。

**中医迅速成才之捷径——让名医"手把手"地带教临床**

被誉为"中国近代医学第一人"的张锡纯，是一位富有革新与首创精神的杰出医家，他曾经这样自豪地总结自己的教学效果："三年期满，皆能行道救人。"而当时中医学校的教学，则是"取《内经》、《难经》、《伤寒》、《金匮》诸书为讲义"。张锡纯认为"如此以教学生，取径太远，非阐十年之功于此等书，不能卒业；即能卒业者，果能得心应手乎？"张氏教学三年与学校的教学十年，皆能行道救人与不能卒业——差别大矣！

何以如斯！关键在于教学方法。实践已经证明，中医师承式教育不仅仅是"学院式教育"不可或缺的补充与完善，而且自成体系，独具特色与优势，后者根本无法取代前者！

我的师爷、北京"四大名医"孔伯华先生，曾创办"北京国医学院"，担任院长。孔老常亲自带学生实习，对学生循循善诱，提倡独立思考。每遇疑难病证，孔老便及时提示，或诊余展开讨论，鼓励提出不同看法，畅所欲言，热烈辩论，然后作出总结，以指点迷津。办学十五年，先后毕业学生七百余人，多成为中医界的骨干，周恩来总理曾当面评价："孔老不高谈空理，务求实干。"

当代著名中医临床家余国俊，于上世纪80年代曾作为现代经方大师江尔逊的助手，协助其创办"江尔逊高徒班"，并参与教学。该班学制三年，属于培养研究生性质，目的是通过系统的师承教育，探索培养高层次中医人才的一条新路。该班将跟师临床、理论钻研和继承整理导师经验有机地结合起来，且实行"教学相长"的方针——要求学生主动地、生动活泼地、创造性地学习和思考；鼓励学生大胆地提出问题、分析问题和解决问题。三年期满，硕果累累，遐迩闻名。本书中的不少精彩医案和讨论，便是当年的教学实录。余氏据此整理成篇，有如"清水出芙蓉，天然去雕饰"；且医理精湛而深入浅出，逻辑缜密而轻松活泼，名言警句脱口而出，读来启人心智，引人入胜。

余国俊行医三十余年，潜心治疗疑难病证，高屋建瓴，执简驭繁；视角新颖，见解独特；注重实践，讲求疗效；反复验证和筛选高效方药，一旦确有把握便公诸医界，让人"一看就懂，一用就灵"，颇受医者病者欢迎。在本书中，余氏将临证思维全过程和盘托出，又一一娓娓道来，条分缕析，言近旨远，简切实用。读者如能细心揣摩，参与进去，便会产生"身临其境"的感觉。

为让广大的中医学习者及爱好者接受师承式教育，我们特将师承教育的每个环节"高度保真"到《中医师承学堂》丛书之中。这套丛书的鲜明特色是：中医临床名家对每个案例进行"精细入微、苦口婆心、知无不言、言无不尽"的全方位讲解，如同师傅"手把手"地教诲入室弟子——不是"事后诸葛亮"式的医案解说，而是"全面还原"诊断治疗的真实过程、细节、思考及犹疑、失误、反复！

**师承实录："不掺假"的完全记录**

翻看中医图书，"应手取效、效如桴鼓"，"起顽疾，除沉疴"，似乎写书的中医专家都是胸有成竹、百发百中的"神医下凡"。然而，中医名家姜佐景在接诊一些疑难病症患者时，时常会在开方之前，"予对此错杂之证，亦几有无从下笔之苦"。即便开出方子，也心里没底，寝食不安，眼巴巴地等待着第二天病人复诊时的疗效。"予遵仲圣脉证治法，而书昨方，心未尝不惴惴也！"——他在一则医案中真实地表示："以为次日复诊，能得寒热略除，即是大功。"但最后的结果竟然是"非但热退神振，抑且诸恙并差"，治疗的结果居然让姜佐景"喜出望外"。——姜佐景的师傅、著名中医大家曹颖甫的治病效果又怎样呢？曹氏自称曰："取效者十常八九。"这意味着，100 个病人前来诊治，有效者能达到 80% 以上，就已经是顶尖的中医水平了。何谓"取效"？能够比治疗之前病症有所缓解、减轻，就算是取效了。至于治愈、明显好转等，皆算是"取效 / 有效"大范围中的一部分。

况且，如今中医诊治的病人，已经不再像古代一样大病小病、急症慢症都有，而是以西医治疗效果不佳的慢性病或者疑难病为主。古代的名医"取效者十常八九"，其所治疗的病人中包括感冒、咳嗽等急性常见疾病。而现在的中医治病，治疗的大多是久治不愈的慢性、疑难病症。所以，现在的著名中医，治病有效率必然要低于古代名医！

从这种角度上来说，现在的有些中医专家所出版的医学专著，对中医学习者有着一种不自觉的"误导"。因为医著中所列举的实例，多是典型病例、特殊病例，而且多是最终治好的病例。"看其专著，叹为神医；跟其临床，不过如此！"——这也不能苛求专家，因为专著篇幅毕竟有限，所以，自然要"精选"典型的、治愈的病例。为什么看其专著和跟师学习的差别如此之大？为什么刘力红博士一直呼吁"跟师学习"？因为跟师学习，才能真实地、没有任何"掺假"地反映老师的疗效、细节，包括失误、困惑、曲折等真实体验。

　　但是，跟师学习，要放弃原有的工作、待遇，大多数人都是做不到的。一年放弃 5 万元的收入，还要投入几万元的生活、学习费用，中医师承教育的费用，也相当于高额的 MBA、EMBA 的十几万学费。——怎么办呢？我反复思索，多次跟刘力红博士探讨。最后，我发现：我们可以用一种现代技术手段，接近于"完全还原"跟师学习、师承教育的全过程：也就是不间断、长时间地记录中医名师的每个临床案例，或者，不间断、长时间地记录弟子与师父的学术对话。为什么我们要特别提出"不间断"这个字眼呢？因为凡是"剪辑、精选"，就有可能不自觉地偏离"真实"，走向"粉饰"。所以，真正意义的"师承教育"，一定不要对"师父的完全录音"做任何删节、处理，哪怕录音的过程有杂音、有干扰、有拖沓，也要尊崇完全真实的"师承理念"。——正如国际新闻界最著名的记者法拉奇，她在采访各国总统、主席的时候，"用录音机录下访问中的全部内容，然后一字不漏地以原对话形式全文加以发表"。

　　这项在中医学界史无前例的"师承全记录"工作，在 2005 年开始正式启动了。我们寻找到的第一位师承导师，是一位农村家传中医薛振声老大夫，他殚精竭虑写成一部医学专著，很多临床中医师用了他的方子觉得"立竿见影，疗效很高"。——这位 72 岁的老中医，每天坚持到医院里行诊，星期六、星期天从来没有休息过，即便是春节期间的大年三十，也坚持为患者服务。每天晚上，我和他通电话，他口述自己每天行医所诊治的每例病案的详细情况（读者甚至会听到春节期间鞭炮齐鸣的"背景音乐"），并且从不讳言自己失败的病例。——把自己的完全真实的病案，进行如实公布，需要极其之大的勇气和胆识！这相当于把自己的医术"赤裸裸地"公开给世人，没有大海一样的胸怀、过硬的临床水平，并不敢这样做！——所以，当我开始每天和薛老的"完全记录"工作之后，刘力红博士写道："您能对中医如此用心，功不唐捐，中医会记住您，历史也会记住您！"其实，我更认为：刘力红对我的评价，更是对薛老——这位 72 岁农村家传中医、一位开拓性的中医名家的评价。因为，薛老的这个"师承记录"行动，标志着中医学术"师承教育"广

中医师承实录——我与先师的临证思辨

泛传播的崭新开端。

在这种"师承全记录"新方式的启发下，刘力红也和他的师父卢崇汉开始了不间断的"师承学术对话"，不间断地录音，记录下两位中医名家的"师承实况"。——那么，什么样的人能够担当"中医师承教育"的导师呢？其一要是"临床家"：导师必须具有过硬的临床水平，而不是学院派的理论空谈。其二要是"科学家"：愿意把自己的毕生心血"毫无保留、毫无避讳"地讲解、传教，如同牛顿、爱因斯坦等科学巨匠，把自己的毕生研究成果汇集成学术论著，传诸后世，造福人类。——事实上，当代这样的"中医师承教育"导师特别难于寻找。愿意倾囊传授的老师，临床水平不一定过硬；而真正的临床高手，又往往没有时间将自己的治疗细节进行精细入微的传授。所以，我们也特别希望读者们能为我们推荐值得推出的师承导师，以便造福医林，造福人类。

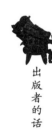

出
版
者
的
话

# 目录

## 内　科

中医师承实录——我与先师的临证思辨

# 外 科

# 妇 科

中医师承实录——我与先师的临证思辨

# 儿　科

# 五官科

# 附　录

跋

# 中医临证思辨方法
## ——以运用"麻黄附子细辛汤"的几种思维方法为例

《伤寒论》麻黄附子细辛汤，乃治疗太阳、少阴两感证的高效方。原书谓："少阴病始得之，反发热，脉沉者，麻黄附子细辛汤主之。"《汤头歌诀》曰："麻黄附子细辛汤，发表温经两法彰；若非表里相兼治，少阴反热曷能康？"因太阳、少阴两感证的基本病机为心肾阳虚，复感寒邪，表里同病，故用麻黄发表散寒，附子温肾强心，细辛搜剔、温散深入少阴之寒邪。

本方药仅 3 味，配伍精当，功专效宏，临床运用机会颇多，远远超出了原书的适应范围而可广泛运用于内、外、妇、儿、五官科等多种病证。

目前临床上存在的主要问题是：有的医者畏惧麻辛附而不敢使用；有的即使遇到适应证，亦不愿单独或仅稍事加味使用（仅加一二味），而必加减得面目全非，或喧宾夺主。若此者疗效自然降低，甚至无效。

迨至反思之时，不咎思维方法之误，反怨经方难用。俗语云："工欲善其事，必先利其器。"兹结合若干病例，谈谈运用本方的几种思维方法，以期抛砖引玉。

### （一）方证对应法

方证对应，又称方证相应、方剂辨证、汤证辨证等，乃张仲景著作的一大特色。按照方证对应原则，只要临床特征性证候与仲景书中的描述相符合，就可将经方信手拈来，而不必受后世创立的诸种辨证方法的限制。直而言之，这实际上是在重复仲景当年的临床实践，堪称运用经方的一条捷径。

如 1992 年 3 月曾治我院某男，62 岁。患者周身恶寒，背部尤甚，困倦欲眠，但卧床又难成寐，已历 3 日。其人形瘦色苍，嗜烟多年，宿患肺气肿。3 年前曾摄胸片发现肺部有一阴影，初疑为肿瘤，经抗炎治疗后阴影消失。但 3 年来每年均发病 3~4 次，每次症状均以恶寒思睡为主，且必须住院 0.5~1 个月，迭经输液（药用抗生素、维生素、肌苷等）、输血方能渐渐缓解。西医每次诊断均为"肺气肿"、"重感冒"。这次本应住院，但患者一想起历次输液时手背肿胀难忍，便心有余悸，故欲先服中药一试，如不效再住院。

刻诊：体温 36.8℃，精神萎靡，困倦思睡，纳尚可，舌淡苔薄白，脉沉细。

《伤寒论》少阴病篇提纲证是："少阴之为病，脉微细，但欲寐也。"今患者发病伊始，便周身恶寒，困倦思睡，脉沉细，显系寒邪直中少阴，而与提纲证基本符合。

故笔者不受本院历次的同一诊断与治疗的任何束缚，而拟使用方证对应法，投麻黄附子细辛汤温经解表。

但虑其年老体虚，且发病已 3 日，麻黄，恐汗多伤正，故不用生麻黄而用炙麻黄加炙甘草以匡扶正气。

处方：

炙麻黄 10g，熟附片 15g（先煎半小时），北细辛 6g，炙甘草 6g。

服 1 剂，并无汗出，但周身恶寒、困倦欲眠等症渐渐消失，精神转佳。随访 1 年未复发。

可见方证对应法，实为准确运用麻黄附子细辛汤的一条捷径。

### （二）病机推求法

《内经》要求医者"谨守病机，各司其属，有者求之，无者求之"。而"谨守病机"的前提是准确地推求病机，即在尽可能详尽地审疾察症，完整地占有四诊资料的基础上，通过由此及彼、由表及里的归纳概括，分析综合，最后作出病机诊断，以利于遣选高效方药。

如前所述，在《伤寒论》中，麻黄附子细辛汤证的基本病机是心肾阳虚，复感寒邪，表里同病。这是就外感时病而言；若系内伤杂病，其基本病机则为阳虚寒凝。

实践证明，临证时只要细心体察，准确地推求出这样的病机并不困难。然而在四诊资料不全时（病人函诊时经常遇到），就比较麻烦了。

如《中国乡村医生》1993 年第 7 期刊出拙文《左小腿剧痛 25 天》之后，于 9 月初收到江苏省张家港市化肥厂卫生所范医生来信称：其妻右膝关节疼痛多年（有右膝外伤史 10 余年），经 X 光摄片，诊断为"右副韧带损伤伴胫骨上端轻度骨质增生"。

该市一医院曾动员其手术治疗，但患者已 44 岁，估计手术效果欠佳，便予以封闭治疗。因经常复发，特函诊求服中药。

笔者读信数遍，茫然无从下手，连拟数方，皆不中意。不得已勉力从俗，寄去习用治疗久痹的桂枝芍药知母汤加活血通络药物；并告以四诊资料不全，无法推求病机以明确中医诊断，希望补充云云。

范氏于 10 月 13 日来信说：服药 6 剂乏效。患者双下肢酸重，局部肿胀，压痛明显，右膝肌肉轻度萎缩，近 2 天因参加田间劳动，顿觉行走不便……中医四诊：面色少华，舌淡红，根部有少量白苔，脉濡缓，痛处喜温怕冷。

笔者据此推求其病机可能属于阳虚寒凝，遂寄去重剂麻黄附子细辛汤加味：生麻黄 30g，熟附片 50g（先煎 1 小时），北细辛 20g，熟地 60g。嘱服 6 剂。

范氏于 12 月 30 日来信说，"您寄给我的处方，我爱人服后效果很好！共服 6 剂，右膝疼痛全部消失，同原来一样。经剧烈的体力活动或劳动亦无任何不适。"又说"经多次病例验证，麻黄附子细辛汤对治疗腰腿痛病例有特效"。所谓"特效"，固为溢美之辞，但亦足以说明推求病机法对

中医临证思辨方法

于遣选高效方药的重要性。而遣方不谙病机，犹如盲子夜行。

### （三）体质辨证法

人之体质，禀于先天，成于后天。而人禀五行，各有偏重。早在《内经》上就记载着太阴之人、少阴之人、太阳之人、少阳之人、阴阳和平之人以及木形之人、火形之人、土形之人、金形之人、水形之人的心理、生理、病理特征与治疗宜忌等内容。

《伤寒论》上提到的"酒客"、"淋家"、"疮家"、"衄家"、"亡血家"等，亦属于体质辨证的范畴。历代医家大多重视体质辨证，如近代名医张锡纯关于体质辨证的论说更为确切具体，且经得起临床验证。

他在《医学衷中参西录》中写道："外感之著人，恒视人体之禀赋为转移，有如时气之流行，受病者或同室同时，而其病之偏凉偏热，或迥有不同。盖人脏腑素有积热者，外感触动之则其热益甚；其素有积寒者，外感触动之则其寒益甚也。"

而麻黄附子细辛汤证的体质病理便是素体阳虚。故笔者治疗风寒外感，常存一"素体阳虚"之念于胸中，使麻黄附子细辛汤大有用武之地。

如1991年冬治一男患，47岁。其人反复感冒1个月余，曾用过人参败毒散、小柴胡汤、桂枝汤合玉屏风散等，均无显效。刻诊：眠食尚可，能坚持工作。唯下午及晚上背心发冷，头面畏风，流清涕，舌淡红苔薄白，脉稍弱。似无明显阳虚之象，缘何以上方药无显效呢？

细询之，方知其人经常腰痛绵绵，脾胃素畏寒凉，夏季也不敢吃生冷之物，属于阳虚体质无疑。乃投以麻黄附子细辛汤：生麻黄15g，熟附片30g（先煎半小时），北细辛15g。仅服1剂，诸恙霍然。

回忆30年前，笔者在成都读书时，我校刘教授颇善医道，唯自身常年失眠一证，遍用诸方，疗效平平，深以为苦。因闻城里一老中医一年四季治病，无论男女老幼，亦无论所患何病，开手便是麻黄附子细辛汤，竟尔门庭若市，门诊人次逾百，且经年不衰，于是"火神菩萨"声名鹊起，便往一试之。既至，老医令其伸舌，随口吟曰："麻黄附子细辛汤"。助手立即抄方与之。刘教授悻悻然，又转思何不姑妄从之，遂抓药2剂。不意服完1剂，当夜竟然安睡！

　　笔者因讶其异，曾访问过一些病者。据说此老中医经年累月如此开方，偾事者偶尔有之，但有效率仍然很高。至于其观舌之"诀窍"则是：凡舌质不现明显热象者，便一律使用麻黄附子细辛汤。此与明代张介宾治病，凡无热象者便赏用温补药物，岂非如出一辙？笔者附记及此，绝非欣赏这种置四诊八纲于不顾的简单化、公式化的所谓"绝招"，只不过是说明麻黄附子细辛汤适应范围广，运用机会多而已。若能讲究临证思维方法，其效必彰！

中医临证思辨方法

# 内　科

## 第一章　肺系病证类

# 感冒

# 现代经方大师传授独家心法

## （感冒 2 个月）

## 诊断现场

患者，女，39 岁，2002 年 8 月 27 日就诊。

2 月前受凉，恶寒发热，服药无效，外寒未解，内热渐盛，体温高达 39.2℃，急忙输液，口服扑热息痛片，汗出热退，移时复热，如是者 7 天。

中医诊断为风热感冒，予银翘散加减 3 剂，体温降至 37.5℃，但汗多、困倦、短气，大便偏稀。

更医诊断为气虚感冒，予补中益气汤加减 3 剂，未见显效，便不愿再服中药，唯间断输液，配服维生素、肌苷、蛋白粉等，体温一直在 37.3℃~37.8℃间波动，迁延至今已 2 个月。

刻诊：低热（体温 37.2℃），面白神疲，周身酸软，短气乏力，微恶风寒，夜热盗汗，纳差，口微苦，大便偏稀；舌质较淡，苔薄白腻，脉浮弱，一息五至。

# 辨证论治

[老师] 根据现代经方大师江尔逊老先生的经验，本例感冒，低热迁延2月之久，可以诊断为虚人感冒，正虚邪留，枢机不利，使用柴胡桂枝汤加减。40多年前，成都中医学院首届毕业生来我院实习时，江老便把这一独到经验毫无保留地传授给了他们。

[学生甲] 临床上怎样判断"虚人"？

[老师] "虚人"是指气、血、阴、阳偏虚之人，如《伤寒论》上告诫不可发汗的"汗家"、"衄家"、"亡血家"等。这些阴阳气血偏虚之人，有因于遗传及禀赋不足者，有因于久病致虚者，只要详尽地占有望闻问切四诊资料，不难辨识。

[学生乙]《伤寒论》上说的这个"家"、那个"家"，毕竟是一些特殊的例子。如本例低热2个月，迭用中西药物乏效，具有一派明显的虚弱之象，也不难辨识。但若是感冒初起，或者说一般的感冒病人，您怎样判断他到底是不是"虚人"呢？

[老师] 这需要经验。什么经验呢？简而言之，"因发知受"和"审证辨体"而已。大家知道，中医病因学说的实质是"因发知受"和"审证求因"。所谓"因发知受"就是根据疾病的发生、发展和变化来推断病邪的性质和感邪的途径；所谓"审证求因"，则是对望闻问切获得的四诊资料进行系统的归纳分析和综合，从而确立证型，以探求病因。

而将中医病因学的这种独特的研究方法推广运用于中医体质学之研究，我将其称之为"因发知体"和"审证辨体"。具备此等知体辨体的功夫，自能洞察其"虚"。当然，熟练地掌握这种临证思维方法，需要细心观察，长期积累，审同察异，多思善悟，绝非朝夕之功。

辨证为虚人感冒，正虚邪留，枢机不利之证。

予《伤寒论》柴胡桂枝汤加减：

柴胡 15g，黄芩 10g，法半夏 12g，桂枝 15g，白芍 15g，甘草 5g，生姜 10g，大枣 10g，茯苓 20g，仙鹤草 50g，葛根 30g。

服3剂后周身清爽，不再恶风寒，夜热、盗汗大减，体温36.9℃。

中医师承实录——我与先师的临证思辨

改予六君子汤合玉屏风散加桑叶、仙鹤草 3 剂，诸证痊愈。

为增强体质，嘱服补中益气丸 1 个月。

| 病名 | 主症 | 辨证 | 治法 | 选方 |
|---|---|---|---|---|
| 虚人感冒 | 低热微恶寒<br>周身酸软 | 正虚邪留<br>枢机不利 | 旋转枢机<br>扶正祛邪 | 柴胡桂枝汤 |

# 思辨解惑

[学生] 我们发现老师治疗虚人感冒，使用频率最高的是《伤寒论》中的小柴胡汤和柴胡桂枝汤，其次是麻黄附子细辛汤。

关于麻黄附子细辛汤治疗阳虚感冒，老师已有专文介绍，现在我们想系统学习老师运用小柴胡汤和柴胡桂枝汤治疗虚人感冒的经验。

[老师] 当年跟江老学习的那批学生，中医学基础比较扎实，对老师从不盲从迷信，常有直言不讳的质疑问难者。例如有人问："方书论治虚人感冒，皆针对患者气、血、阴、阳之虚，而在常规解表方中，分别辅以益气、养血、滋阴、助阳之品，而您竟使用小柴胡汤一方统治虚人感冒，有什么根据？"

江老回答道："因为虚人感冒的病因病机与张仲景《伤寒论》中揭示的少阳病的病因病机'血弱气尽，腠理开，邪气因入，与正气相搏……'理无二致。此皆不任发汗，故可以用小柴胡汤一方统治之。方中人参（党参）、甘草、大枣补益中焦脾土，化生气血，以为胜邪之本；合柴胡、黄芩、半夏、生姜，从少阳之枢，以达太阳之气，逐在外之邪，此扶正祛邪之妙用也。"

以上问与答，问者纵横捭阖，直指要害；答者引经据典，切中肯綮。我认为，中医虽有各家学说，理论上难免仁者见仁，智者见智，但中医的生命力在疗效，临床疗效是检验中医理论的唯一标准。

[学生] 小柴胡汤是治疗少阳病的主方，江老说小柴胡汤可以统治虚人感冒，换句话说，虚人感冒便必然是少阳病，这在理论上说得通吗？

内科·第一章 肺系病证类

[老师]当年就有人问过这样的问题：感冒初起，大多属太阳病，为什么虚人感冒，就属于少阳病呢？

江老的回答是：体虚之人，卫外不固，外邪侵袭，可以直达腠理。腠理者，少阳之分也。所以虚人感冒，纵有太阳表证，亦为病之标；纵无少阳正证或变证，却总是腠理空疏，邪与正搏，故可借用小柴胡汤，从少阳之枢，以达太阳之气，则太阳之标证亦可除。——再说，小柴胡汤出于太阳病篇，诸经病证皆可用之，本来就不是少阳病的专方专药。

[学生]如此说来，江老运用小柴胡汤治疗虚人感冒，并不要求具备柴胡汤证的特征性证候，如往来寒热、胸胁苦满、默默不欲饮食、心烦喜呕等，也不是仲景所谓"有柴胡证，但见一证便是，不必悉具"，而是根据虚人感冒的固有病因病机来使用，这是别具一格的。

那么柴胡桂枝汤呢？《伤寒论》第141条："伤寒六七日，发热，微恶寒，支节烦疼，微呕，心下支结，外证未去者，柴胡桂枝汤主之。"这是病邪已入少阳，而太阳表证未解。如果说小柴胡汤可以统治虚人感冒，那么小柴胡汤类方——柴胡桂枝汤就更适用于虚人感冒了，老师以为然否？

[老师]对！我治疗虚人感冒，更喜欢用柴胡桂枝汤。柴胡桂枝汤是小柴胡汤和桂枝汤的合方。小柴胡汤的功用已经明确，而桂枝汤，古人誉曰："外证得之解肌和营卫，内证得之化气调阴阳。"可见柴胡桂枝汤更加契合虚人感冒的病因病机。

我初用柴胡桂枝汤时，因虑方中之人参（党参）壅补，便师法蒲辅周老先生，而用我省梓潼县所产的泡参代之。泡参体轻有孔，不恋邪，但补力不及党参。

后来改用仙鹤草30~50g，效验即彰。仙鹤草又名脱力草，民间用之炖猪肉，治疗劳伤羸弱之证。当代名医干祖望老先生说仙鹤草是中药的"激素"。此药扶正力宏而不留邪，绝无西药激素的不良反应。

尚有值得借鉴者，我市名老中医陈思义治疗产后诸疾，如产后感冒、产后厌食、产后缺乳等，必用柴胡桂枝汤加减，疗效历历可稽。究之，妇人新产之后，便是"虚人"。

中医师承实录——我与先师的临证思辨

[学生丙]翻阅老师使用小柴胡汤和柴胡桂枝汤治疗虚人感冒的医案，发现柴胡用量少则12g，多则24g。而中药学教材明确规定柴胡用量为3~10g，还说柴胡"性能升发，故真阴亏损、肝阳上亢证禁用"，究以何者为是？还有，半夏性温燥，黄芩苦寒，用于虚人，是否适合？

[老师]问得好！方书说柴胡有发散、升阳、劫阴之弊，半夏性燥，黄芩苦寒，这3味药用于虚人感冒，难道没有顾虑吗？

江老认为复方的作用，绝不等于单味药作用的机械相加，况《神农本草经》谓柴胡主"寒热邪气"，并未言有发散、升阳、劫阴之弊。至于半夏和黄芩，单用之则偏胜之性见，而在小柴胡汤中，与人参之微寒（《神农本草经》称人参微寒），甘草、大枣之甘缓相伍，则分毫不显其温燥或苦寒之偏性。张仲景使用小柴胡汤于不可汗吐下的少阳病，正因其绝无伤阴耗气之弊，故可放胆用于虚人感冒。

查阅《伤寒论》小柴胡汤，柴胡用量为半斤；柴胡桂枝汤，柴胡用量为4两。折合当今临床用量，半斤为24g，4两为12g。我习惯用柴胡12~24g，是完全遵照《伤寒论》的。而遇感冒高热，体质不虚者，柴胡可用30~60g。

续申柴胡之功用：《神农本草经》谓柴胡"主心腹肠胃结气，饮食积聚，寒热邪气，推陈致新"。遍览《神农本草经》，全书载药365种，其中明言具有"推陈致新"功用者，唯大黄与柴胡二味药而已。大家知道，大黄苦寒性猛峻，通过清热祛瘀，荡涤泻下来推陈致新；而柴胡苦平性温和，通过调畅气机，领邪外出来推陈致新。

大家在研究和运用小柴胡汤及其类方之际，若能高度重视柴胡一药的"推陈致新"作用，将会大大拓宽其运用范围的。

# 咳嗽

# 出类拔萃的治咳专方

（咳嗽 3 个月）

## 诊断现场

女患，26 岁，1992 年 10 月 13 日初诊。

患者 3 个月前淋雨受凉，鼻塞流清涕，恶寒，周身酸痛，咳嗽痰多。

服荆防败毒散合杏苏散 2 剂，诸症显著减轻，唯咳嗽不减。

因图速效，改用西药，口服病毒灵、氯化铵合剂、麦迪霉素，肌注青霉素 3 天，不效；又配合输液 7 天，亦少效。

不得已复用中药，先后更医 4 人，服药 20 余剂，大多为止咳化痰之品，并配服中成药如祛痰止咳冲剂、蛇胆川贝液、痰咳净、鲜竹沥等，仍然咳嗽不止。

现症：咽喉发痒，咳嗽频频，早晚尤甚，痰少难咯，稍感气紧，时而呛咳；舌质偏淡，苔白（中根部略厚），脉细带滑。查血、胸透及拍片均未见异常。

# 辨证论治

[老师] 在肺系疾病中，咳嗽最为常见，但棘手者亦不少。俗云"名医不治咳喘"，是怕治不好而有损声誉。此虽有寡过之嫌，却也是阅历之言。因为有的病人总以为咳嗽都是小毛病，你连咳嗽都治不好，还治得好"大病"吗？我就有过这样的经历。而时至今日，犹不敢保其"十全"，此中甘苦事，得失寸心知！

[学生甲] 咳嗽若迁延失治，有时就很难理清头绪。如本例外感咳嗽，迭用中西药物乏效，迁延3个月，很容易诊断为虚证或虚实夹杂证。

[老师] 从病史看，初为风寒感冒兼咳嗽，服荆防败毒散合杏苏散2剂后，风寒表证显著减轻，唯咳嗽不减。

此时若撤去辛温发散，而以宣疏肃降为主，辅以化痰止咳，可能会很快好转。但病人止咳心切，改用西药稀释痰液、抗菌消炎，及复用中药专事止咳化痰等，均失于宣疏肃降以逐邪外出，致令风邪恋肺，而迁延缠绵。

再从现症看，咽痒则咳，气紧呛咳，痰少难咯，苔白，脉细带滑等，亦是"风邪恋肺、肺失宣肃"之象。治之者宜遵"咳无止法"及"不止咳而咳自止"之古训，无论病程久暂，皆宜以宣疏肃降为主。

若但见病程较长便套用"久咳多虚"、"久咳多内伤"，则误诊误治矣。

此虽迁延3个月，仍属风邪恋肺，肺失宣肃之证。

予疏散风寒、宣肃肺气之金沸草散加减：

旋覆花10g（包煎），白芍12g，生甘草5g，荆芥15g，苏叶10g，前胡10g，法夏10g，杏仁10g，白芥子10g，桔梗10g。2剂。

二诊：咽痒消失，咳嗽大减，咯痰爽利。

上方合止嗽散加减：旋覆花10g（包煎），白芍12g，生甘草5g，荆芥10g，桔梗10g，炙紫菀15g，炙百部10g，前胡10g，杏仁10g，仙鹤草30g。3剂。

三诊：白天已不咳嗽，唯夜间偶尔咳几声。

转用民间验方"止咳十一味"善后：

当归、川芎、法夏、茯苓、陈皮、生甘草、桑皮、青皮、杏仁、五味子（捣碎）、川贝母（轧细吞服）各 6g。2 剂，未服完而咳止。

| 病名 | 主症 | 辨证 | 治法 | 选方 |
|------|------|------|------|------|
| 咳嗽 | 咽痒咳嗽<br>痰少难咯 | 风寒恋肺<br>肺失宣肃 | 疏散风寒<br>宣肃肺气 | 金沸草散 |

# 思辨解惑

[学生乙] 据我所知，中医高校内科学教材所载的治疗风寒咳嗽的首选方，二版教材为金沸草散，五版教材则罗列杏苏散、三拗汤、止嗽散等，有点令人无所适从。老师何以独选金沸草散呢？

[老师] 一种治法可以统率很多首方剂，这就给初涉临床者带来了困惑：到底哪一首是高效方？有人说，"条条道路通罗马"，但并非每一条都是捷径呀！

据我临床验证，以上诸方化裁恰当，虽可以治疗风寒咳嗽，但是疗效有所差别，而以金沸草散疗效最佳。

[学生乙] 为什么呢？

[老师] 金沸草散与其余诸方一样，体现了疏风散寒、宣肃肺气的治法，而其特异性在于金沸草（现代多用旋覆花）、白芍、甘草 3 味药的关键性作用。

古今阐释旋覆花者，大多以为其只有消痰降气之功，是囿于"诸花皆升，旋覆独降"之谚。不可否认，旋覆花肃肺降气、豁痰蠲饮之功是颇宏的（病人服后往往有胸膈滞气下降之感）。

但其不可埋没的功效还有：其味辛，辛者能散能横行，而能宣散肺气达于皮毛，一降一宣，便可恢复肺主制节之权；其味咸，咸者入肾，而能纳气下行以归根，使胃中的痰涎或水饮息息下行而从浊道出，不复上逆犯肺，便可恢复肺的清虚功能态。

可见旋覆花一味药之功，竟可使肺胃肾三脏戴泽，上中下三焦通利。

而白芍配甘草为"芍药甘草汤"，酸甘化阴，能滋养肺津，舒缓肺气。

中医师承实录——我与先师的临证思辨

现代药理研究证实其能缓解支气管平滑肌的痉挛。

故用本方时，诸药均可损益，唯旋覆花、白芍、甘草3味为不可挪移之品。

[学生丙] 老师是怎样悟出此中奥妙的呢？

[老师] 这全是江尔逊老中医传授的。江老早年体弱，经常咳嗽每用止嗽散、杏苏散、六安煎等取效。但有一次咳嗽，遍用历验诸方，毫无寸效。咳嗽频频，咽喉发痒，痒则咳嗽，迁延旬余。

他查阅方书，见陈修园《医学从众录》中说："轻则六安煎，重则金沸草散"。便试服1剂，咳嗽、喉痒即止。他感到惊异，便用于别人，亦收捷效。几十年来，江老治疗咳嗽，无论新久，亦无论表里寒热虚实，都喜用本方化裁。有的病人咳嗽缠绵2~3个月，几乎遍用中西药物乏效，服本方数剂而安。以致病人间辗转传抄本方，竟亦屡有霍然而愈者。

[学生丁] 但古医书上有两个金沸草散。一见于《南阳活人书》，由金沸草、前胡、荆芥、细辛、茯苓、生姜、大枣、甘草组成；一见于《和剂局方》，方中无茯苓、细辛，而添麻黄、白芍。此外《三因极一病证方论》旋覆花汤，又在《和剂局方》金沸草散的基础上添加杏仁、茯苓、五味子。不知江老临床用的是哪一个金沸草散？

[老师] 江老使用金沸草散，并不拘守某一方，而是综合取舍三方，以及随证合用六安煎（二陈汤加杏仁、白芥子）和桔梗汤（桔梗、甘草）。

学问之道，贵与年俱进。江老使用本方几十年，积累了一整套行之有效的加减方法，有的加减方法还方中寓方，大大地拓宽了本方的适用范围。

如乍寒乍热，加柴胡、黄芩（小柴胡汤意）；高热气喘，加麻黄、生石膏（麻杏石甘汤意）；发热咽痛，加银花、连翘、射干（银翘散意）；痰多稠黏，加浙贝母、瓜蒌仁（贝母瓜蒌散意）；哮喘痰鸣，加苏子、葶苈子（葶苈大枣泻肺汤意）；发热恶风、自汗，加桂枝、厚朴（桂枝加厚朴杏子汤意）；久咳不止，加紫菀、百部、枇杷叶（止嗽散意）；体虚易感冒，加黄芪、白术、防风（玉屏风散意）；脾虚食少或便溏，加党参、白术（六君子汤意）；痰涎清稀，头眩，心下满，加桂枝、白术（苓桂术甘汤意）。

[学生甲] 金沸草散的化裁方法这样多，表里寒热虚实都有，初涉临床

者很难全面掌握使用，能否化繁为简，使之简捷实用呢？

[老师] 其实江老的化裁方法还不止这些，有的是为失治或误治而设，也有照顾体质的；且均从临床实践中来，又能有效地重复使用。

所以我认为，与其削足适履地"化繁为简"，倒不如扎扎实实地把好风寒咳嗽这一关。大家知道，咳嗽一证，外感居多；外感咳嗽，风寒居多。而治疗风寒咳嗽，倘能恰当地遣选疏散风寒、宣肃肺气的方药，多能迅速获效。今人有谓"截断"者，亦是此意。果真如此，金沸草散的那么多化裁方法还有多少用武之地呢？可惜事实并非如此。

江老曾秉笔直书道：有一见发热（或体温升高）便断为"风热"或"痰热"，而直用桑菊或银翘辈，或径用清热化痰药及抗生素；有因喉痒或痰少难咯便认作"风燥"或"阴伤"，而恣用润燥或养阴方药；有因久咳不止便认作虚咳，而屡进补益药物者。凡此皆因失于及时疏散、宣肃，而致咳嗽迁延缠绵，甚则转成劳嗽。张景岳亦曾愤激而言："俗云伤风不愈变成劳，夫伤风岂能成劳？"

[学生乙] 金沸草散化裁治疗外感咳嗽，其治愈率大约有多少？

[老师]80％以上。

[学生乙] 治不好的改用什么方药呢？

[老师] 据我临床观察，服本方疗效欠佳者，约有三种情形：一是旋覆花的药味苦涩难咽，有的病人服后易呕逆，因惧呕而不能竟剂；二是有的病人愈后几天又复咳（症状较轻）；三是有的病人总是遗留一个咳嗽"尾巴"，偶尔咳嗽几声，如本例便属之。

谚曰："甘瓜苦蒂，物无全美。"世上岂有"十全"之方药？我的处理方法是：服之易呕逆者，可嘱其少量频服；若仍呕而惧服者，则改用陈士铎的舒肺汤（桂枝、苏叶、桔梗、甘草、茯苓、天花粉）合六安煎。若愈后几天复咳者，可继服柴胡桂枝汤加炙紫菀、蝉衣、木蝴蝶。若遗留咳嗽"尾巴"者，则继服"止咳十一味"（本案三诊方），此方流传在民间，原治肺结核咳嗽。20余年前我偶然移治1例外感咳嗽，外症已解，咳减而旬余不止者，1剂咳止。尔后治验渐多，便作为外感咳嗽的"扫尾方"来使用。本方药味十分平淡，但组合离奇，很难强为之诠解。

还须说明的是，极少数外感咳嗽病人，初服金沸草散化裁，咳嗽虽减，但继服"止咳十一味"后，却不能扫尾，渐渐干咳无痰，夜间加重，舌净无苔。此时可试用我拟的"顽咳方"：玄参 15g，麦冬 15g，五味子 6g，生甘草 6g，桔梗 10g，仙鹤草 30g，炙紫菀 30g，桃仁 10g，红花 6g，芦根 30g，生牡蛎 30g。若个别病人服本方 2 剂后，干咳减轻而不止者，可与清燥救肺汤交替服用，以收全功。

# 现代中医喉科奠基人的创见

## （喉痒呛咳 2 个月）

## 诊断现场

女患，35 岁，1991 年 11 月 23 日初诊。

宿患慢性咽炎，久治不愈。平时咽喉干涩，微咳。2 个月前因重感冒引发剧烈咳嗽，住院 7 天，中西药配合治疗，全身症状基本消失，而咳嗽不减轻。

乃自动出院服中药，先服金沸草散数剂，咳嗽反而加重；继服止嗽散、清燥救肺汤、沙参麦冬汤等 10 余剂，亦似效非效。

现症：咽喉干涩，不时发痒，痒则呛咳，愈咳愈烈，气促面红，涕泪俱出，连咳数十声不止；痰少而呈颗粒状，极难咯出；昼重夜轻，入睡很少被咳醒，但次晨起床后又剧烈呛咳不已。纳尚可，舌质偏淡欠润，脉象无明显异常。

# 辨证论治

[老师] 本例喉痒呛咳，其病名为"喉源性咳嗽"。顾名思义，其咳嗽的根源和主要病位在咽喉部，而不在肺。

其主要证候是：咽喉干燥、发痒，痒则咳，咳则呛而持续不断。这是病位在肺或其他脏腑的一般性咳嗽所不具备的特征性证候。

大家知道，咳嗽是人体的一种自我保护反应，通过咳嗽而排除呼吸道的异物或病理产物，可以暂时恢复呼吸道的通畅。所以咳嗽一阵之后，患者多有一种轻松舒适的感觉。但喉源性咳嗽则不然，愈咳愈不舒服。因为愈呛咳，则咽喉愈干涩，也愈容易发痒；反之，咽干涩、发痒又容易诱发下一轮呛咳，如此形成恶性循环。

我早年治疗此等咳嗽，亦只知治肺，用止嗽散、清燥救肺汤、沙参麦冬汤等无效，有时换方七八首亦似效非效，技已穷矣，病人还埋怨不已。

现代中医喉科奠基人干祖望老先生积 60 年之经验而言曰："如其把本病作为一般咳嗽而混为一谈，治疗效果必然无法满意。因为其所治者为无辜之肺而非病灶所在的喉。"语出惊人，掷地有声！临证者当奉为圭臬，切莫等闲视之！

考虑为风燥伤津液，咽喉失濡养之"喉源性咳嗽"。

病程虽历 2 个月，脉亦无浮象，但因治不得法，尚有浮邪。

其治疗方法，宜祛风润燥。

试投喉科六味汤加味：

荆芥、防风、桔梗、生甘草、薄荷叶、僵蚕、白马勃、射干、蝉衣各 6g，木蝴蝶 15g，鲜梨皮 50g，3 剂。

煎服法：冷水浸泡 1 小时，煮沸 10 分钟，连煮 2 次，约得药液 1000ml，混匀代茶频饮。

二诊：喉痒呛咳稍减，咯痰较前爽利，口不干而咽喉干，频饮药液，只能暂濡，移时又干涩。

上方合养阴清肺汤，冀其祛风润燥，养阴生津：

荆芥、桔梗、生甘草、僵蚕、蝉衣、丹皮、川贝粉（吞服）各 6g，生地、天冬、麦冬、白芍、木蝴蝶各15g，柿饼30g，鲜梨皮50g。

效果：服3剂，咽喉干燥、发痒、呛咳均显著减轻；服至10剂基本消失，唯晨起干咳几声，或咳出少许黏痰。

改予六和汤合参苓白术散加减以善后。

| 病名 | 主症 | 辨证 | 治法 | 选方 |
|---|---|---|---|---|
| 喉源性咳嗽 | 喉痒呛咳<br>痰少难咯 | 风燥伤津液<br>咽喉失濡养 | 祛风润燥 | 喉科六味汤 |

# 思辨解惑

[老师]《内经》云："五气为病……肺为咳。"后世医家为了执简驭繁，把咳嗽分为外感与内伤。

外感咳嗽为外邪犯肺，以宣肃肺气为主；内伤咳嗽为脏腑功能失调，波及于肺，以调理脏腑功能为主，兼宣肃肺气。

而本例喉痒呛咳，乃风燥伤津液之证，故用药性偏温燥的金沸草散数剂后咳嗽加重，这容易理解。但改用止嗽散、清燥救肺汤、沙参麦冬汤等10余剂，亦似效非效，就不大好理解了。

据临床观察，止嗽散温润平和，不寒不热，疏风祛痰，宣肺止咳，颇适宜于新久咳嗽，疗效确切。而清燥救肺汤宣肺降逆，清燥润肺；沙参麦冬汤甘寒生津，清养肺胃。此方药虽不完全契合风燥伤津液的病机，也相距不远。但本例喉痒呛咳为"喉源性咳嗽"。其咳嗽的根源和主要病位在咽喉部，而不在肺。

[学生乙]"喉源性咳嗽"这一病名，中医教材上未见到，不知载于哪一本医书？

[老师]据干老先生考证，喉源性咳嗽这一病名在古代文献中似乎尚未见到。干老认为，元代《丹溪心法·咳嗽十六》谓"干咳嗽，难治。此系火郁之证，乃痰郁其中，邪在中"，似乎与本证相类似。

明代《医学纲目》的干咳嗽，《医学入门》的干咳，《证治汇补》的郁咳等，也类似于喉源性咳嗽。

近年来有关本证的报道时有所见。限于阅读范围，我所看到的首先使用这一病名的是干祖望老先生。而其辨证论治方法，干老已写入《现代中医内科学》一书之中。

[学生乙]咽喉属肺系，治肺即可间接治咽喉，怎能说"所治者为无辜之肺而非病灶所在的喉"呢？

[老师]"咽喉属肺系"一语不确切。咽主地气，属脾胃；喉主天气，属肺。从整体上讲，治肺可以间接治喉，但只宜宣发，而不宜肃降肺气。

大家知道，一般咳嗽为肺失宣肃之职，肺气上逆，当选用既能宣发又能肃降肺气的方药，如金沸草散、杏苏散、止嗽散等。而这些方药中的肃肺降气、化痰止咳之品，如旋覆花、半夏、杏仁、紫菀、百部、冬花等，就不适用于喉源性咳嗽。

为什么不适用呢？因为喉源性咳嗽的主要病机为风燥伤津液，咽喉失濡养，而不存在或基本上不存在肺气不降这一病机。正如干祖望老先生所说："凡一切慢性咽炎，主症就是咽部干燥。其所以干燥，由于液不养咽，津不濡喉。干生燥，燥生风，风生痒，痒则酿成本病，此其一。'诸痛疮痒，俱属心火'。干生燥，燥生火，火生痒，这是另一个由津枯而造成作痒的途径，此其二。这是由慢性咽炎导致喉源性咳嗽的机制。"

由此可见，喉源性咳嗽虽与肺有一定的关系，但与一般性咳嗽相比较，不仅病位不同，病机也不同，怎么能混同施治呢？

由此想到：局外之人，甚至有些局内之人老是抱怨中医病因病机学说抽象、笼统、含混。其实只要认真地清理整顿一番，其中有不少内容是可以表述得具体、清晰甚至精确的。

[学生丙]治疗喉源性咳嗽的代表方是什么？

[老师]养阴清肺汤。此方载于喉科专著《重楼玉钥》，本是治疗阴虚白喉之方。此方养津生津之力颇宏，可以借用于治疗喉源性咳嗽。

方中内寓增液汤（生地、麦冬、玄参），润肺复滋肾，俾金水相生，泉源不竭；又内寓芍药甘草汤（白芍、甘草），既能滋养脾阴，俾脾气散精，上归于肺，洒陈于咽，又能缓急解痉，而减轻呛咳。

此外，方中还有丹皮凉营，贝母化痰，薄荷散结。前面有人提到，清燥救肺汤、沙参麦冬汤亦为养阴生津之方，应当有效。但经临床验证，非加减恰当，否则疗效不佳，倒不如用养阴清肺汤为好。

不过，本病之喉痒呛咳多因外感诱发或加重，纵然迁延已久，亦往往兼夹浮邪，所以使用本方时，多合用六味汤（荆芥、防风、桔梗、甘草、僵蚕、薄荷）化裁，或先用六味汤加味打头阵，待扫荡浮邪之后，再缓用养阴清肺汤缓图之。

[学生甲] 六味汤是治疗风寒喉痹方，用于风燥伤津液、咽喉失濡养之证竟见效，更不好理解。

[老师] 若真是风寒喉痹，用六味汤时须加辛温药以散寒开痹。本方载于《喉科秘旨》，治喉证初起，不论红白，皆可加减应用。

细析方中6味药：荆芥辛微温，祛风解表；防风辛甘微温，祛风解痉；桔梗苦平，祛痰利咽；生甘草甘平，清火解毒；僵蚕咸辛平，祛风散结；薄荷辛凉，疏风散热。

综合观之，全方药性归于平和，不寒不热，而能疏风祛痰，散结利咽。故无论风寒、风热、风燥，皆可加减应用。

如风寒加苏叶、细辛，风热合翘荷汤，风燥合养阴清肺汤等。

附带言之，几年前医界有人宣称自拟一首治疗慢性咽炎新方，治愈率、有效率相当高，不少报刊相继报道。而检视其"新方"，竟然就是这首六味汤！

中医师承实录——我与先师的临证思辨

# 内 科

## 第二章 心系病证类

# 洞悉"独处藏奸"
## （心悸 8 年）

## 诊断现场

女患，40 岁，1987 年 12 月 25 日初诊。

主诉：心悸 8 年。患者产育后曾人流 3 次，患过肾盂炎、慢性肠炎，体质渐差。

8 年来经常感觉心中悸动不安，胸膺窒闷、隐痛，短气，冬春季节及阴雨天诸症明显加重；且每因情怀不畅、受凉、劳累而诱发早搏及心动过速，心跳可达 150~180 次 / 分；夜眠或午眠时，于目合而将欲入睡之际，往往突发早搏而难以入眠。

经心电图检查，心脏无器质性病变，西医拟诊为"房性早搏"、"阵发性心动过速"。长期服安定、心得安、谷维素、维生素、复方丹参片、脑心舒等，中药曾选用安神定志丸、归脾丸、天王补心丹、复脉汤，疗效平平。

刻诊：症如上述，身形瘦削，面憔悴，眼眶、颧部色稍黯，经期少腹痛，经色偏黑夹血块；舌质红，边尖有瘀点，舌下静脉呈紫暗色，苔黄薄腻，脉细，偶有促象。

# 辨证论治

[老师] 心悸是心系疾病的主要证候之一，有虚有实。虚证有心气虚、心阴虚、心脾两虚、肾阴虚、肾阳虚等；实证则有痰饮、瘀血。

若为纯虚证或纯实证，治之不难。但临床所见者多为病程较长的虚中夹实或实中夹虚证，治之较为棘手。

如本例心悸 8 年，此前曾人流 3 次，患过肾盂炎、慢性肠炎，体质渐差而累及于心，虚象昭然。但长期服用镇心安神、补养心脾以及滋养心阴、温通心阳之方药而疗效平平，可见不是纯虚之证，而是虚中夹实之证。

[学生] 从患者眼眶、颧部色稍黯，经期小腹痛夹血块，舌有瘀点，舌下静脉呈紫暗色等来看，夹有瘀血是很明显的。但老师还考虑到痰的方面，言其"痰瘀阻滞心络"，不知这"痰"从何处辨来？

[老师] 从整体上看，患者似无痰可辨。患者有一个特异症状：睡觉时于目合而将入睡之际，往往突发早搏而难以入眠。这一特异症状便是痰饮停于心下的确证。

为什么呢？大家知道，人之所以能入眠，全赖心肾相交，即心阳下降交于肾，肾阴上升交于心，而成"水火既济"之态。

今痰饮停于心下，则阻碍心阳下交于肾之道路，使心阳不能息息下达，必郁结而内陷，且化热化火，火热扰乱心神，则惊悸而不能入眠矣。此乃心脏突发早搏而惊悸不寐之缘由也。

况痰饮之与瘀血，总是交互为患，难分难解，是以古贤今贤，咸谓"痰瘀相关"。这就提醒临证者治疗心悸之时，不仅要重视瘀血，而且要在胸中存一"痰"字。

纵无显性之痰可辨，亦当细推是否存在隐性之痰；何况痰饮停于心下而致惊悸不寐，本系显症乎！若此者，则当于补益心脏气血阴阳之际，配合化痰祛瘀通络药物。

考虑为心阴亏损，心阳不足，痰瘀阻滞心络之证。

治宜滋养心阴，温通心阳，化痰祛瘀通络。

予生脉散合桂枝甘草汤、温胆汤化裁：

潞党参 15g，麦冬 20g，五味子 6g，桂枝 15g，炙甘草 6g，法夏 10g，茯苓 15g，陈皮 10g，枳实 10g，竹茹 10g，苦参 10g，甘松 6g，五灵脂 15g（包煎）。6 剂。

二诊：心中似乎较前平稳一些，余症如前，脉仍偶有促象。

上方去陈皮、竹茹，加桑寄生 20g，北细辛 6g，三七粉 6g（吞服），苦参增至 20g，甘松增至 12g，6 剂。

三诊：服药期间适逢月经来潮，小腹痛减轻，血块减少，心悸明显缓解。舌质淡红，边尖瘀点已暗淡，舌下静脉色基本复常，脉细已无促象。

上方加黄芪 30g，石菖蒲 10g，炙远志 6g，6 剂。微火烘脆，轧细，炼蜜为丸，每丸约重 10g，每次 1 丸，日 3 次，连服 40 天。

效果：1 年后因他病来诊，言服完 1 料心悸进一步减轻，乃照方炮制续服 2 料。数月来虽偶发早搏及心动过速而出现短暂心悸，但无须服西药，稍事休息即安。眠食正常，气色较好。

| 病名 | 主症 | 辨证 | 治法 | 选方 |
|------|------|------|------|------|
| 心悸 | 胸闷隐痛，欲眠时突发早搏 | 心阴亏损 心阳不足 痰瘀阻滞心络 | 滋养心阴 温通心阳 化痰祛瘀通络 | 生脉散合桂枝甘草汤、温胆汤 |

# 思辨解惑

[老师] 治心悸怔忡，徒事补益，非其治也。即如清代医坛怪杰陈士铎，其治疗心悸怔忡之证，偏不补心而去养肺，或滋肾，或壮胆，但也不忘配用贝母、竹沥、白芥子、竹茹、远志等化痰之品。

而本例初诊在用生脉散合桂枝甘草汤补益心脏气血阴阳的基础上，配合温胆汤化痰清热宁心，加五灵脂祛瘀通络，苦参改善心律，同时加甘松醒脾悦胃，而防苦参之苦寒伤脾胃。

[学生甲] 苦参本为清热燥湿、祛风杀虫、利小便之药，老师却用于改善心律，有何依据？

[老师] 经现代药理研究证实，苦参有降低心肌收缩力，减慢心搏，延缓房性传导及降低自律性等功用，故能治疗快速性心律失常，如心动过速，过早搏动，心房颤动与扑动等病。

古人虽无法知道得如此确切，但也不是茫然无所知。如《神农本草经》谓苦参"主心腹气结"，后世药物归经学说将苦参归入心、肝、胃、大肠、膀胱经，其归心经是放在首位的。《本草经百种录》谓苦参"专治心经之火"，《肘后方》以"苦参三两，苦酒一升半，煮取八合，分二服"，治疗"中恶心痛"。

还有本例二诊时加用的桑寄生，传统仅用于祛风湿，补肝肾，强筋骨，安胎等，而经药理研究证实，桑寄生有类似异搏定之作用，对房性早搏、室性早搏及阵发性房颤有一定疗效。

可见治疗本例房性早搏及阵发性心动过速之加用苦参及桑寄生，属于"辨病施治"。临床实践证明，治疗心律失常，应当辨病与辨证相结合，首重辨病。

[学生乙] 是辨西医的"病"还是辨中医的"病"？

[老师] 这里是指辨西医的"病"。西医认为，心律失常分为功能性与器质性两大类。功能性者多为植物神经功能失调，器质性者则是心脏病的合并症；前者易治，后者难医。

而患者之心律失常到底是功能性的还是器质性的，单凭中医传统的望闻问切四诊是无法辨认和确诊的，而必须经心电图检查，有条件者可使用超声心动图。

[学生丙] 我理解老师强调治疗心律失常时要首重辨病，目的是明确诊断，做到心中有数，以便制定综合治疗方案，并准确地判断其预后，但绝不意味着倚重"辨病施治"而贬低辨证论治。

[老师] 非常正确！诊断要首重辨病，要尽量利用现代医学的各种检查手段，但治疗则要求辨病与辨证相结合，宏观辨证与微观辨证相结合，专方专药与辨证论治相结合，以期提高疗效。

若患者之心悸并非经年宿疾，而是突发或偶发的新疾，在检查条件不具备时，单用辨证论治或方证对应即可。

如江老在少数民族地区行医时，曾治一彝族妇女，28 岁，突然发病，感觉阵阵心悸欲落，发作时全身震颤不能自已，卧床月余，入县医院后经西药治疗无效。一日夜半，心悸大作，家属急呼抢救。江老见其蜷卧床上，厚覆被褥，全身颤抖，乃至床栏亦动摇不已，但自觉并不恶寒。江老对照《伤寒论》真武汤证条文："心下悸，头眩，身𥄂动，振振欲擗地……"急书真武汤加龙骨、牡蛎，当夜连服 2 剂，震颤渐止。守服数剂，心悸震颤即未复作。

[学生甲] 据说老师治疗心悸，除了习用本例方药之外，还喜欢用张锡纯之方？

[老师] 张锡纯治心病有两首名方，一为定心汤，治心虚怔忡；一为安魂汤，治心中气血虚损，兼心下停有痰饮，致惊悸不眠，用之多验。

定心汤用龙眼肉补心血，枣仁、柏子仁补心气，更用龙骨入肝以安魂，牡蛎入肺以定魄，并配用山萸肉，便能收敛心气之耗散，再少加乳香、没药流通气血以调和之。经临床验证，若兼有热象者，酌加苦参、桑寄生，疗效尤佳。

安魂汤则是在用龙眼肉补心血，枣仁补心气，龙骨、牡蛎安魂定魄的基础上，配用半夏、茯苓消痰饮，赭石导心阳下潜，使之归藏于阴，以成瞌睡之功。

为何要消除痰饮？张氏自注云，"方书谓：痰饮停滞心下，其人多惊悸不寐。盖心，火也；痰饮，水也。火畏水刑，故惊悸至于不寐也。然痰饮停滞于心下者，多由思虑过度，其心脏气血，恒因思虑而有所伤损。"故在补益心脏气血阴阳的基础上，必须配用消除痰饮之品，方克有济。

[学生乙] 近年来屡见运用《伤寒论》炙甘草汤治疗心律失常获良效的临床报道，我用之却疗效平平，是何道理？

[老师]《伤寒论》云："伤寒，脉结代，心动悸，炙甘草汤主之。"审系心脏阴阳两虚之证，炙甘草汤诚为首选之高效方。

而使用此方获得高效的关键，除了认证无差之外，还有两点：一是照搬原方的剂量，二是如法煎煮和服用。据柯雪帆等学者考证，张仲景时代（东汉）的 1 斤合 250g，1 两合 15.625g，1 升合 200ml，柯氏等人经多方面论证之后认为，张仲景方剂中药物的剂量，应当按照上述数据来折算。这样，炙甘草汤的剂量就比目前临床常用剂量大得多。例如方中生地黄 1 斤，折合今之 250g；炙甘草 4 两，折合今之 62.5g。其余药物的剂量亦当照此折算。

至于如法煎煮和服用，是指方后之注："上九味，以清酒七升，水八升，先煮八味，取三升，去滓，内胶烊消尽。温服一升，日三服。"我曾遵此治过几例室性早搏，疗效确实不错。但脾胃虚弱者，服之易致满闷或溏泄，用之宜慎。

中医师承实录——我与先师的临证思辨

# 不寐

# 病机混杂如何深究？

## （失眠 4 年）

## 诊断现场

男患，46 岁，1996 年 10 月 18 日诊。

4 年前因事拂逆，郁怒难伸，渐致失眠。4 年来常服中成药，如归脾丸、养血安神片、朱砂安神丸、柏子养心丸等，临睡前加服西药安定。

近半年来失眠加重，每晚必服安定 5mg 方能浅睡三四小时，且多梦纷纭，怵惕易惊。又因宿患慢性胃炎、慢性胆囊炎，常用三九胃泰、胃苏冲剂、消炎利胆片等，似效非效，甚是烦恼。

刻诊：面容瘦削，略显晦暗，胃脘满闷而不痛，嗳气频频，口干苦，纳差，大便偏干，舌质红，苔黄粗厚，脉弦沉。

## 辨证论治

[学生甲] 失眠的病机相当复杂，如现代中医出版物已经罗列出心脾两虚、心肾不交、肝阳扰动、心虚胆怯、胃气不和等，几乎与五脏六腑都有联系。

以失眠为主诉来就诊者，若其病机单一尚不足虑，若是两种病机交叉，或两种以上的病机混杂，辨治就比较棘手。——而这样的情况，恰恰又是临床所常见的！

[老师] 对于病机混杂的失眠，我们必须深究病机，我至少提示两点：一是治疗失眠不能盲目套用安神定志方药，二是必须有效地治疗宿疾或伴见症。

本例宿疾慢性胃炎、慢性胆囊炎所致的胃脘满闷、嗳气、口干苦、纳差等是失眠的伴见症，而这一系列症状的主要病机——胆热犯胃、胃失和降，恰恰就是主症失眠的病机之一。胆热犯胃往往酿热生痰，痰热上扰于心则失眠。——所以开手重点治疗胆热犯胃、胃失和降便是一举两得。

患者长期饱受失眠之苦，唯求安睡，无复他求。然则宿病胆热犯胃、胃失和降，宿病不除，卧安从来？

今先行清胆和胃，用黄连温胆汤合小陷胸汤、半夏泻心汤化裁，使胆宁胃和则易安卧矣。处方：法夏 15g，茯苓 30g，竹茹 20g，炒枳实 15g，黄连 5g，黄芩 10g，干姜 5g，瓜蒌仁 15g，太子参 10g，蒲公英 30g，4 剂，安定照服。

二诊：胃脘满闷消失，嗳气、口干苦、怵惕易惊等减轻，大便通畅，睡眠略有改善。患者喜，乃续服本方，而停服安定。但当晚便通宵失眠，不得已复用安定如前。服至 12 剂，纳开，口苦除，唯仍不敢停服安定，停服则入睡极难，心烦不安。

察其舌质仍红，苔黄薄少津，脉弦沉而细。知其胆热胃逆之证已愈，而露出肝郁血虚之底板。

乃改投舒郁养血的酸枣仁汤加味：酸枣仁 30g，茯苓 30g，知母 12g，川芎 10g，炙甘草 10g，丹参 30g，百合 30g，3 剂，安定减半服。

三诊：睡眠仍无明显改善，上方加法夏 40g，夏枯草 30g，高粱米 50g。效果：服 3 剂，入睡较快，且能安睡四五个小时；停服安定，继服至 15 剂后，入睡如常人，能安睡五六小时矣。嘱将上方制成蜜丸常服。半年后追访，睡眠大致正常。

| 病名 | 主症 | 辨证 | 治法 | 选方 |
|------|------|------|------|------|
| 失眠 | 顽固性失眠 | 1. 胆热犯胃；<br>2. 肝郁血虚，阴阳失调 | 1. 清胆和胃；<br>2. 疏肝养血，交通阴阳 | 1. 黄连温胆汤<br>2. 酸枣仁汤 |

# 思辨解惑

[学生甲] 本例久治不愈的失眠顽症，老师接诊后没有急于使用安神药，而是首先针对其胆热犯胃、胃失和降的宿疾，投以清胆和胃的黄连温胆汤合小陷胸汤、半夏泻心汤化裁，待其宿疾明显减轻而露出肝郁血虚的底板之后，才使用养肝舒郁安神的酸枣仁汤加味。当然，此前长期服用安神药时，也在治疗胆胃宿疾，可惜治不如法，疗效不好。

[老师] 失眠难治，徒恃药饵难为功。古诗有云："华山处士若容见，不觅仙方觅睡方。"然则千方易得，一效难求。

本例失眠顽症是近年疗效较好的验案之一。除了药治之外，每诊均有一番较为成功的心理疏导，所谓"语之以其善，告之以其败"，使患者心悦诚服，案中诚难一一赘述。所以，本例之治愈，但愿不是"假兼备以幸中。"

[学生乙] 我常常在想，病机概括都是人为的，中医关于失眠的病机学说是否可以删繁就简、突出重点、注重实用？

[老师] 这个思路好！上溯《内经》，失眠的基本病机就是营卫不和，欲究失眠病机，先探睡眠之道。

《灵枢》说："卫气行于阳二十五度，行于阴二十五度，分为昼夜，故气至阳而起，至阴而止。……夜半而大会，万民皆卧，命曰合阴。"此言白天卫气运行到阳经，人则清醒；夜间卫气运行到阴经，人则入睡。到了夜半子时（23~1时），卫气与营气交会，天下之人皆入睡。

遥想古代生产力低下，人之嗜欲亦少，先民日出而作，日落而息，法天则地，顺其自然，营卫运行不失其道，则失眠者鲜矣。即使失眠，也别无他因，不过营卫不和而已。此即《灵枢》所谓"今厥气客于五脏六腑，则卫气独卫其外，行于阳不得入于阴，行于阳则阳气盛，阳气盛则阳蹻陷，不得入于阴，阴虚，故目不瞑"。——清代名医叶天士将失眠的总病机高度概括为"阳亢不入于阴，阴虚不受阳纳"，其出典便是这段经文。

如何治疗失眠呢？《灵枢》出一半夏汤（后世称为半夏秫米汤）："饮以半夏汤一剂，阴阳已通，其卧立至。……其汤方，以流水千里外者八升，扬之万遍，取其清者五升，煮之，炊以苇薪火，沸置秫米一升，治半夏五合，徐炊，令竭为一升半，去其滓，饮汁一小杯，日三稍益，以知为度。故其病新发者，覆杯则卧，汗出则已矣。久之三饮而已也。"

新病失眠，服药一次即愈；久病失眠，服药三次亦愈，疗效何等神速！

［学生甲］现在单用半夏秫米汤治疗失眠是否也有捷效？

［老师］因本方用水、用火特殊而严格，我未单独用过。值得重视者，近代注重实践、讲求疗效的名医张锡纯十分推崇本方。

他说："《内经》之方多奇验，半夏秫米汤，取半夏能通阴阳，秫米能和脾胃，阴阳通、脾胃和，其人即安睡。故《内经》谓'饮药后，覆杯即瞑'，言其效之神速也。乃后世因其简单平常，鲜有用者，则良方竟埋没矣。"——张氏曾指导门生用此方治一位失眠4个月的患者，因其心下满闷，遂变通其方，先用鲜莱菔120g切丝，煎汤两杯，再用其汤煎清半夏12g，服之，当晚即能安睡。

而我治失眠顽症，恒在辨证方的基础上加法夏30~60g，高粱米50~100g，夏枯草15~30g，颇能提高疗效，本例便是。

［学生甲］对此我有两点疑问：第一，《内经》说失眠的病机是营卫不和，用的却不是调和营卫之方，而是交通阴阳的半夏秫米汤；第二，照《内经》的说法，《伤寒论》调和营卫的桂枝汤便能治疗失眠？

［老师］桂枝汤"外证得之解肌和营卫，内证得之化气调阴阳"，何尝不能治疗失眠！更遑论桂枝汤的一系列加减方、演变方矣。而营卫即是血气，血气即是阴阳，半夏秫米汤能交通阴阳，便能调和营卫，其理法方药是一以贯之的。

［学生甲］半夏秫米汤交通阴阳的机理是什么？

［老师］半夏生当夏季之半，即夏至前后。夏至一阴生，为大自然阴

阳交会之期。取象比类，格物致知，半夏可为引阳入阴而使阴阳交会的药物。

秫米即高粱米。其色赤养心而引心火下行，液浓滋肾而引肾水上升，犹妙在味甘健脾和胃化痰饮，使中焦通畅无阻隔，则心火易于下交肾水，肾水易于上济心火。心肾息息相交而成"既济"之态，睡眠自然安稳矣。

再说夏枯草，《本草纲目》引朱丹溪论夏枯草："此草夏至后即枯。盖禀纯阳之气，得阴气则行枯。"也是从阳引阴而使阴阳交会的药物，与半夏相须为用，则交通阴阳之力更宏。

[学生乙] 后世医家把失眠的病机说得十分复杂，也是以《内经》理论为依据的。老师以为然否？

[老师] 是的。后世医家对失眠病机的大量论述，是对《内经》关于"五神脏"理论的引申和发展。

《灵枢》说："五脏者，所以藏精神血气魂魄者也。"也就是："心藏神、肝藏魂、肺藏魄、脾藏意、肾藏志。"大家知道，神、魂、魄、意、志都属于人类高级中枢神经系统的思维活动。这样，五脏中任何一脏的功能失调，都可能影响思维活动而导致睡眠障碍。

有人认为此说纯属推理与想象，毫无实验依据，不值一谈。然则注重实验的现代医学亦承认，失眠这一人类高级中枢神经系统兴奋与抑制功能之失调，时至今日，其病理机制仍不完全清楚。为什么呢？因为连正常睡眠的机制都未完全弄清楚，遑论失眠。

据中国中医研究院基础理论研究所孟庆云先生介绍："现代医学关于睡眠有抑制扩散学说、中枢学说、睡眠物质三大学说，随着脑科学、细胞生物学和分子生物学等学科的进展，各学说还在蕴蓄证据，扩大环抱，与时俱新。"——而中医研究失眠，自有独特的眼光与思路，除了传统理论之外，我们还可以从汉语文学语言的描写、形容或夸张中来会悟：如"心神不宁"、"意志衰退"、"神魂颠倒"、"魂不守舍"、"魂飞魄散"等。处在这些神志状态下的人，能够睡得安稳吗？

这还只是"五神脏"的功能失调，还有六腑，如胆，清代沈金鳌据《内经》"胆主决断"推论"心胆俱怯，触事易惊，梦多不详，虚烦不眠"；胃，《内经》明训："胃不和则卧不安"；肠，据孟庆云先生介绍，近年来

内科·第二章　心系病证类

美国哈佛大学的研究者在结肠壁的巨细胞中，发现了引发睡意的因子——胞壁酸，它既能促进睡眠，又有免疫功能。换言之，大肠的胞壁酸缺乏者，则容易失眠且免疫功能低下。其他就不一一列举了。

不过理论归理论，近年来我在临床上经常遇到的失眠症，有肝郁血虚的酸枣仁汤证、痰热扰心的黄连温胆汤证及心脾两虚的归脾汤证，而黄连阿胶汤证相对少些。

此外，还要留心两个较为特殊的证型。一个是"安魂汤证"，其特点是入睡不很困难，但每在梦中惊恐而醒，醒后极难再入睡。张锡纯认为是心中气血虚损，兼心下停有痰饮，才导致惊悸不寐，而用安魂汤治之。——其方用龙眼肉 18g 补心血，酸枣仁 12g 补心气，生龙骨、生牡蛎各 15g 安魂魄，法夏、茯苓各 9g 化痰饮，生赭石 12g 导引心阳下潜，使之归藏于阴，以成瞌睡之功。此方我用过多次，确有效验；若合用半夏秫米汤加夏枯草，疗效堪夸。

另一个是小儿夜间辗转不眠，喜欢俯卧，踢被盖，多为饮食积滞，宜消食导滞、运脾和胃，稍加钩藤、蝉衣等平肝镇静即可。

至于山穷水尽之际，便归咎于瘀血作祟，而搬出王清任的血府逐瘀汤来活血化瘀，因其意外之效，有时竟也见到柳暗花明的胜景，我就不赘述了。

# 附：关于半夏毒性与用量的答问

　　自《失眠 4 年》发表以来，陆续收到不少读者来信，其中约有数十封来信对文中病例第 3 诊重用法半夏 40g 提出疑问。

　　如浙江省金华市夏医师的来信便颇具代表性，信中写道："读了您发表的《失眠 4 年》，又巧遇一位与您文中所述病例病情极同的患者，失眠近 1 年，四处求治不效。患者，男，47 岁，失眠近 1 年，宿患慢性胆囊炎、慢性胃炎，求治多处。

　　曾服消炎利胆片、养胃冲剂、血府逐瘀口服液、敖东安神补脑液，效果不甚明显。来我处就诊前，每日需服安定 5mg 才能浅睡 2~3 小时。

　　经我观察，觉得这位患者与您文章中的那位患者证候极为相似，就斗胆抄用您一诊的处方。5 剂服完后，患者述说效果较为明显，很是高兴，对我说了不少感谢的话，我就把您的文章给他看。他表示继续再服药。按一诊的方，又服了 7 剂。结果，每晚不服安定，可睡 4~5 小时，若服安定 2.5mg，可睡 7~8 小时，基本可达正常。

　　此时病人提出要求：最好能不服安定，也可有正常睡眠。昨日就诊，患者胆热犯胃证候已消除，似有血虚气滞的表现。遂又抄了您三诊的处方：酸枣仁汤合半夏秫米汤。

　　不料我院中药房药师拒不给药，认为方中法半夏一味用量过大。她说干了半辈子药师，从未见过法半夏用到 40g 的方子。我很为难，她是老资格的药师，说或许是杂志在印刷的时候出了错误。我想向您印证校对一下是什么原因，也好对患者有所交代。"

笔者在此首先申明：杂志印刷无错误。而应当回答的主要问题是：半夏到底有毒还是无毒？半夏可否大剂量使用？

众所周知，半夏分生半夏和制半夏两类。生半夏有毒，若用至40g，应注明先煮半小时以破坏其有毒的成分。今则连法半夏即制半夏40g亦拒付之，直令初涉医林者遭遇满头雾水。

拙见认为，资深药师拒付之是有书为证的。谓予不信，请翻阅历代本草（包括李时珍的《本草纲目》），无不笼统记载半夏有毒，就连中医高校《中药学》教材亦从其说，且规定半夏用量为5~10g。

《中药学》是这样介绍半夏毒性的："半夏中有毒成分对局部有强烈的刺激性，生食时可使舌、咽和口腔产生麻木、肿痛、流涎、张口困难等。重者，可产生呕吐，严重者可窒息。"此等毒性大矣哉，岂可小视之！

但是需要明确者，此言生半夏生食之。而生食之者，往往是误食。煮食呢？《中药学》继续写道："此有毒成分难溶于水，经久加热可被破坏。"由此可见，生半夏煮熟且久煮后食之，或仅服食其药液，应当是基本无毒的。

然而《中药学》由此得出的结论竟然是："生半夏有毒，内服一般不用。"这就令人费解了。——《中药学》提倡使用姜汁、白矾加工制成的制半夏，还特别注明：生半夏的有毒成分"不能单纯被姜汁破坏，而能被白矾所消除"。可见完全符合炮制规范的制半夏是无毒的。

由此应当得出结论：①制半夏无毒；生半夏有毒，久煮可消除其毒性。②制半夏可用大剂量，不必先煮；生半夏宜先煮半小时以去其毒性，若重用30~60g，以先煮1小时为宜。③若顾虑到半夏炮制不规范而可能残存毒性，则在使用大剂量（30g以上）时不妨先煮半小时，以防万一。

行文至此，已可打住。又欲写几句题外之言供同道参考：

1. 方书之祖《伤寒论》使用半夏的方剂多多，均注明"洗"，即生半夏用水洗干净后入煎，绝非后世使用生姜、明矾炮制之者。而近代名医张锡纯使用制半夏，则深恶其炮制不当，含明矾太多，"相制太过，毫无辛味，转多矾味，令人呕吐，即药房所鬻之清半夏中亦有矾，以之利湿犹可，若以之止呕吐及吐血、衄血，殊为非宜。愚治此等证，必用微温之水淘洗数次，然后用之。然屡次淘之则力减，故须将分量加重也"。

2.上文已经回答半夏可以大剂量使用，今再续申之。半夏使用机会多，取效的关键是用量：若燥湿化痰，6~10g 足矣；降逆止呕，15~20g 不为多；镇静安神，必用 30~60g。

3.生半夏厥功伟哉！顽痰宿瘀致病，特别是癌性疼痛，制半夏无能为力，应当大胆重用生半夏（久煮去其毒性）。

内科·第二章 心系病证类

# 内　科

## 第三章　脾胃系病证类

# 细微之处见功夫

## （胃脘隐痛 3 年）

## 诊断现场

女患，42 岁，1994 年 8 月 25 日初诊。

3 年来胃脘隐痛，饥时加重，早餐后 3~4 小时尤甚，喜温喜按，进食可缓解，常伴吞酸、嘈杂、肠鸣、黑便。

经胃镜检查，诊为"十二指肠球部溃疡"活跃期，伴"十二指肠炎"、"慢性浅表性胃炎"。

曾服甲氰咪胍、猴头菌片、痢特灵及三九胃泰、摩罗丹、胃炎合剂等 1 年余，似效非效。

一中医诊为脾胃虚寒，投黄芪建中汤加高良姜、荜茇、砂仁等，配服乌贝散（乌贼骨、贝母），连服 10 余剂，胃脘隐痛及吞酸、嘈杂、肠鸣等明显减轻，但因出现口干咽燥、齿缝渗血等副作用而辍服，特来商治。

刻诊：主要症征如上述。虽进食可暂时缓解疼痛，但又增脘腹满闷。面色少华，神疲体倦，寐差梦多，大便色黑，口干不思饮，舌偏淡，苔薄黄欠润，脉弱稍数。

# 辨证论治

[老师]我接诊时，根据患者已经具备的症征，如面色少华、神疲体倦、寐差梦多等，可以辨证为一派脾气心血亏虚之象。

而食后脘腹满闷，可以责之脾失健运。但脾与胃唇齿相依，久病入络，很可能造成胃络瘀阻，而致胃失和降。

[学生甲]从临床上看，胃及十二指肠溃疡病属于脾胃虚寒的不在少数。自50年代秦伯未倡用黄芪建中汤温阳益气建中治疗胃溃疡以来，医界宗之者众，疗效亦较可靠。

本例十二指肠溃疡伴十二指肠炎、慢性浅表性胃炎，以胃脘隐痛、饥时加重、喜温按为主症，而用黄芪建中汤加味后，病情明显减轻，说明其主要病机为脾胃虚寒，这是不能因其连服10余剂后出现一些热象而加以否定的。

但老师接诊后却辨证为心脾亏虚、胃络瘀阻，是何道理？

[老师]前医根据当时的主要症征：胃脘隐痛，饥时加重，喜温喜按，得食暂安而诊断为脾胃虚寒，主用黄芪建中汤，当然是对的。我又说脾胃虚寒可能不是主要病机，而是兼夹病机，乃是从服药后的疗效及副作用来反推的。连服10余剂后，出现口干咽燥、齿缝渗血等热象，其原因可能是：

①脾胃虚寒不是主要病机，而是兼夹病机；②过犹不及，辛热药服之过久，造成寒病未已，热病复起；③伴有大便出血，本应慎用桂枝、高良姜、荜茇等温燥动血药物。

[学生乙]老师一方面肯定前医诊断为脾胃虚寒是对的，一方面又说脾胃虚寒可能不是主要病机，岂不自相矛盾吗？

[老师]看似自相矛盾，但用西医的话说，叫做"修正诊断"。而这样的事情在临床实践中是屡见不鲜的。——大家知道，由于受中国传统文化及思维方式的深刻影响，中医学发展到今天，仍然属于"唯象"医学。在临床上，中医诊断倚重唯象，即根据"有诸内必形诸外"的规律，"视其外应，测知其内"。在这里，"外"即疾病的外部现象，"内"即疾病的内部本质。

中医师承实录——我与先师的临证思辨

本质与现象本来就是一对矛盾，而本质的充分暴露是有一个过程的。记得马克思曾说过：如果事物的现象形态和本质是直接合而为一的，一切科学就都是多余的了。因此，临床医生有时不能一下子把握住疾病的本质，就难免出现前后不一致的诊断结论。

考虑为心脾亏虚，胃络瘀阻之证。

治宜健脾养心，通络和胃。

选用归脾汤健脾养心，益气补血，合丹参饮行气化瘀，通络和胃。

用归脾汤合丹参饮化裁：

黄芪 30g，党参 15g，白术 15g，炙甘草 6g，石菖蒲 6g，炙远志 6g，炒枣仁 12g，广木香 15g，当归 10g，茯苓 15g，丹参 30g，三七 5g（轧细药汁送服），嘱试服 3 剂，若无副作用，可多服；另加服本院自制"止血散"（含乌贼骨、白及、三七）。

二诊：上方服 12 剂后，胃脘隐痛仅偶尔发作，吞酸、嘈杂、肠鸣显著减轻，脘腹满闷基本消失；精神、体力、睡眠均有所增进。唯大便虽已不黑，但查隐血仍为阳性。舌淡红苔薄，脉缓弱。

上方加百合 30g、莲米 30g（去心），白及 30g，4 剂，共用微火烘脆，轧为细末，炼蜜为丸，每丸约重 10g，每服 1 丸，1 日 3 次。

效果：8 个月后随访，知其因惧怕而未做胃镜复查，但胃脘隐痛及诸症均已消失，大便隐血阴性。

| 病名 | 主症 | 辨证 | 治法 | 选方 |
|---|---|---|---|---|
| 胃脘痛（十二指肠溃疡） | 胃脘隐痛饥时加重 | 心脾亏虚，胃络瘀阻 | 健脾养心，通络和胃 | 归脾汤合丹参饮 |

# 思辨解惑

[学生丙] 老师遇到的大多数十二指肠溃疡病引起的胃脘虚痛，都是用归脾汤化裁，是何道理？

[老师]这是江尔逊老中医的经验，而江老又是从陈修园治疗"心腹虚痛"悟出。修园说："虚痛即悸痛，脉虚细小或短涩，心下悸，喜按，得食少愈，二便清利，宜归脾汤加石菖蒲一钱……"（《时方妙用·心腹诸痛》）

大家知道，十二指肠溃疡引起的胃脘痛，多以隐痛、久痛、饥时痛、喜温喜按，得食少愈为主要特征，当属"虚痛"无疑。

而疼痛缠绵，胃纳欠佳，脾运亦弱，水谷之精微难化，气血匮乏，故患者多伴面色少华，心悸气短，失眠健忘等心脾不足之症。

由于心脾不足，气血匮乏，使溃疡病灶失却温煦与濡养，"不荣则痛"，故其疼痛经久不愈，病灶的愈合亦难。

像这样一种"恶性循环"，必须切而断之。江老认为，归脾汤作为健脾养心、益气补血的高效方，就可能切断这种恶性循环。

据临床观察，患者服归脾汤数剂到10余剂后，若疼痛渐减，胃纳渐增者，其心悸气短、失眠健忘等多随之明显改善，反之亦然。

江老指出，归脾汤治疗本病的良效，不能仅仅归功于本方之"甘温补虚"（因甘温补虚之方甚多）。他引用张景岳的话说："气血虚寒，不能营养心脾者，最多心腹痛证，然必以积劳积损及忧思不遂者，乃有此病。"——此与现代医学关于消化性溃疡发病机理的认识堪称不谋而合。

江老强调指出，本病确与七情密切相关，而忧愁思虑伤及心脾者，胃必罹殃。所以他进一步认为，陈修园"归脾法，二阳旨"（按："二阳"即足阳明胃）的明训，实暗寓调畅情志，以恢复高级神经中枢功能的深层涵义。

[学生甲]如何化裁使用呢？

[老师]江老强调，临床化裁古方，不要只看重单味药的功效主治，一般不要搞"按症状加减"，而要针对病机，尽量从复方整体协同作用高度来综合考虑。

如兼肝郁者加柴胡、白芍（寓逍遥散）；疼痛明显或兼满闷者加丹参（合丹参饮）；吞酸者加乌贼骨、贝母（寓乌贝散）；便血（黑便）者加乌贼骨、白及、三七（寓止血散）；便血过多者酌加红参；夹寒者加炮干姜（寓理中汤）；夹热者加丹皮、白芍；夹湿者加藿梗、佩兰；痞痛、嗳气者加旋覆花、生赭石（寓旋覆代赭汤）；腹满者加厚朴、法夏（寓厚朴生姜半夏甘草人参汤）等。

[学生乙]若为胃溃疡引起的胃脘虚痛，可以使用归脾汤吗？

[老师]可以使用，但要仔细辨证，灵活化裁。

江老认为，胃溃疡与十二指肠溃疡虽同属于消化性溃疡，但其疼痛及伴随症却同中有异：其一，同是久痛、隐痛、喜按，胃溃疡疼痛常在食后半小时至1小时发作，俗称"饱时痛"，夹杂着胃气不降的病机；而十二指肠疼痛常在食后3小时左右发作，俗称"饥饿痛"，夹实者少。

其二，初痛气结在经，久则血伤入络，故两种溃疡病均可产生便血，为脾虚不能统血之证。但胃溃疡常伴呕血，夹杂着胃气上逆的病机；十二指肠溃疡伴呕血者殊少。

如是审同察异之后，则对于近人习用黄芪建中汤来治疗胃溃疡病，就可以作一番反思了。江老认为，方中的桂枝最能动血，故便血或呕血者，应当慎用。而江老治胃溃疡之属脾胃虚寒者，如伴出血，恒喜用归脾汤加炮干姜（寓甘草干姜汤及理中汤），且干姜炮黑又能止血；如不伴出血者，则用归脾汤加桂枝、白芍（寓黄芪建中汤）。

# 痞满

# 辨主次避免"开手便错"

（胃脘痞满隐痛半年）

## 诊断现场

患者，男，55岁，1998年11月5日诊。

胃脘痞满隐痛半年。曾经胃镜检查诊断为：①慢性浅表性胃炎（体、窦）；②胆汁反流性胃炎；③十二指肠炎；④食道下段炎。

连续服用西药胃复安、羟氨苄青霉素、猴菇菌片、吗丁啉以及中成药胃苏颗粒、三九胃泰等2个月余，胃脘痞满隐痛稍有缓解，一停药则痞满隐痛如故。但经胃镜复查，以上炎变均已显著减轻，患者感到惶惑。

刻诊：面色略带青黄，表情忧郁，胃脘痞满隐痛，伴纳差、嗳气、嘈杂、吞酸；舌质稍黯淡，苔薄黄腻，脉弦濡。

乃详询患者胃脘部之感觉，到底是满闷堵塞感明显，还是疼痛明显？答曰前者。

# 辨证论治

[老师] 胃及十二指肠病变（包括炎症和溃疡）是常见病、多发病。

今人有将其完全归属于中医学的"胃脘痛"来治疗，不大符合临床实际。如本例胃脘痞满隐痛半年，患者自觉最难受的不是疼痛，而是满闷堵塞，符合《伤寒论》痞证的症征。

有人说《伤寒论》上本来就有"但满而不痛者，此为痞"之明训，可见痞证是完全不痛的，痛的就不是痞证。——此说值得推敲。

我认为，"但满而不痛"，是为了与"心下满而硬痛"的结胸证进行鉴别诊断，此其一；其二，痞证是否完全不痛？推敲《伤寒论》有关痞证的条文，若系大黄黄连泻心汤证之"心下痞，按之濡"，即按之柔软者，可能不痛。但若系生姜泻心汤证和甘草泻心汤证之"心下痞硬"，即按之有紧束感、抵抗感者，则未必完全无痛。——而从临床上看，胃及十二指肠病变中痛而兼痞与痞而兼痛者都很常见。

医者握要之图，在于详询患者，以便明确分辨疼痛与痞满之主次，避免"开手便错"。

[学生甲] 老师的这一见解，可以说与西医学不谋而合。西医是辨病治疗，但其治疗胃及十二指肠的炎症及溃疡，都要求明确区分疼痛与饱胀。疼痛明显的是胃肠蠕动太过而痉挛，应服解痉止痛药；饱胀明显的是胃肠蠕动不足，动力障碍，应服胃肠动力药如吗丁啉等。——如果说胃脘饱胀类似于痞证的话，那么消痞除胀的半夏泻心汤便类似于胃肠动力药。老师以为然否？

[老师] 有一定道理。不过半夏泻心汤证有2条，一条见于《伤寒论》第149条："伤寒五六日，呕而发热者，柴胡汤证具，而以他药下之，柴胡证仍在者，复与柴胡汤……但满而不痛者，此为痞，柴胡不中与之，宜半夏泻心汤。"——这大概属于胃肠动力障碍引起的蠕动不足吧？

但是另一条则见于《金匮要略·呕吐哕下利病脉证并治第十七》："呕而肠鸣，心下痞者，半夏泻心汤主之。"——既能治痞，又能治肠鸣，当作何解呢？可见用胃肠动力学来解释，难免此通彼不通。而中医学认为，痞证的基本病机是中焦寒热错杂、虚实夹杂、升降失调。运用半夏泻心汤及其类方来调和寒热虚实升降以消痞除满，则是理法方药丝丝入扣的。

[学生甲]《伤寒论》上共有 5 个泻心汤，即大黄黄连泻心汤、附子泻心汤、半夏泻心汤、生姜泻心汤、甘草泻心汤。老师说的"半夏泻心汤及其类方"指的是后面的 3 个吧？

[老师]是的。这 3 首泻心汤都以方中的君药来命名，其实只有 1 味药的差别。3 方共同的药物有 7 味：半夏、干姜、黄芩、黄连、人参（党参或太子参代）、甘草、大枣。

其中半夏、干姜辛散温通以散寒，黄芩、黄连苦降寒泄以清热，人参、甘草、大枣甘温以补脾胃之气虚。如此寒热升降补泻并用以消痞除满。

因半夏泻心汤证是柴胡证误下所致，而呕逆较著，故以半夏为君药降逆止呕。清代注疏《伤寒论》的名家柯韵伯认为，半夏泻心汤"即小柴胡去柴胡加黄连干姜也……倍半夏而去生姜，稍变柴胡半表之治，推重少阳半里之意耳"。此注颇能启人心智。

生姜泻心汤，即半夏泻心汤减少干姜用量，重加生姜为君药，治脘腹水气不化之"胃中不和，心下痞硬，干噫食臭，胁下有水气，腹中雷鸣，下利者"。

甘草泻心汤即半夏泻心汤重用甘草为君药，治疗脾胃虚弱，清阳下陷之"下利日数十行，谷不化，腹中雷鸣，心下痞硬而满，干呕，心烦不得安"。

乃诊为痞证。予《伤寒论》半夏泻心汤加减，冀其辛开苦降，化瘀通络以消痞止痛。

处方：法夏 20g，干姜 10g，黄芩 6g，黄连 6g，太子参 15g，蒲公英 30g，丹参 30g，广木香 10g，乌梅肉 15g。

诸药连煎 3 次，约得药液 600ml，每餐饭前热服 100ml。服完 1 剂若无不适，可续服数剂。

二诊：服药后胃脘感觉舒适，连服 6 剂，胃脘痞满大减，嗳气、嘈杂、吞酸减轻，胃纳渐开，偶尔隐痛。

当地医者改用小陷胸汤（法夏、瓜蒌仁、黄连）加枳实、银花、郁金、香附、降香等，服后感觉胃脘不适，大便已稀；坚持服 3 剂，大便稀溏，有时竟完谷不化，胃脘痞满隐痛加重。遂停服，急来商治。

察其舌质仍黯淡，苔淡黄厚腻，脉弦濡。

此因苦寒泄降太过，致脾胃气虚，升降失调。

予《伤寒论》甘草泻心汤原方，冀其和胃扶脾，消痞止泻。

处方：炙甘草 12g，黄芩 5g，黄连 3g，法夏 20g，干姜 15g，大枣 15g，党参 15g。

三诊：服上方 4 剂泻止，大便基本成形，胃脘痞满显著减轻，仍偶有隐痛。

遂改用散剂缓图之。

处方：法夏 200g，干姜 50g，黄连 50g，太子参 150g，蒲公英 200g，丹参 300g，广木香 100g，乌梅肉 150g，百合 200g，台乌 100g，白术 150g，茯苓 150g，炙甘草 50g，陈皮 100g，黄芪 300g，葛根 200g。

药共 16 味（实系半夏泻心汤、六君子汤、合乌汤之合方加味），微火烘脆，粉碎为细末，每餐饭前取 6g 调开水服。

坚持不辍 2 个月余，胃脘隐痛消失。偶因情志不畅或饮食不调而致痞满隐痛，均较轻，且服半夏泻心汤合丹参饮数剂便可消失。

| 病名 | 主症 | 辨证 | 治法 | 选方 |
|---|---|---|---|---|
| 痞证（慢性胃炎） | 胃脘满闷堵塞伴隐痛 | 寒热错杂 虚实夹杂 升降失调 | 辛开苦降 化瘀通络 | 半夏泻心汤 |

# 思辨解惑

[学生甲] 本例初用半夏泻心汤取效，因误服小陷胸汤致完谷不化，二诊时用甘草泻心汤原方，4 剂泻止。泻心汤之妙，于此可见一斑。但本例用药我还有两点疑问：第一，方中重加蒲公英大概是为杀灭幽门螺旋杆菌吧？不然的话，胃寒怎能用寒凉药呢？第二，患者吞酸，说明胃酸过多，

方中还加用味极酸的乌梅，不好理解。

[老师]蒲公英是野菜，可食可药，甘寒不损胃气，用于胃热尤佳。本例胃虽寒而胆却热，蒲公英能清胆和胃；又能滋肾疏肝，缓解肝旺；还赖其甘寒滋润以济姜夏之辛燥和芩连之苦燥。

至于吞酸还加用味极酸之乌梅，病人亦常有疑问而诘之者。拙意乌梅味虽极酸，服之并不等于增加胃酸。此证脾虚肝旺，用乌梅之极酸敛肝（肝以敛为泻）以扶脾。若重用之，于敛摄之中又大具开通畅达之力，消痞除胀止痛，效验堪夸。过去我室曾经讨论过使用乌梅丸原方速愈脐腹顽固性䐜胀之治验，可以互参。

[学生乙]记得老师曾经说过，《伤寒论》半夏泻心汤证所体现的"辛开苦降"这一治法是有其特定的内涵的，而与后世所称的辛开苦降有所不同。《中医名词术语选释》解释辛开苦降："用辛味药开通胸膈的痰湿，用苦味药治胸膈的湿热。两者合用，治疗胸脘因痰湿热阻滞而痞闷胀满、恶心呕吐等症，辛味药如厚朴、枳壳、生姜、半夏、橘皮等，苦味药如黄连、黄芩等。"这样解释的根据是什么？

[老师]对辛开苦降的这种解释可能来自清代名医叶天士的《临证指南医案》一书。叶天士治疗中焦湿热内阻之证，用仲景泻心汤时，必去方中的甘草、大枣，有时连人参亦去之，而加用枳实、杏仁、橘皮、厚朴等苦辛芳化之药。——然则叶氏这样加减，究竟疗效如何，今人何从知晓？不过我想，如果去掉泻心汤中的甘草、大枣、人参都能奏效，必为实证，而非虚证，亦非虚实夹杂之证。

[学生乙]痞还有虚证？

[老师]有。痞者舌淡、脉弱、面色不华，或服辛开苦降之药而痞满益甚，必是虚证。

明代张景岳言虚痞的病机是"脾虚不运而痞塞不开"。治宜健运中气为主，稍佐辛开苦降。——不过，无论实痞虚痞，都不是严格意义上的痞证。严格意义上的痞证，应是以半夏泻心汤证为代表的虚实夹杂之证，且虚多实少；同理，严格意义上的辛开苦降法，应是扶正气、和寒热、调升降于一炉。由是观之，治痞不扶正气，非其治也！

中医师承实录——我与先师的临证思辨

[学生乙]历代医家都说半夏泻心汤证的基本病机是寒热错杂、虚实夹杂、升降失调，现代中医教材亦从此说。我作为一个临床医生，总觉得这样的病机概括，语涉抽象，令人满头雾水。我的问题是：寒热错杂、虚实夹杂、升降失调这3组极其抽象的病机概括能不能落实到具体的脏腑上？

[老师]为什么不能呢？六经病证既然是脏腑、经络、气化三位一体的产物，当然能够落实到具体的脏腑上。——拙意寒热错杂指的是胃寒胆热，虚实夹杂指的是脾虚肝旺，升降失调指的是脾失升清、胃失降浊。

[学生乙]老师的这一"三落实"，真是闻所未闻，不知有无依据？

[老师]在《伤寒论》中，痞证皆因误下，误下必伤脾胃。脾胃一伤，升降失调，必然波及肝胆。

为什么这样说呢？大家知道，脾胃共处中焦，为人体气机升降之枢纽。脾气升，方能运化水谷精微以灌溉四旁；胃气降，方能受纳、腐熟水谷，传送糟粕于体外。由此看来，脾升胃降这一生理现象，不仅是脾胃本身功能正常的标志，而且是肝胆功能正常的标志。清代医家黄坤载说："肝气宜升，胆火宜降。然非脾气之上行，则肝气不升；非胃气之下降，则胆火不降。"

从临床上看，痞证病因，绝非误下一端。诸多消化系统疾病，如慢性胃炎、十二指肠炎、胆汁返流性胃炎、慢性胆囊炎、慢性胰腺炎等属于痞证者，多无误下史。患者大多情志不畅、劳逸失度、饮食失节而损伤脾胃。

现在流行"大病进医院，小病进药店"，进药店一看，胃药多多，琳琅满目。于是疼痛与饱胀不分，胡乱购药。中西成药漫投，脾胃再受其戕，功能渐渐减退，迁延而成痞证。而其主要病机，并不出胃寒胆热、脾虚肝旺、脾失升清胃失降浊之范畴。

# 胃缓

# "路"的旁边还是路

## （胃下垂多年）

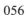
## 诊断现场

案1：患者，女，36岁。

患轻度胃下垂（胃小弯角切迹在髂嵴连线下4.5cm）5年，长期服补中益气丸及单验方不效。

刻诊：形体瘦弱，面色苍黄，腹胀下坠，餐后加重，嗳气，大便时干时稀，舌边尖红，苔黄白相间而腻，脉弦弱。

案2：患者，女，38岁。

患轻度胃下垂（胃小弯角切迹在髂嵴连线下4cm）7年，选服中药乏效。

刻诊：形瘦体弱，面色青黄略显晦暗，腹胀，餐后加重，胸胁满闷，心烦易怒，口干，便秘，舌红，苔薄黄少津，脉弦细稍数。

## 辨证论治

[老师]胃下垂是西医病名，系指人站立时胃小弯角切迹低于髂嵴连线，

属器官性病变，中、重度者较难治。

我说较难治，是就单用中药将下垂的胃提升到正常位置而言，并不是说大大减轻甚至基本消除临床症状有多么困难。

[学生甲]迄今为止，胃下垂似未找到一致公认的相对应的中医病名，大概是症状太多的缘故吧。众所周知，胃下垂的主症是腹胀，餐后加重，可伴有纳差、胃痛、便稀或便秘，短气乏力等，很难与任何一个中医病名完全对上号。

查阅现代中医文献，有将胃下垂归入"腹胀"、"腹痛"、"胃脘痛"进行辨证论治者，分型繁琐，持论空泛，令人无所适从。更有简单地将胃下垂与李东垣的中气下陷对号入座而倡用补中益气汤者。

[老师]我过去治疗胃下垂，也曾囿于脾胃之一隅，画地为牢，难免技穷之叹！乃寻求古训，借鉴而医，进行反思。

第一，从主症看，胃下垂的主症是腹胀，餐后加重，方书归咎于脾不运化。脾何以不运化？肝旺乘脾故也。《素问》云"厥阴气至为膜胀"，则厥阴肝木病变为矛盾之主要方面。

第二，从病位看，胃下垂的病位仅仅在脾胃吗？西医的胃下垂，相当于中医的"胃下"、"胃缓"。《灵枢》云："胃下者，下管约不利。"什么是"下管"？近代解剖学证实，古人所称的"下管"，就是胃膈韧带和胃肝韧带。胃下垂之发生，就是由于这两条韧带松弛下垂，无力撑托胃体所致。大家知道，韧带属筋，而肝主筋，筋病应治肝。

第三，从体质看，胃下垂多见于形瘦体弱，面苍带黄的木形之人。

若以上认识不谬，则胃下垂可以从肝论治，或以治肝为重心，则顺理成章矣。

[学生甲]胃下垂的主要病位是在脾胃，老师却把肝作为治疗的重心，且治之有效。上述老师的这一番解说比较新颖，但不知"木形之人"到底是何许样人？

[老师]"木形之人"是中医体质学概念。《灵枢》将五行学说运用到中医体质学领域，按照人的肤色、体形、体力、智力、心理等特征，将人类归纳为木、火、土、金、水5种类型。

木形之人的肤色、体形特征为："似于苍帝，其为人，苍色，小头，长面，大肩，身小，手足好。"其智力、体力、心理特征为"有才，劳心，少力，多忧，劳于事"。

据我长期临床观察，形体瘦弱，面苍带黄的木形之人，容易罹患肝、胆、脾、胃方面的慢性病，大概这类人肝气易偏旺，即肝的气机、气化与自我调节功能容易出现紊乱吧。

[学生甲] 西医也说胃下垂多见于体形瘦长无力者，这与中医说的"木形之人"可谓不谋而合。胃下垂患者有的还伴有肝、肾下垂，西医无特殊疗法。中医治疗胃下垂，除内服中药之外，还可以针灸，针灸与药治并举，配合饮食疗法、体育锻炼，疗效更好，老师以为然否？

[老师] 对！

[学生乙] 我也在思考老师论治胃下垂的思路。胃下垂的主症是腹胀，餐后加重，老师将其归结为木土不和。

这种木土不和内涵丰富，不是简单的肝脾不和。

如第1例是肝旺脾虚、胆热胃寒；第2例是肝脾阴亏，胆郁胃燥。总之是肝、胆、脾、胃4个脏腑的功能都有失调，必须从整体上全方位地进行调节。

而符合此等治法的方药，首推《伤寒论》的乌梅丸。乌梅丸寒热刚柔补泻升降并用，泻厥阴、和少阳、护阳明面面俱到。特别是重用乌梅敛肝以泻肝（肝以散为补，以敛为泻），合桂枝平肝（木得桂则枯），于酸敛之中大具开通之力，故老师治疗木土不和的腹胀，最喜重用乌梅。

第2例除了胃下垂的共有症状之外，还有胸胁满闷、心烦易怒、口干便秘等，属于木土不和中的肝脾阴亏、胆郁胃燥之证，故用一贯煎合四逆散养肝益脾，舒胆滋胃。

我想，临床上一定还有其他不同的证型，遇之者应一隅三反，不可生搬硬套。

[老师] 对！既不能淡化辨证论治，亦不可忽视辨病用药。

案1：考虑为木土不和——肝旺脾弱，胆热胃寒之证。

予乌梅丸加味：

中医师承实录——我与先师的临证思辨

乌梅 40g，川椒 10g，熟附片 10g，桂枝 10g，北细辛 10g，干姜 30g，炒枳壳 30g，苍术 30g。

每日 1 剂，餐前半小时服药，餐后右侧卧半小时。

效果：服至 6 剂，腹胀大减，舌质倾向正常，黄白腻苔消退过半。

续服 18 剂，诸症消失。经钡餐复查，胃在正常位置。

案 2：考虑为木土不和——肝脾阴亏，胆郁胃燥之证。

予一贯煎合四逆散加减：

北沙参 30g，麦冬 30g，黄精 30g，瓜蒌仁 20g（炒捣），生地 15g，柴胡 10g，白芍 30g，炒枳壳 30g，炒决明子 30g，肉苁蓉 30g，杏仁 15g，黄芪 30g，苍术 30g。

服法、将息如案 1。

效果：服至 6 剂，腹胀大减，大便通畅。

上方去决明子、生地，加生麦芽 30g，续服 12 剂，诸症若失。经钡餐复查，胃在正常位置。

# 思辨解惑

[老师] 我近年来不囿于"脾胃病变"之说，而是侧重从肝论治胃下垂，效差者固有之，效佳者亦不少。兹录治验 2 则，供大家参考。

[学生甲] 思考老师提供的 2 例胃下垂治验，第 1 例从厥阴病论治，用厥阴病主方乌梅丸加黄芪、枳壳、苍术；第 2 例从肝脾阴亏、胆郁胃燥论治，用一贯煎合四逆散，也加了黄芪、枳壳、苍术，看来这 3 味药物属于辨病用药。

[老师] 是的。据现代药理研究，枳壳能兴奋胃肠平滑肌，有升提下垂内脏的作用。但枳壳重用，有开破耗气之弊，故加等量黄芪升补元气以斡旋之。胃燥者岂能使用苍术？遑论重用！但临床实践证明，苍术重用，既能和胃降浊，又能运脾敛精，并不增燥。

[学生甲] 我刚才提到过，有人将胃下垂与李东垣的中气下陷对号入座而倡用补中益气汤者，我试治过数例，不仅无效，腹胀反而加重。

[老师]胃下垂不能与中气下陷对号入座。但临床上胃下垂确有属于脾胃升降失调者,可用补中益气汤,方中重用黄芪30~60g升补脾气,加炒枳壳、苍术各30g和胃降浊,疗效尚可。

[学生甲]胃下垂表明胃气降而太过,应当使用升提药物。老师说使用补中益气汤升补脾气时,还要加炒枳壳、苍术各30g和胃降浊,其中枳壳开破降气力宏,升提犹恐不及,再杂以沉降之药,不好理解。

[老师]你觉得胃下垂表明胃气降而太过,是把胃下垂与胃气降画上了等号。大家知道,脾胃共处中焦,为升降之枢纽。脾气升,则运化、输布精微于四旁;胃气降,则受纳、腐熟水谷,传送糟粕于体外。

所以脾升胃降,本是生理之常,断无脾气升而太过,或胃气降而太过的病理。

胃下垂不是胃气降而太过,恰恰相反,应是胃腑壅滞,气机紊乱,胃气当降而不降,换言之,不能保持脾升胃降,以及胃实则肠虚、肠实则胃虚的生理状态。明乎此理,思过半矣!

# 腹胀

# 思之再三，连拟数方，皆不如意
## （腹胀 1 年）

## 诊断现场

患者，女，48 岁，1992 年 10 月 20 日诊。

患者 1 年多来肚脐两侧经常作胀，入夜加重，剧时辗转难寐；或虽倦极而昏昏似睡，亦每在凌晨 2~3 时许，肚脐两侧之腹壁胀急而高高膨起，因胀满难忍，患者必披衣而坐，或下床散步，且自行揉按良久，待胀满稍轻，方才渐渐入眠。

曾经做验血、B 超、X 片、肠镜等多项检查，均未发现病灶，经中西药治疗乏效。

刻诊：症如上述，面带戚容，略呈青黄色，口苦咽干，纳差，大便不成形、排出不畅，月经先后无定期，舌质偏红，苔薄黄，脉弦略数，不任重按。

检视历服方药，有用柴胡疏肝散、厚朴三物汤、厚朴生姜半夏甘草人参汤等疏肝行气破气者，有用香砂六君子汤合保和丸半补半消者，有用补中益气汤塞因塞用者，共约 40 余剂，终乏一效。

# 辨证论治

[学生甲] 本例腹胀，胀在肚脐两侧，已历 1 年多，诸方乏效。审证求因，腹胀甚至腹壁高高膨起，必有滞气壅塞于内，则行气破气应为正治。——但已选用疏肝行气、消积破气无效；反其道而行之，塞因塞用亦无效，堪称顽固性腹胀。

[老师] 本例顽固性腹胀，严格地说其病名应是"膜胀"。四诊合参，其基本病机是木土失和，即肝胆与脾胃的整体功能失调。

具体言之，第一，腹胀在肚脐两侧，其病位显然在肝经。第二，凌晨 2~3 时为丑时，按"子午流注"学说，丑时为肝经主令之时；腹胀特甚者，肝气最旺而乘势凌脾也。第三，面部略呈青黄色，口苦咽干，为肝气旺而胆火郁，且逆而炎上。第四，纳差，大便不成形、排出不畅，为中土因木乘而呈虚寒之象。

综合观之，属肝气旺、胆火郁、脾胃虚的综合性证候。

忽忆 10 年前类似治验。遂投乌梅丸改汤一试。

且按乌梅丸原方各药间之比例拟方：乌梅 40g，北细辛 9g，干姜 15g，黄连 6g，熟附片 9g（先煎），当归 6g，焦黄柏 9g，桂枝 9g，红参 9g，川椒 6g，3 剂，水煎服。

效果：当夜仅服头煎，至凌晨肚脐两侧未再胀急而高高膨起，次晨起床自觉腹胀大减。服完 3 剂，腹胀完全消失。随防 4 年未复发。

| 病名 | 主症 | 辨证 | 治法 | 选方 |
|------|------|------|------|------|
| 膜胀 | 肚脐两侧胀，丑时胀急而膨起 | 肝气旺<br>胆火郁<br>脾胃虚 | 敛肝<br>清胆<br>和脾胃 | 乌梅丸 |

# 思辨解惑

[学生乙]今老师仅出一乌梅丸原方，严格按照原方各药间的比例拟方，竟然仅服头煎即显效，连服 3 剂腹胀全消！难怪江尔逊老先生常说"乌梅丸常有意外之效"。但乌梅丸中并无一味行气破气之药，何以用之效若桴鼓？

[老师]依我之见，膜胀一证，实为寒热虚实混处。——若遵六经辨证，则涉及厥阴、少阳、太阴、阳明四经；若按脏腑辨证，则涉及肝胆脾胃四个脏腑。涉及面如此广泛的木土失调证候，泛泛行气破气，或半补半消，或塞因塞用，均为不晓此中三昧！

也正因此，对于该病来说，遣选对证之方大不易！——所幸乌梅丸一方大异其趣。

方中重用乌梅，取其至酸之味，至柔之性，入肝经以敛肝泻肝（肝以散为补，以敛为泻）；又以川椒、细辛、干姜、熟附子、桂枝之辛温刚燥，配黄连、黄柏之苦寒，则寒热刚柔并用，泄厥阴而和少阳。复以人参、当归甘温补阳明。

合而视之，乌梅丸确实堪称从整体上综合调节木土失和证候的最佳复方，所以治疗本例顽固性腹胀，奏效快捷而出人意料。

[学生丙]据说老师治疗脘腹胀、胁胀、小腹胀、肩背痛胀等诸多胀症，凡属于气机壅塞者，即使不用乌梅丸，亦必于当用方中，重加乌梅 30~60g，屡奏捷效。用敛涩药治疗胀症，在理论上也是说不通的。

[老师]乌梅一药现代将其归入敛涩药类，仅记载其敛肺、涩肠、生津、安蛔之效，而不言其开通畅达之功。

考诸古籍，《神农本草经》谓乌梅能"下气"；《肘后方》谓乌梅可救治"心腹胀痛"；《本草纲目》引"龚氏经验方"谓乌梅治"梅核膈气"。——凡此种种功效，非开通畅达气机而何？古籍上原本有此记载，而拿到临床上去验证，又果真如此，套一句文言说："复奚疑乎！"

[学生乙]我注意到老师说本例的病名应是"膜胀"，不知这一冷僻病名出于何书。

[老师] 出于《黄帝内经·素问》一书，原文是"厥阴气至为膜胀"；"浊气在上，则生膜胀"。查《辞海》解释"膜"字：（chēn 嗔），胀起。即胀满而鼓起。

有人说"浊气在上则生膜胀"好理解，而"厥阴气至为膜胀"不好理解。其实"浊气在上"言其结果，"厥阴气至"言其原因。

具体分析：厥阴属肝，为风木之脏；厥阴肝气旺，则合少阳胆火侵凌阳明中土，致中土虚而失却升清降浊之职，浊气上逆而生膜胀。——这样理解，便将原因与结果，即病因与症状统一起来了。

[学生甲] 老师再三强调乌梅丸是从整体综合调节土木失和证候的最佳复方，这一新颖提法我是第一次听到。——长期以来，在大家的印象中，乌梅丸是治疗蛔厥证的专方。而中医的蛔厥证，相似于西医的胆道蛔虫症。这就大大限制了乌梅丸这一千古名方的使用范围。

[老师] 历代不少医家把乌梅丸视作蛔厥专方，说什么乌梅丸苦酸辛同用，使"蛔得酸则静，得苦则下，得辛则伏"，说得活灵活现，好像亲眼目睹，其实不过是假设或推测而已。

观《伤寒论》乌梅丸方证条文最后有"又主久利"四字，清代伤寒名家柯韵伯据此而言曰："看厥阴诸证与本方相符，下之利不止，又与'主久利'句合，则乌梅丸为厥阴主方，非只为蛔厥之剂矣。"又曰："仲景此方，本为厥阴诸证立法，叔和编于吐蛔条下，令人不知厥阴之主方，观其用药与诸证符合，岂止吐蛔一证耶。"

现代中医高校《伤寒论》教材亦完全采纳柯氏的卓见，还进一步指出：继柯氏之后，《医宗金鉴》、章虚谷等皆强调乌梅丸为厥阴正治之主方，是符合乌梅丸组方精神与临床实际的。

本方重用乌梅，既能滋肝，又能泄肝，酸与甘合则滋阴，酸与苦合则泄热，是乌梅丸配伍意义的主要方面。另一方面辛与甘合，能够温阳；辛与苦合，又能通降，所以用于厥阴病阴阳两伤，木火内炽最为允当。

[学生乙] 把乌梅丸视作蛔厥专方确实违背了仲景本意。记得 80 年代初期江老曾撰文指出，后世医家对蛔厥的理解也是有违仲景本意的。

[老师] 江老提倡读仲景之书，要奉原著为圭臬，一字一句都要弄个水

落石出。

观《伤寒论》厥阴病篇乌梅丸证（338条）原文："伤寒，脉微而厥，至七八日肤冷，其人躁无暂安时者，此为脏厥，非蛔厥也。蛔厥者，其人当吐蛔；今病者静而复时烦者，此为脏寒，蛔上入其膈，故烦，须臾复止；得食而呕，又烦者，蛔闻食臭出，其人常自吐蛔。蛔厥者，乌梅丸主之，又主久利。"——历代医家注解此条之蛔厥证，皆以吐蛔、腹痛伴厥逆作解，今则径谓蛔厥与西医之胆道蛔虫症相类似。

但江老治多例蛔厥，既不腹痛吐蛔，也不厥逆，却与原文对蛔厥证"静而复时烦……须臾复止"的生动描绘相符合。

如曾治某患儿，1岁半，麻疹愈后阵阵心烦。初诊为麻后余热，予养阴清心之剂不效，烦躁益频。每见家人进餐即索食，甫入口，烦躁大作，遍地滚爬呼叫，约1分钟许复安静如常。

江老亲见此状，恍然大悟曰："此非蛔厥乎！"——乌梅丸方证中描述蛔厥的特征为"今病者静，而复时烦者……蛔上入其膈，故烦，须臾复止；得食而呕，又烦者，蛔闻食臭出……"与此患儿的症状特征完全符合。遂投乌梅丸改汤，去方中的桂、附、姜、辛等温燥药，加川楝子、槟榔、鹤虱等驱虫药。服1剂，次日大便下如污泥，中有蛲虫无数，或死或活，从此不再烦躁矣。

江老又曾治某患儿，5岁，麻疹愈后阵阵烦躁，发作时咬人，甚至自咬手指手背，致令双手化脓感染。入院后西医诊为"麻后脑病"，予镇静剂治疗10余日无效。其烦躁亦以得食而作、须臾复止为特征，江老亦诊为蛔厥，按法用乌梅丸加减治之，果连日不断排出蛔虫数十条，烦躁亦愈。

如果江老不能熟记乌梅丸方证原文，或虽能熟记，但临证时"相对斯须，便处汤药"，如何识得蛔厥真面目？江老说他每玩味乌梅丸方证条文时，未尝不遥想仲景当年，若非亲见其症状特征，如何能描绘得如此形象生动、精细入微！

他曾指出，古今注家对蛔厥的解释也有至理而不可偏废，但乌梅丸方证条文本为论述脏厥与蛔厥的区别，前者言"其人躁无暂安时"，后者言"病者静而复时烦，须臾复止"。皆言烦言躁而未言疼痛与厥逆，如果我们一见"厥"字便意会为昏厥，则去道远矣。又前案系蛲虫为患，可知蛔厥之虫患，非只蛔虫之一端也。若非躬亲体察，焉能有此发现？

[学生丙]读老师20多年前发表的运用乌梅丸的医案，发现多不用乌梅丸原方，而是用加减方。如用椒梅汤治小儿久泻伤肝阴，用连梅汤治小儿久泻伤肾阴等。

之所以如此，据说是老师早年受叶天士、吴鞠通影响很深，在用乌梅丸时，亦遵叶、吴惯例，多不用方中的桂枝、细辛、黄柏，是这样的吗？

[老师]是的。叶天士治疗木邪犯土的疟和痢，必用乌梅丸化裁，多不用方中的桂枝、细辛、黄柏；吴鞠通则一脉相承。

我早年对此不仅盲从，而且还"小心求证"，为之找理论根据，说什么这3味药既不入厥阴肝经和少阳胆经，也不入太阴脾经和阳明胃经，用之无所裨益。

而阅历渐多，方知理论归理论，临证时这3味药，尤其是桂枝与细辛，还是不去为妥。

曾治一妪，常年腹胀、嘈杂、胃灼热，诸方少效，乃试用乌梅丸。因其热象较明显，便减去桂、附、姜、辛，服3剂效不彰；遂复入附、姜，又服2剂，效亦不佳；不得已将桂、辛一齐加入，即使用原方，1剂即奏显效。

从此使用乌梅丸，无论有无热象，均径用原方不加减。

中药归经理论认为桂枝与细辛不入肝经，临床上却未必如此。

曾治本院一妪，年近6旬，宿患肾上腺皮质机能减退症，体质很差，更苦于经常小腹作胀，曾遍用消食行气、疏肝解郁、温阳补肾等方药，毫无一效，失去治疗信心。我诊其脉，弦细而紧，舌淡紫，考虑为寒滞厥阴肝经，试投当归四逆加吴茱萸生姜汤，方中重用桂枝30g，北细辛20g（先煎半小时），仅服2剂，小腹胀全消。至今近10年，小腹偶尔作胀时，便照服此方1~2剂即消。

可见桂枝与细辛按归经理论不入肝经，但病人服后却是归了肝经的。有一句西方谚语说："理论是灰色的，而生活之树是常青的。"中国人则说："实践出真知。"如此而已，岂有他哉！

# 呕吐

# 精方简药起大症

## （呕吐 2 个月）

## 诊断现场

刘某，女，52 岁，1988 年 4 月 6 日初诊。

患者 5 年来胃痛伴呕吐反复发作，曾多次住院治疗。

胃镜示：慢性浅表性胃炎。

2 个月前因受凉，胃痛甚剧，且放射至背部，伴恶心呕吐，自服藿香正气水、胃复安等未能缓解，乃收住病房。

经解痉止痛、补液并配服中药后，胃痛渐止，恶心呕吐亦减轻。唯害怕进食，因不食则不吐，而进食后约半小时则呕吐频频。

曾选用化肝煎、小半夏加茯苓汤、香砂六君子汤、温胆汤、旋覆代赭汤等，服后少顷，往往呕出药液，竟尔害怕服药。

经胃镜复查，仍属慢性浅表性胃炎。

刻诊：身形瘦削，面色无华，两颧凹陷，神疲乏力，气短声微；每次进食后约半小时，必呕出黏涎及少许食物；口干苦，大便少而不畅，小便黄，舌淡紫，苔微黄薄腻，脉弦细稍数。

# 辨证论治

[学生甲]本例呕吐换了那么多方药都不见效，主要是病机不大好掌握，是这样的吗？

[老师]也许是的。但一般地说，呕吐的病机并不难掌握，我们甚至可以把它归结为4个字：胃气上逆。

因胃主受纳、腐熟，其气以下行为顺。今受纳食物之后，未及腐熟而吐出，是胃气失却顺降之职，转而上逆。

其治疗大法，自然是和胃降逆。临证时辨明引起胃气上逆的病因，便可确立具体治法。如因寒则温而降之，因热则清而降之，因食则消而降之，因虚则补而降之等。

但本例呕吐的病机却没有这样单纯。一是病程较长，二是体质极差，三是寒热虚实杂呈，所以换了那么多和胃降逆的方药都不见显效。

[学生乙]那么本例呕吐的病机到底是什么呢？

[老师]《伤寒论》厥阴篇第359条："伤寒本自寒下，医复吐下之，寒格，更逆吐下，若食入口即吐，干姜黄芩黄连人参汤主之。"——我认为本例呕吐的病机是：寒格热扰，土败木乘。

[学生乙]可以说得具体一点吗？

[老师]寒格是指胃气虚寒，格拒饮食；即使勉强进食，亦因胃寒不能腐熟食物而复吐出。热扰是指胆腑郁热，而胆腑郁热之际，不仅不能助胃磨食，反而进一步扰乱胃腑受纳、腐熟之功能，促其呕吐。

而长期呕吐不止，胃腑功能日渐衰惫，胆热犯胃益急，造成恶性循环，故曰"土败木乘"。

此乃寒格热扰，土败木乘，难以受药之候。

处方：

①干姜黄芩黄连人参汤加生姜汁：干姜3g，黄芩3g，黄连3g，党参5g。

制法：冷水浸泡30分钟，煮沸30分钟，滤取药液200ml；另取生姜30g，去皮捣烂，加入冷开水30ml，浸泡30分钟，滤取生姜汁。服法：取温热药液 50ml，兑入生姜汁 5ml，呷服，2 小时服 1 次。

②白蔻仁 5g，服汤剂前嚼服 2 粒（吐出渣滓）。

③红参 10g，切成薄片，每次口含 2~3 片，待其变软后嚼服。

效果：服药 1 剂，呕吐停止。为巩固疗效，续服 1 剂。

转用柴芍六君子汤加味疏肝运脾、和胃降逆以善后：柴胡 10g，白芍 10g，党参 10g，白术 10g，茯苓 12g，甘草 3g，法夏 5g，干姜 3g，生姜 3g，黄连 3g。

此方共服 26 剂，每日配服红参 3g（服法同前），连服 1 个月。

1 年后追访，胃痛、呕吐未复发，身体比较健康。

[学生甲] 本例慢性浅表性胃炎，表现为食后不久即呕吐黏涎及少量食物，迭经治疗乏效，身体极度虚弱。老师出一干姜黄芩黄连人参汤原方加生姜汁，药味少，剂量轻，但奏效迅速，且时隔 1 年未复发，值得借鉴。老师常说"精方简药亦能起大症"，真是百闻不如一见！

[老师] 选用干姜黄芩黄连人参汤，是取干姜温胃祛寒，芩、连清胆撤热，党参（人参）匡扶正气。此为针对病机而出方，不是见呕止呕。

| 病名 | 主症 | 辨证 | 治法 | 选方 |
|---|---|---|---|---|
| 顽固性呕吐 | 食后呕吐 黏涎及食物 | 胃气虚寒 胆腑郁热 | 温胃清胆 | 干姜黄芩黄连人参汤加生姜汁 |

## 思辨解惑

[学生甲] 老师对本例呕吐病机的分析以及选方用药，借鉴了《伤寒论》厥阴篇第 359 条："伤寒本自寒下，医复吐下之，寒格，更逆吐下，若食入口即吐，干姜黄芩黄连人参汤主之。"

但教科书及大多数注家皆言本条的病机是上热与下寒互相格拒，老师却言胃寒胆热，有何根据？

[老师] 确实是借鉴了这一条，但我的理解有所不同。

第一，把本条呕吐的病机归结为"寒热相格"或"上热与下寒互相格拒"，语涉空泛和抽象，落不到实处。

第二，本条"伤寒本自寒下，医复吐下之……"是说病人本来就是虚寒下利，而医者还用吐下方药，世上哪有如此昏庸的医者？——所以《医宗金鉴》说："寒下之下字，当是格字，文义始属。注家皆释胃寒下利，不但文义不属，且与芩连之药不合。"

第三，古医书上"关"与"格"是对峙文字，关指二便不通，格指格拒不食或食入即呕。本条"寒格"，义亦取此，不是什么"寒热格拒"。

再看本例呕吐患者，口干苦，大便少而不畅，小便黄，舌淡紫，苔微黄薄腻，脉弦细稍数，显然是夹有胆腑郁热。我这样说，绝不是想用本例呕吐的治验来解释 359 条，只不过提供一点临证思路而已。

[学生乙] 干姜黄芩黄连人参汤主治"食入口即吐"，本例则是食后约半小时才吐出，怎能借用本方呢？

[老师] 我认为，食后约半小时才呕吐，也属于"食入口即吐"的范畴。因为"食入口即吐"是与"朝食暮吐，暮食朝吐"的胃反证相对而言。后者纯属脾胃虚寒，前者则夹有郁热。

[学生丙] 老师借用本方，用量极轻，但又重加生姜，不虑其增热吗？

[老师] 寒格热扰，土败木乘，难以受药的呕吐，最难处方。唯小剂浓煎呷服，可冀其不吐或少吐。生姜是止呕圣药，虽重用 30g，但不是同煎，而是捣烂取汁，每次只用 5ml 生汁兑入药液中，不会增热。

陈修园推许本方治疗"诸凡格拒"，可谓独具慧眼。根据他的经验，"若汤水不得入口，去干姜，加生姜汁少许，徐徐呷之，此少变古法，屡验"。——但我历来使用本方治疗顽固性呕吐，均加生姜汁而不去干姜，亦屡验。

[学生乙] 如果陈修园的说法是对的，那么本方可以作为治疗顽固性呕吐的主方了？

[老师] 不能那样理解，例如呕吐之属胃阴虚而舌红少津者，就不可误用。柯韵伯说过，"凡呕家夹热者，不利于香砂橘半，服此方而晏如"。据《辞海》解释，晏就是"平静，安逸"。请大家仔细玩味柯氏这句话，

确有其金针度人之处。

[学生丙] 老师曾用旋覆代赭汤加生姜汁迅速治愈过几例顽固性呕吐，这次为何不用呢？

[老师] 本例不仅进食吐食，而且服药吐药。既然前医已经用过旋覆代赭汤而乏效，即使加入生姜汁，也难以矫正旋覆花的劣味，唯恐重蹈服药吐药的覆辙！

内科·第三章 脾胃系病证类

# 胸有成竹，何须从俗

## （便秘 3 年）

## 诊断现场

患者，女，38 岁，1987 年 12 月 5 日诊。

便秘 3 年，腹胀，大便 6~7 日 1 行，粪块坚硬，便时肛疼甚剧。

常服果导片、麻仁丸、番泻叶，外用开塞露，效差。

察其舌偏红欠润，苔薄黄少津，脉弦涩。

（1 年后患者复来，言近来奔波劳累，眠食俱差，便秘复发，自服前方剂不效，且增少腹坠胀感。

刻诊：大便 2~3 日一行，不成形，便时虚坐努责，汗出短气，腹微胀而有下坠感；便后不久又有便意，复入厕，苦不堪言。

察其舌质嫩红，苔薄白，脉弦弱。）

## 辨证论治

[学生甲] 本例长期便秘似属虚秘，而中医教材上论述的虚秘只有两种

证型：气虚和血虚。

气虚者气短乏力，解便不畅，但大便并不干硬，舌淡嫩脉虚弱，治宜益气润肠，可选《金匮翼》的黄芪汤（黄芪、陈皮、火麻仁、白蜜）化裁。血虚者面色少华，头眩心悸，舌淡白，脉细涩，治宜养血润燥，可选《沈氏尊生书》的润肠丸（当归、生地、麻仁、桃仁、枳壳）化裁。

本例是否属于这两种证型之一呢？

[老师] 教材上论述的"血虚便秘"较少见，且这类患者就诊时，多不以便秘作为主诉。换言之，在血虚便秘者的一系列症状中，便秘很难成为主症，只不过在理论上可以成为主症罢了。

至于"气虚便秘"，尤有可商之处。何谓"气虚便秘"？据说是入厕努挣，汗出短气，排便困难而大便并不干硬。这明明是中气虚弱而推动乏力，不仅攻下当禁，就连《金匮翼》黄芪汤中的火麻仁、白蜜等润肠之药亦应慎用，乃因阴柔滋润药物可损中阳之气。

我治此等"便秘"习用大剂补中益气汤补脾升清，合平胃散和胃降浊，加杏仁、枇杷叶宣肃肺气。若此脾升胃降肺宣，便能斡旋升降之枢纽，使排便爽利。——而对于这种证型，我书写病历时从来不使用"便秘"病名，而代之以"大便不爽"、"大便不畅"或"排便困难"，还要加注："不干燥"。这样实在哆嗦，但避免了"对号入座"，有利于审症求因，审因论治。

[学生乙] 便秘一症，名称太多。现代中医出版物常将便秘分为热秘、实秘、气秘、虚秘四类。明代张景岳不胜其烦，提出将便秘归结为"阴结"与"阳结"两类，以执简驭繁。您在临床上治得最多的便秘是什么证型呢？

[老师] 我在临床上治得最多的便秘证型是虚秘，其主要病机是脾阴不足，肠燥津乏。这种虚秘，西医学称之为"习惯性便秘"。

[学生甲] 老师治疗虚秘，独重脾阴虚。为什么中医教材上不论述这种证型呢？

[老师] 脾为阴中之至阴，至者大也，其阴液充满全身；至者到达也，而散精于全身。脾阴不足，则全身津液匮乏，胃肠首当其冲，何哉？《内经》言"脾主为胃行其津液"故也。

观脾阴不足之虚秘患者，饥不欲食，渴不欲饮，唇干，消瘦，倦怠乏力，舌淡欠润，苔薄少津，临床颇为常见，本例便是。

经方中滋养脾阴的名方，当首推芍药甘草汤。近代名医张锡纯盛赞芍药甘草汤酸甘化阴（甲己化土），味近人参，大能滋养脾阴。——我治疗脾阴不足、肠燥津乏的习惯性便秘，每投白芍 30~50g，生、炙甘草各 5~10g 大滋脾阴为主，加生决明子、肉苁蓉各 30g 润肠通便，疗效一般较好。

但遇少数顽固性病例，其腹胀明显者，必暂加炒莱菔子 30~50g 降气通便取捷效，本例即属之。——为什么要重加炒莱菔子呢，据我临床验证，莱菔子降气除胀之功，类似枳实、厚朴，而其通便之力则胜之，故可广泛用于实秘、热秘及风秘；又因其质润，降气通便而不伤阴，亦可用于肠燥津乏的虚秘。若腹不胀，则改加杏仁 15g，枇杷叶 30g 宣肃肺气，提壶揭盖，亦收捷效。

[学生甲] 中医刊物上说滋养脾阴的药物应当甘淡平或甘凉濡润，而肉苁蓉是温补肾阳之药，老师为什么要选用呢？

[老师] 脾阴不足固应滋脾，然则《内经》说"肾主五液"、"肾者主水，受五脏六腑之精而藏之"，是以肾阴充足，则脾阴易滋；滋脾不补肾，非其治也。

可惜滋补肾阴之药，多为阴柔之品，缺乏推动之力，后世医家亦津津乐道"增水行舟"者，何其难也。肉苁蓉归肾与膀胱经，传统用于温补肾阳，其温补之特点是："温而不热，补而不峻，暖而不燥，滑而不泄，故有从容之名。"（《本草汇言》）虽为阳药，而质润液浓，具柔润之性，能滋肾填精；重用之，又具推动之力，能润肠通便。天生此物，集补阳、填精、润肠通便功能于一身者，实不多见。

再看我的习用方，大剂白芍、甘草、决明子均是阴柔之药，必得肉苁蓉这样的特异性阳药注入生阳之气，方能促进肠道的蠕动，以成滋润通便之功。可见肉苁蓉一药，实为方中不可替代之品。

拟诊为脾阴不足、肠燥津乏。

用大剂芍药甘草汤加味：

白芍 30g，生甘草、炙甘草各 5g，生决明子 30g，肉苁蓉 30g。

服 3 剂，仍未能排便，腹胀难忍。

乃加炒莱菔子 50g。

服 1 剂大便即通，腹胀大减；连服 3 剂，大便每日 1 次，腹胀除。

为巩固疗效，去莱菔子，续服 12 剂，随访 3 个月未复发。

1 年后患者复来，言近来奔波劳累，眠食俱差，便秘复发，自服前方不效，且增少腹坠胀感。

刻诊：大便 2~3 日一行，不成形，便时虚坐努责，汗出短气，腹微胀而有下坠感；便后不久又有便意，复入厕，苦不堪言。

察其舌质嫩红，苔薄白，脉弦弱。

考虑为中气下陷，脾运乏力。

予补中益气汤加减：

黄芪 30g，党参 30g，生白术 60g，升麻 6g，柴胡 6g，桔梗 6g，干姜 10g，白芷 10g，炙甘草 6g。

连服 8 剂，排便较顺利，大便成形。汗出短气诸症亦减轻，舌脉如前。

因忙于做生意，不能坚持服汤药，乃嘱其常服补中益气丸合归脾丸缓图之。

| 病名 | 主症 | 辨证 | 治法 | 选方 |
| --- | --- | --- | --- | --- |
| 习惯性便秘 | 顽固性便秘腹胀 | 脾阴不足肠燥津乏 | 滋脾润肠 | 芍药甘草汤 |

# 思辨解惑

[学生甲] 治疗脾阴不足、肠燥津乏的名方是麻仁丸（汤），但老师却从来不用，这是为什么？

[老师] 麻仁丸滋养脾阴之功有限，目前却被广泛施用于习惯性便秘之属脾阴不足者，方证不相应，识者远之。

目前各种外科及肛肠科手术后便秘者，几乎一律服用中成药麻仁丸，初服时确能通便，但往往通而复秘；服的时间越长，通便效果越差，终至无效时，有的患者只好求助于番泻叶这样的急泻药一通为快。之所以这样，我认为主要是对麻仁丸的功效缺乏正确的认识。

麻仁丸证出在《伤寒论》阳明病篇："跌阳脉浮而涩，浮则胃气强，涩则小便数，浮涩相搏，大便则硬，其脾为约，麻子仁丸主之。"

此证的主要病机是阳明胃热伤脾，脾被约束，不能为胃行其津液以濡润肠道，造成大便坚硬。仲景出一麻仁丸，实为泻热通便、消胀除满的小承气汤（大黄、厚朴、枳实）加麻仁、杏仁、芍药。

既用小承气汤，则其证当属阳明腑实证的范畴；加麻仁、杏仁、芍药者，因热结伤津致燥，取其润肠滋燥也。后世医家据此用麻仁丸（汤）治疗热秘，即便秘而伴见尿黄少、身热、腹胀与／或腹痛，口干喜饮，舌红苔黄，脉数等一派热象者，方证相应，疗效可靠。

至于脾阴不足、肠燥津乏的习惯性便秘，既称"习惯"，则其来也渐，累月经年，又不伴有一派热象，怎能常服麻仁丸呢？

［学生丙］麻仁丸虽由小承气加味而成，但历代诠释此方者，多谓方名麻仁丸，是取麻仁润肠滋燥通便为主药；配杏仁润肠通便，芍药和营缓急；大黄、厚朴、枳实泄热去实，行气导滞。其方后注："上六味，蜜和丸……日3服，渐加，以知为度。"说明是缓缓润下之方。当今普遍赏用麻仁丸治疗习惯性便秘者，是不是以此为宗呢？

［老师］"方名麻仁丸，麻仁是主药"，果真如此简单吗？——麻仁丸中的大黄剂量达500g之多，而麻仁仅用2升，相当于现代36~60g，这明明是重用大黄为主泻热通便嘛。

因此证之热结较小承气汤证为轻，而津伤较明显，故在小承气汤泻热通便、消胀除满的基础上，配用麻仁、杏仁、芍药润肠滋燥；改汤药为蜜丸，"渐加，以知为度"，乃示人缓缓润下，大便通则停服。

不以主药大黄作方名，反以辅药麻仁作方名者，突出并放大津伤肠燥这一处于第二位的病机，以唤起医者的注意，慎勿与承气汤证混同施治也。

话又说回来，麻仁丸方证，不论如何突出与放大津伤肠燥这一局部，毕竟无法掩盖热结这一主要病机。——现代中医出版物将麻仁丸作为治疗热秘的首选方，是颇有见地的。

若移治虚秘，久用之，方中大黄、厚朴、枳实难免苦燥伤阴。俗谓麻仁丸能滋养脾阴，可以常服无碍者，去道远矣。

［学生甲］当代治疗顽固性便秘的独特经验是重用一味白术，老师为什么不借鉴呢？

［老师］对于这一独特经验，我是最早的借鉴者之一，这是有案可稽的。大家知道，重用白术60g通大便的独特经验是北京名医魏龙骧老先生在70年代末介绍的，曾在全国中医界引起过不小的轰动，我们立即就开展了验证工作。中医传统用于健脾止泻的白术为什么又能通大便呢？我们在《白术通大便的启示》（载《中医杂志》1982年11期）的验证文章中提出了一种观点：白术轻用则健脾止泻，重用则运脾通便，具有"双相调节"作用。

我近年鲜有用之者，一是极少遇到诸方无效的顽固性便秘；二是必用生白术，我市现已难觅，巧妇难为无米之炊。

# 内　科

## 第四章　肝胆病证类

**胁痛**

# 医者自疗悟妙方
### （胁痛 3 年）

## 诊断现场

患者，女，35 岁。

患慢性肝炎 3 年，经常胁肋掣痛、刺痛，伴胸闷腹胀、呕恶、嗳气。迭用中、西药物，症状改善不明显，舌质偏红，边尖满布紫暗小点，苔薄黄微腻，脉弦细。

体检：肝肋下 3cm，GPT 60U，TTT 9U。

## 辨证论治

[学生甲] 本例慢性肝炎胁痛，长期使用疏肝理气、清热利湿、活血化瘀、养阴柔肝等治法而症状改善不明显，老师还有法外之法否？

[老师] 大家知道，肝居胁下，经脉布于胁肋，故胁痛为肝病之确证。我认为，诸多方法无效，就要考虑是否忽视了引起胁痛的特殊证型——悬饮阻塞肝络。

《灵枢·五邪篇》说："邪在肝，则两胁中痛。"此"邪"字当包括饮邪在内，前贤早有明训。如《金匮要略》说："饮后水流在胁下，咳唾引痛，谓之悬饮。"《温病条辨》下焦篇第41条说："伏暑、湿温胁痛，或咳或不咳，无寒但潮热，或竟寒热如疟状，不可误认柴胡证，香附旋覆花汤主之。"

吴鞠通认为此种胁痛，即《金匮》水在肝而用十枣汤之证。因其为患尚轻，仅用香附旋覆花汤涤饮通络即可。

辨证为悬饮阻塞肝络。

投以香附旋覆花汤加减：

香附（醋制）10g，旋覆花10g（包煎），法夏10g，茯苓15g，陈皮10g，杏仁10g，薏苡仁20g，瓜蒌仁10g，降香15g，桔梗10g。2日1剂。

病人服至15剂，胁肋掣痛消失，刺痛及其余诸症亦减轻。

乃守前方，去法夏、陈皮，加丹参15g、丹皮10g、茜草15g、赤芍10g、䗪虫3g（炙，轧细吞服）、葱茎9根。

病人又服15剂，胁肋刺痛消失，舌质转淡红，边尖已无紫暗小点，苔薄白，脉弦缓。

遂疏柴芍六君子汤加味以善后。

前后服药3月余，除偶感纳差、乏力、易疲劳外，一如常人。

病人经复查，肝肋下1.5cm，肝功能正常（此案已载入《中日青年中医论文选》）。

（这则医案，看似平淡无奇。但在参加对日交流，收入《论文选》公开出版后，又被《秘方治疗17种顽固病》一书转载，说明具有一定的启发意义。）

| 病名 | 主症 | 辨证 | 治法 | 选方 |
|------|------|------|------|------|
| 胁痛 | 胁肋牵掣作痛 | 悬饮阻塞肝络 | 涤饮通络 | 香附旋覆花汤 |

# 思辨解惑

[学生乙] 临床治疗胁痛，确有忽视涤饮通络这一治法的。转用涤饮通络的香附旋覆花汤加减治愈，说明本方具有推广使用的价值。这是秘方吗？

[老师] 哪里是什么"秘方"！明明是《温病条辨》中的香附旋覆花汤。

[学生甲] 古书上说的是饮后、伏暑、湿温引起的胁痛，但本例是肝炎引起的胁痛呀！

[老师] 据临床观察，饮邪胁痛来路多端，非仅限于饮后、伏暑、湿温等，但饮邪阻塞肝络、不通则痛的病机则一。

近代认为此证类似于西医学的渗出性胸膜炎、胸腔积液。我近年所治的一些急性肝炎、慢性肝炎、慢性胆囊炎、哮喘等病，亦有如此者。

不过，为了准确无误地使用本方，最关键的是要掌握这种胁痛的特征性症状——掣痛。请注意不是胀痛、刺痛或隐痛，而是牵掣作痛。即体位固定时不痛或仅微痛，一旦移动体位，如翻身、转侧、俯仰、走路等，便牵掣疼痛不已。

此皆得之于问诊，故疏于问诊者戒之！而此证初起，易被误诊为柴胡证者，亦缘于未尝掌握其特征性症状之故。

[学生甲] 老师是怎样发现这一特征性症状并悟出特殊治法的呢？

[老师] 古云"三折肱乃良医"，我早年哪有这样的慧眼和悟性！这完全是江老传授的。而江老早年是在生病自疗、陷入困境时被其业师陈鼎三老先生点破谜团的。

江老 20 岁时，仲秋月，偶感寒，咳嗽，胁肋掣痛，寒热如疟。自书小柴胡汤加减不效，其业师笑曰，"此非柴胡证，乃香附旋覆花汤证也"。即书原方（生香附、旋覆花、苏子、广陈皮、茯苓各 9g，法夏、苡仁各 15g）。江老颇恶药味之苦涩难咽，咽下便呕，半日许，断续呕出黏涎碗许，不意胁痛、寒热竟完全消失。

江老暗喜本方之妙，乃请教先师。先师出示《温病条辨》下焦篇第 41 条时，江老才茅塞顿开：原来是误认了柴胡证！但既非柴胡证，其胁痛、寒热又当作何解？吴鞠通自注，"此因时令之邪，与里水新抟……"真是一语破的！

待到江老阅历渐多，乃复取柴胡证与香附旋覆花汤证对照合勘，益知二证之寒热虽相似，而胸胁之症状却大异之。

柴胡证为胸胁苦满，或兼痛，但绝非牵掣作痛，乃无形邪气郁于少阳，偏于半表；香附旋覆花汤证为胸胁牵掣作痛，而非苦满，乃有形水饮停聚胸胁，偏于半里。二证之鉴别诊断，关键即在于此。

[学生丙] 这就无法完全回避一件古今医家聚讼纷纭的"悬案"——少阳病的病位问题。

[老师] 虽说无法完全回避，但至少可以避开纯理论方面的纠缠，而把眼光移向临床。江老认为，柴胡证与香附旋覆花汤证是临床上少阳病最为常见的两大证型。

而确定少阳病位，归根到底就是确定腠理与胸胁归属于哪一个脏腑的问题。《金匮要略》说："腠者，是三焦通会元真之处，为血气所注；理者，是皮肤脏腑之文理也。"可见腠理是归属于三焦的。而胸胁既是胸腹腔，处于躯壳之里，脏腑之外，亦是三焦部位。所以陈修园说："少阳内主三焦，外主腠理。"这就是少阳病的病位。

[学生乙] 我认为尤其不应回避的是，本例慢性肝炎胁痛，并无寒热往来或寒热如疟等外证，若严格遵守"方证对应"的原则，就不应使用香附旋覆花汤。

[老师] 不一定要有外证才可使用本方，这一点也是江老从自身体验中总结出来的。用他的话说，叫做"如鱼饮水，冷暖自知"。他年届6旬时，患面神经炎初愈，亦在仲秋，偶着凉，外证不显，唯右胁掣痛，未介意。至夜，胁掣痛加重，牵引肾区。夜半，胁痛增剧，不敢翻身和深呼吸。家人扶坐，亦难支持。

次晨，西医诊为"小叶性肺炎"，欲用抗生素。江老自书本方加降香、白芥子、瓜蒌仁，服1剂，至傍晚，胁痛大减；又服1剂痛止。

数十年来，江老曾用本方治愈过不少胸膜炎、胸腔积液病人，亦大多无外症。一般用2~4剂，便可止住胸胁掣痛。而将本方扩大运用于治疗慢性肝炎、慢性胆囊炎、哮喘等属于饮邪阻滞肝络者，亦大多无外症。而在守法守方的基础上随症加减，坚持服用，亦可默收敏效。

所以江老提倡读古书时，一不要以文害辞，以辞害意；二不要脱离临床，死于句下。

[学生乙] 我看本方药物较为平淡，而疗效却不同凡响，其中必有加减秘诀，才能化平淡为神奇，是这样的吗？

[老师] 大多数经方或著名的时方，其药物组成都较为平淡。依我看，只要准确地针对病因病机，疗效显著且经得起重复，"平淡"又何妨！吴鞠通自注本方："香附、旋覆，善通肝络而逐胁下之饮；苏子、杏仁（原方无杏仁——笔者注），降肺气而化饮，所谓建金以平木；广皮、半夏，消痰饮之正；茯苓、苡仁，开太阳而阖阳明，所谓治水者必实土，中流涨者开支河也。"以临床效验视之，吴氏自注毫无溢美之词。

[学生乙] 吴氏说："香附、旋覆，善通肝络而逐胁下之饮……"但旋覆花根本不入肝经。

[老师] 香附主入肝经，可以引领旋覆花入肝通络。若伴邪阻腠理，乍寒乍热，可加青蒿、柴胡开腠透邪；伴饮邪上逆，眩冒，可合苓桂术甘汤化饮降逆；伴脾虚失运，脘痞腹胀，可合香砂六君子汤健脾助运；伴湿浊困脾，舌苔厚腻，纳呆，可重加石菖蒲、佩兰、广藿香化浊醒脾；伴瘀血凝络，胁肋刺痛，可加降香、丹参、茜草、䗪虫等祛瘀通络。

此非秘诀，观其脉证，详察兼夹，随证化裁而已。

# 为病之易反易复、缠绵难愈所困惑

## （慢性胆囊炎多年）

## 诊断现场

女患，56 岁，1990 年 3 月 18 日初诊。

患者从北方迁居四川不久，即感肩背酸痛，纳差体倦，自忖为"水土不服"而就医。医曰："蜀多雨湿，夹风寒而成痹，所以肩背酸痛；纳差体倦者，脾为湿困也。"

初用羌活胜湿汤、五积散等，肩背酸痛如故。继投以加减正气散、五苓散、推气散、小陷胸汤加郁金、降香等，纳差体倦依然。

近 2 年间断服药百余剂而乏效，已失去治疗信心。

刻诊：面色青黄带晦暗（山根之下两侧尤显），神倦乏力，短气懒言；肩背酸痛，右侧为甚；右胁隐痛，胃脘满闷，小腹膜胀，纳差，厌油腻，口干苦，大便微溏；舌质稍红，苔薄黄微腻，脉弦濡。

# 辨证论治

[学生甲] 本例患者后来经西医确诊为慢性胆囊炎、胆囊萎缩、胆囊息肉,因其自觉症状较多,难分主次,不容易抓住主症,从而给诊断、治疗带来很大困难。

前医先以肩背酸痛为主症,诊为风寒湿痹,用疏风散寒除湿之方;复以纳差体倦为主症,诊为"脾为湿困",投醒脾利湿,行气化痰之剂,间断服药近2年,均乏效验。

[老师] 患者面色青黄带晦暗这一显著体征便隐含着"木土失和"的基本病机。再参酌其右胁隐痛、小腹膜胀、厌油腻、口干苦等肝郁胆热之症,以及神倦乏力、短气懒言、纳差、胃脘满闷、大便微溏等脾虚胃寒、气滞湿阻之象,便不难从整体上诊断出"肝郁胆热,脾虚胃寒,夹气滞湿阻"。

[学生乙] 肩背酸痛又如何解释呢?

[老师] 木病乘土,土虚则聚液成痰,痰湿流窜肩背经络,障碍气机、气化,不通则痛。

[学生乙] 看来老师之所以能准确地抓住本例的基本病机,乃是得力于不厌其详地反复询问患者的自觉症状,全面地加以归纳汇总,条分缕析。由此可见,四诊资料越全面越好,尤其是问诊要仔细。只有这样才能避免"头痛医头,脚痛医脚"的片面性。

[老师] 但全面性并不等于整体性。现代西医亦很讲求全面性,而不赞成简单地"头痛医头,脚痛医脚"。中医当然重视全面性,但中医学的特色和优势却是整体性,即整体观念。《内经》上多处强调"知其要者,一言而终;不知其要,流散无穷",深刻地揭示了"一"与"多"的辩证关系,其精神实质就是强调要从整体上高屋建瓴地掌握病机。

如本例之自觉症状看似杂乱无章,却有"木土失和"这样一根主线贯穿其间。而从宏观整体的高度紧紧抓住这根主线,就容易理清头绪,就不会陷入"流散无穷"的窘境。

[学生甲] 听说老师研究慢性胆囊炎有年,能披露一下证治心得吗?

[老师] 我早年工作的地区,慢性胆囊炎发病率颇高。因初涉医林,缺

内科·第四章 肝胆病证类

乏临床经验，又无法与书本上的知识"对号入座"，只能在实践中慢慢摸索，教训倒是积累得不少。

所幸临证既久，亦渐有会悟：慢性胆囊炎患者，无论是否存在结石，其自觉症状均不少。有的患者就诊时不擅表述，听之既多且乱，茫无头绪。医者如不善于归纳概括，便不得其要领，抓不住主要矛盾，见症治症，方药漫投，收效甚微。

据临床体察，此病所涉及的脏腑，主要是肝胆脾胃。其肝胆症状，多为右上腹反复疼痛，或放射至肩背，长期口苦，属于肝郁胆热，疏泄失职；脾胃症状，多为胃脘满闷，纳呆食少，嗳气，嘈杂，短气乏力，属于脾胃虚弱，升降失调。此外，患者忧思恼怒，或啖油腻及生冷食物之后，以上症状往往加重。其舌边多偏红，苔薄白或微黄薄腻，脉多弦弱带滑。

治宜疏肝清胆，健脾和胃，升清降浊。我常用简裕光老中医"柴胆牡蛎汤"合张锡纯"培脾舒肝汤"取效。

药用：柴胡 10g，生牡蛎 30g，胆草 3~6g，白术 10g，黄芪 10g，陈皮 10g，厚朴 6g，生麦芽 10g，炒谷芽 10g，鸡内金 6g，白芍 12g，生姜 6g，生甘草 5g。

方中柴胡、生麦芽疏肝达郁；胆草、生牡蛎、白芍清敛胆火；黄芪、白术、甘草健脾升清；陈皮、厚朴、炒谷芽、生姜和胃降浊。

加减法：口苦甚者，胆草加至 10g；胸膈满闷甚者，去白术、白芍，加薤白 10g；大便长期偏稀者，加黄连 3g，山药 15g，仙鹤草 30g；肩背板滞掣痛者，加姜黄 10g。

如 1972 年曾治某女，32 岁，患慢性胆囊炎 8 年（无结石），经常纳呆，口苦，右胁隐痛，肩背酸痛，胃脘满闷，大便微溏，舌苔白腻，脉濡滑。

我先用柴胆牡蛎汤合三仁汤加藿香、佩兰、桔梗、仙鹤草，连服 10 剂，口苦消失；右胁隐痛、胃脘满闷减轻，大便成形。

继用柴胆牡蛎汤合培脾舒肝汤 16 剂，诸症基本消失。

尔后偶有复发，辄以本方化裁，连服 3~4 剂，便可安然。

近年来转向试用经方，如本案之柴胡桂枝汤合柴胡桂枝干姜汤化裁，疗效亦较满意。

本例病症考虑为肝郁胆热，脾虚胃寒，夹气滞湿阻。

治宜疏肝清胆，健脾温胃，行气化湿。

予柴胡桂枝汤合柴胡桂枝干姜汤化裁：

柴胡 15g，黄芩 6g，法夏 10g，党参 12g，甘草 3g，生姜 5g，桂枝 10g，白芍 12g，干姜 5g，生牡蛎 30g，天花粉 12g，姜黄 10g，2 剂。

嘱其戒除忧思恼怒，勿食油腻、生冷食物；并告曰：以西医辨病论之，其病灶可能在胆囊，建议做胆囊造影以确诊。

二诊：服药后右胁隐痛、胃脘满闷、小腹膜胀、纳差等症稍有减轻。

旋即做胆囊造影。诊断为：慢性胆囊炎，胆囊萎缩，胆囊息肉。因叹服诊断正确，治疗信心陡增。

续上方加乌梅 20g，威灵仙 10g，僵蚕 6g，地龙 6g（后 2 味烘熟轧细吞服）。

三诊：服药 6 剂，右胁隐痛、胃脘满闷、小腹膜胀基本消失，肩背酸痛显著减轻，纳开，大便成形，舌象正常，脉弦缓。

上方去桂枝、干姜、生牡蛎、天花粉，加黄芪 30g，陈皮 10g。

效果：服三诊方 45 剂，一切症状消失，面色较红润，若无病之象。随访 1 年未复发。

| 病名 | 主症 | 辨证 | 治法 | 选方 |
|---|---|---|---|---|
| 慢性胆囊炎 | 右胁隐痛<br>肩背酸痛<br>口苦纳差 | 肝郁胆热<br>脾虚胃寒 | 疏肝清胆<br>健脾温胃 | 柴胡桂枝汤<br>合柴胡桂枝<br>干姜汤 |

# 思辨解惑

[学生甲] 本例患者到底痊愈没有？我指的是胆囊的炎症、息肉均消失，胆囊形态恢复正常。

[老师] 从西医角度说不知道。因患者不愿复查，我们不能勉为其难。不过，患者一切临床症征消失，面色较红润，若无病之象，且随访 1 年未

复发，从中医角度看，似可算"临床治愈"吧？

[学生丙] 依老师辨证的思路，其治法应为从整体上调理肝胆脾胃。但选用的却是《伤寒论·太阳病篇》的柴胡桂枝汤合柴胡桂枝干姜汤，前者为太阳、少阳表里双解之轻剂，后者则为和解少阳、温化寒饮之方，似乎均与脾胃无明显关涉，不意竟获良效，是何道理？

[老师] 说柴胡桂枝汤是"太阳、少阳表里双解之轻剂"，源于《伤寒论》146 条"伤寒六七日，发热，微恶寒，支节烦疼，微呕，心下支结，外证未去者，柴胡桂枝汤主之"，若泥于条文，而拘守机械的"方证对应"，则浅之乎视柴胡桂枝汤矣。

大家知道，本方是小柴胡汤与桂枝汤之合方。

若以六经辨证及治法观之，小柴胡汤可以从少阳之枢，达太阳之气，而领邪外出，故可通治"血弱气尽，腠理开，邪气因入，与正气相搏"的诸般病证；

而以脏腑辨证及治法观之，则小柴胡汤以柴胡、黄芩疏肝清胆，人参、甘草、半夏、生姜、大枣健脾和胃，实为从整体上调理肝胆脾胃之妙方。

再说桂枝汤，前贤有"外证得之解肌和营卫，内证得之化气调阴阳"之美誉。

我认为所谓"化气"，就是化生水谷之精气，亦即恢复或重建中焦脾胃的功能，俾其源源不绝地化生气血，以灌注、洒陈于五脏六腑、四肢百骸。其与脾胃之关涉，可谓大矣。

至于柴胡桂枝干姜汤，则源于《伤寒论》47 条："伤寒五六日，已发汗而复下之，胸胁满微结，小便不利，渴而不呕，但头汗出，往来寒热，心烦者，此为未解也。柴胡桂枝干姜汤主之。"

此为少阳病兼水饮内结，故用本方和解少阳，逐饮散结。而本例借用之者，则是取方中之柴胡、黄芩疏肝清胆，桂枝、干姜、甘草温化脾胃之寒饮，生牡蛎、天花粉逐饮散结。可见本方亦属于肝胆脾胃同治之方。——而与柴胡桂枝汤合用，则更能充分地发挥其疏肝清胆、健脾和胃、行气化湿之综合功效。

[学生丙] 患者经胆囊造影确诊之后，老师即在二诊方中加用了乌梅、

威灵仙、僵蚕、地龙，用意何在？

[老师] 希冀消除胆囊息肉。大家知道，中医视息肉为痰凝瘀积之赘生物，但近人治息肉却首选乌梅，值得玩味。

我想，这可能是从《济生方》一书所载之"乌梅丸"（乌梅、醋）悟出。近年来时贤用本方加穿山甲、三七、僵蚕等化瘀通络、磨坚散结之品治疗直肠息肉、十二指肠息肉、声带息肉、宫颈息肉等，屡获效验。

前年我曾治一媪，年5旬，患颈椎骨质增生。在治疗期间，其人舌下静脉处长一息肉如玉米粒大，西医动员其手术切除，其人惧，要求中药治疗。我即在原方中加入乌梅20g，僵蚕6g（轧细吞服），连服8剂，息肉消无芥蒂。

近年来我治疗胆囊息肉，则必用乌梅、威灵仙、僵蚕、地龙4味药。经曰"木曲直作酸"，乌梅极酸而得木气极厚，故于酸敛之中，大具疏通之力；威灵仙辛香走窜，专以攻削消伐为能事。且据药理研究，乌梅、威灵仙均有较强的利胆作用；而僵蚕、地龙则长于化痰通络，磨坚散结。可惜验案不多，还望大家进一步开展临床验证。

[学生丙] 据临床所见，本病很容易复发，颇难根治，老师以为然否？

[老师] 我治慢性胆囊炎有年，亦颇为此病之易反易复、缠绵难愈所困惑。极而言之，纵然理法方药"丝丝入扣"，"除根"亦难！

但若临证时注意三个关键，则颇有助于较快地减轻症状并改善体质。

一是疏清要适度。此病患者体质较差，病程较长，虚实夹杂——虚在脾胃，实在肝胆。肝郁胆热，应予疏清；但若唯事疏清，或疏清过度，往往戕贼脾胃元气，患者必更廉于饮食，短气乏力益甚。所以疏清要适度，尤其要将疏肝清胆与健脾和胃有机地结合起来，并贯彻始终。

二是慎用苦寒药。此病患者脾胃素弱，纳与运均差，一般受不得苦寒药。然因其存在胆热，又非用苦寒药不可。这实在是两难之事。

我反复体验，深知清降胆火之药，有利于胆腑，而不利于脾胃，故用量宜轻，"少少益善"。若大便偏稀者，尤当慎用。唯胆草、黄连2味，少少用之（1.5~3g），既善清胆热，又能厚肠胃，大便偏稀者亦可用之（若长期便溏，只宜用黄连）。

三是为配合药物治疗，亟宜劝导患者陶冶情操，乐观开朗，并节制油腻、生冷食物。不少患者服药效差，或易反易复，多因有忽于此，值得引起重视。

# 肝痈

# 互相矛盾的病机竟然同时并存

## （高热寒战 1 个月）

## 诊断现场

男患，39 岁，1992 年 11 月 15 日初诊。

患者素体强壮，极少生病。发病前半月，情怀不畅，以酒遣忧，眠食渐差，精神不振。一日，感觉渐渐恶寒，周身酸懒，体温 38.5℃，入夜即高热寒战，体温升至 39.5℃。

一医谓客寒包热，予柴葛解肌汤 2 剂，服后大汗淋漓，体温降至 38℃，但数小时后又反弹上升。

更医谓发汗不解，舌苔黄厚腻，当属湿温，予甘露消毒丹加青蒿、佩兰，连服 4 剂，黄厚腻苔不退，体温 39℃~39.5℃，且畏寒、汗出、心慌。

三更医，诊为阳虚感寒，投麻黄附子细辛汤，加红参，仅服 1 剂，畏寒、汗出、心慌即止，体温降至 38℃。但次日高热寒战又起，体温升达 40℃。

四更医，因其胃脘满闷、压痛，舌苔灰黄腐腻，诊为邪伏募原，投达原饮加味 2 剂，诸症不减。

如是卧床不起 12 天，因血象大幅度上升，恐有不测，乃收住入院用西药治疗。

B 超示：肝左叶有 5.5cm×9.5cm 炎变区。

西医诊断：肝脓肿。西药用氨苄青霉素、庆大霉素、灭滴灵等静脉滴注 7 天，配服清热解毒、泻肝通络、豁痰利水中药 7 剂，体温不降；乃加用氢考，体温陡然降至 37℃ 以下，但停用氢考几天后又波动在 38.5℃~39.5℃ 之间，血象仍居高不下。

西医认为已经化脓，欲行肝脏穿刺抽取脓液，患者惧而不从，要求中医会诊。

刻诊：体温 39℃，面色苍白而晦暗，瘦骨嶙峋，体重已减轻 7kg，精神委顿；上午渐渐恶寒，下午、夜间潮热多汗，心下痞满闷胀、拒按，口中有腐秽味，纳呆，大便稀，小便黄少，舌质黯淡，左侧有瘀斑，苔灰黄厚腐腻，脉濡数。

# 辨证论治

[学生甲] 西医的肝脓肿，又称肝脓疡，相似于中医的"肝痈"。本例到底是不是肝痈呢？《简明中医辞典》解释肝痈："多由肝郁化火，气滞血瘀，聚而成痈；或由积湿生痰蕴蒸而成。初起期门穴处隐痛，渐右胁胀痛，拒按，不能右侧卧，常恶寒发热，脉象弦数；继则局部胀痛增剧，胁肋胀满，身热不退；如迁延失治，则脓肿破溃，可咳吐或下利脓血……"

观本例除了高热寒战之外，其他症征均与肝痈大相径庭，所以袭用清热解毒、泻肝通络、豁痰利水等治疗肝痈的套方套药了无寸功。

老师强调辨病与辨证相结合，宏观辨证与微观辨证相结合，并经常告诫"观其脉证，知犯何逆，以法治之，千万不要对号入座"，这又是很典型的 1 例。

本例既不像中医的肝痈，也不像西医的肝脓肿，西医的诊断是否有误？

[老师] 无误。西医诊断是依据 B 超来的，而 B 超对肝脓肿相当敏感。大家知道，肝脓肿发病率较低，而误诊率较高（特别是初期）。在 B 超未投入临床使用时，误诊率更高。过去有的病例是在死亡之后，经尸体解剖才发现为肝脓肿的。

据临床所见，肝脓肿的病变部位一般是在肝的右叶，其临床症征与中医的肝痈很相似。而本例肝脓肿却发生在肝的左叶，其具体病位是在剑突之下，即中医所称的"心下"。所以患者心下痞满闷胀、拒按。

如果单就这一症状讲，倒颇相似于《伤寒论》的小结胸："小结胸病，正在心下，按之则痛，脉浮滑者，小陷胸汤主之"。

[学生甲] 为什么不试投小陷胸汤呢？

[老师] 局部症征颇相似于小陷胸汤证，即痰热结胸证，从整体上看却不是。

患者高热寒战迁延 1 个月，汗之不解，仍淅淅恶寒，潮热多汗，口有腐秽味，大便稀，小便黄少，苔灰黄厚腐腻，脉濡数，显然是湿温证。

但屡用宣通、芳化、淡渗等法乏效，必有隐藏于深层的病机。其面色苍白晦暗，舌质黯淡有瘀斑，络脉瘀阻可知；而曾用大辛大热的麻黄附子细辛汤加红参，不仅未加重病情，体温反而有所下降，则提示其暗寓有阳虚这一体质病因。

由此可见，该病乃是阳虚湿温证。

[学生乙] 温病学教材上没有"阳虚湿温证"，古代文献上是否有记载？

[老师] 病名似未见到，但有类似此证的医案记录。而当今临床上，此证并不罕见，本案便是。

考虑为阳虚气滞，湿热蕴结，胃络瘀阻之证。

治宜温阳导滞，清热利湿，祛瘀通络。

予干姜附子汤合平胃散、三仁汤加减：

熟附子 30g（先煎半小时），干姜 15g，苍术 15g，厚朴 20g，陈皮 15g，杏仁 15g，苡仁 30g，桔梗 30g，法夏 20g，小血通 15g，王不留行 15g，甲珠粉 5g（吞服），三七粉 5g（吞服）。3 剂，西药治疗同前。

二诊：体温降至 37.5℃~38.5℃之间，恶寒、潮热、心下痞闷减轻；仍多汗，纳差，大便不成形，黄厚腐腻苔稍退。

上方合参附汤、芪附汤，即加红参 15g（另炖），黄芪 30g，再加仙鹤草 60g，3 剂，西药治疗同前。

三诊：血象已降至正常范围，体温降至 37.2℃~37.6℃之间，畏寒、

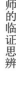

潮热、心下痞闷基本消失，出汗明显减少（唯在喝水、进食时全身烘热出汗而已），纳开，大便基本成形，小便清利，舌质淡红，舌左侧瘀斑消失，腐腻苔消退过半。

改予香砂六君子汤合苓桂术甘汤加味：

党参 15g，白术 15g，茯苓 30g，甘草 5g，法夏 15g，陈皮 10g，砂仁 5g，广木香 10g，桂枝 10g，黄芪 30g，三七粉 5g（吞服），桔梗 15g，小血通 15g，除维生素外，停用其他西药。

效果：上方 1 日 1 剂，服至 12 剂，一切症状消失。B 超复查：肝左叶有 1.5cm×1cm 液化区。随即出院调养。

善后方：①三七 100g，用鸡油炸 2 分钟，冷却后轧细，每日早晚各取 5g，冲入 2 个鸡蛋花内，调以适量白糖，顿服；②附子理中丸、补中益气丸交替服用 1 个月。

半年后随访，已经康复如初。

| 病名 | 主症 | 辨证 | 治法 | 选方 |
|------|------|------|------|------|
| 肝痈（肝脓肿） | 高热寒战 | 阳虚气滞<br>湿热蕴结<br>胃络瘀阻 | 温阳导滞<br>清热利湿<br>祛瘀通络 | 干姜附子汤合平胃散、三仁汤 |

# 思辨解惑

[学生甲] 我理解"阳虚湿温"，阳虚指体质，湿温指病邪。这样，阳虚湿温证这一病名是否有悖于中医传统理论呢？

[学生乙] 我也有同感。中医外感热病学揭示了病邪"从化"的客观规律，即从阴化寒，从阳化热。如《医宗金鉴》说："六经为病尽伤寒，气同病异岂期然？推其形藏原非一，因从类化故多端。明诸水火相胜义，化寒变热理何难。"说明阳虚体质感受外邪，只能从阴而化为阳虚寒湿证，而不会化为阳虚湿温证。老师以为然否？

[老师] 病邪从阴化寒，从阳化热的一般规律是客观存在的。然则疾病

千端，证型万变，很难拘于一格。一般只能大致地包括个别，而不能穷尽一切个别。

由于个体的差异，临床上不仅可见阳虚湿温证，亦可见阴虚寒湿证，甚至还可以见到更为复杂的证候——看似互不相关甚至互相矛盾的病机同时并存于一个病人的身上。

若照常规思路治之，很难做到理法方药丝丝入扣，其疗效可想而知。此时就应当冲破樊篱，另辟蹊径，大胆起用大方复治法。

当代名医裘沛然先生对此体会尤深。他曾治过数例痢疾危症，在各种治疗无效的情况下，为处党参、熟地、当归、白术、黄连、车前子、泽泻、黄芩、干姜、附子、芒硝、大黄、黄芪、防风、羌活、乌梅、诃子等一张大方复治之方，只服 2 天，其病即愈。

而他治疗慢性肾炎中的顽证，有时竟然 7 种方法结合运用：清热解毒、温补肾阳、培益脾气、滋阴补血、祛湿利尿、辛温解表、收涩下焦，常常是补血又祛瘀，补气又散结，培补又攻下，温阳又清热，收涩又通利，集众法于一方。

裘老深有所感而言曰："我自己也深知药味之庞杂，治法之凌乱，然而危疾大症，却往往收到桴鼓之效。"

[学生甲] 本例高热寒战羁留缠绵 1 个月，西医诊断为肝脓肿，使用抗生素配合中药清热解毒、泻肝通络、豁痰利水，疗效不好。

老师接诊后突破思维定式，以重剂温阳导滞为主，辅以清热利湿，祛瘀通络，竟然渐入佳境，有些出人意料。这种以温热药物为主治疗肝脓肿经验，迄今似未见到临床报道，值得认真总结。

[老师] 问题的关键是准确辨证，而不是具体用什么药物。当辨清"阳虚湿温"之证后，我才大胆使用大方复治法，以重剂干姜附子汤合平胃散温阳导滞为主，配合三仁汤宣畅三焦，清热利湿，再加穿山甲、三七、王不留行祛瘀通络。

[学生丙] 我附带提一个问题：关于内脏之痈，张仲景《金匮要略》记载了肺痈和肠痈的证治，据说详而完备，按法治之多验。世称仲景之书，原为扶危救颠而设。观肝痈的危重程度，绝不亚于肺痈和肠痈，为什么仲

景之书竟不记载呢？

[老师]仲景书中无肝痈，历代医书提到肝痈的也不多，清代《马培之外科医案》倡用舒肝涤痰汤治疗肝痈，迄今未见单独使用之而治愈的报道。

我想，古代文献记载肝痈殊少，是否与医家们缺乏行之有效的经验有关呢？至于现代及当代医家中，则不乏单独使用中药治疗肝痈而终告失败，不得已转西医治疗，甚至转外科手术者。

本例乃肝脓肿之炎变期，尚未腐败成脓，我亦不敢贸然独用中药，而是中西药物配合治之。因此，摆在当代中医面前的临床课题是，如何大幅度地提高中医药治疗肝痈的疗效，以期有朝一日可以单独使用中药来治疗肝痈危重症。而本例以高热寒战为主症的治验，则提醒我们临证时要高度注意不典型的肝痈或肝痈的变证。

内科·第四章 肝胆病证类

# 头痛

# 大有执简驭繁、驾轻就熟之妙
### （太阳穴、眉棱骨、眼眶胀痛 2 个月）

## 诊断现场

男患，16 岁，1988 年 1 月 2 日诊。

患者半年前开始头昏头痛，2 个月前因感冒高热（39℃），头痛陡然加剧，伴昏睡、呕吐、瞳孔散大、视物模糊、咽喉肿痛、吞咽困难，急入我院抢救。

西医诊断：1. 病毒性脑炎；2. 颅内占位性病变？（后经华西医科大学、成都陆军总院 CT 扫描否定）住院半月间，曾 2 次下达病危通知。经竭力救治，以上危象消失，但头痛未止，乃出院服中药。

当时主要证候是：两侧太阳穴、眉棱骨、眼眶胀痛；一昼夜发作 3 次，每次约 2 小时，疼痛时频吐稀涎，伴咽痛。

先服丹栀逍遥散合银翘散加减 17 剂无效；改服苍耳散、升麻葛根汤、小柴胡汤合吴茱萸汤加味（复方药物多达 19 味，其中有吴茱萸、生姜各 3g，党参、大枣各 10g）20 剂，亦无显效。

刻诊：证候如前，近来更增烦躁不安，口干，连连饮水不能解渴，纳差，大便偏稀，舌质红，边尖密布小红点，苔白微黄厚腻，脉弦滑略数。

# 辨证论治

[老师]《伤寒论》378条说："干呕,吐涎沫,头痛者,吴茱萸汤主之。"

因本条出在厥阴篇,头痛的部位当在巅顶(厥阴肝脉与督脉会于巅);又以方测证,属寒无疑。根据"有诸内必形诸外"的规律,其全身证候和舌脉,自应出现一派寒象。验之临床,确是一般规律。

但值得引起注意的是,这一规律不可能穷尽一切。我近年来治疗过一些头痛伴恶心、呕吐清水或稀涎的患者,并非都具备肝胃虚寒、浊阴上逆的全身证候和舌脉;更有出现一些热象,头痛部位也不在巅顶者。

如被一般规律所拘泥,画地为牢,就不敢独用、重用吴茱萸汤了。这就提醒我们临证时要防止思维定式。

反复推敲此证,认为头痛伴呕吐稀涎,乃运用吴茱萸汤的客观指征,可惜前医小其制,又混杂于庞大复方队伍之中,扼腕挈肘,宜其少效;何不让其脱颖而出,任重力专以建功?

然而四诊合参,却见一派热象,如何用得?用不得,又用何方呢?只好重询病史,知患者近几年3~10月每天坚持下河游泳,常食水果、冰制食品;又因功课紧,常饮浓茶以提神。

至此主意已决,毅然出吴茱萸汤:吴茱萸、生姜各15g,党参、大枣各30g。

嘱其试服2剂,如服后口干、咽痛加重,亦须坚持服完。

二诊(1月4日,适笔者外出,由江尔逊老师接诊):服1剂,太阳穴、眉棱骨、眼眶胀痛及咽痛均大减,已不呕吐稀涎,口干、烦躁亦减轻;服完2剂,疼痛基本消失。但腹微满闷。

原方党参、大枣各减至15g,加厚朴15g,法夏10g,3剂。

三诊(1月8日):疼痛完全消失,纳开,腹宽松,大便转正常。

复视其舌,舌质仍如前,苔白微黄薄;诊其脉,已无数象,仍弦而带滑。

予六君子汤加桂枝(寓苓桂术甘汤意),嘱其多服以资巩固。至今3年,未曾复发。

| 病名 | 主症 | 辨证 | 治法 | 选方 |
|------|------|------|------|------|
| 头痛 | 干呕<br>吐涎沫<br>头痛 | 肝胃寒凝<br>浊阴上逆 | 暖肝温胃<br>升清降浊 | 吴茱萸汤 |

# 思辨解惑

[学生甲] 防止思维定式当然是对的，但总不能不顾虑患者的一派热象呀！难道吴茱萸汤可以用于热证头痛吗？患者明明有一派热象，如口干，连连饮水不能解渴，舌质红边尖密布小红点，苔白微黄厚腻，脉弦滑略数等，为什么还可以使用大辛大热的吴茱萸汤呢？

[学生乙] 我也有同感！吴茱萸汤治愈头痛的报道很多，其头痛的病机是肝胃虚寒，浊阴上逆，吴茱萸汤暖肝温胃，升清降浊，准确地针对病机，所以疗效很好。但正如前面所说，本例并不具备肝胃虚寒，浊阴上逆的全身证候和舌脉——如四肢欠温，脘腹怯寒或冷痛，舌淡苔白滑，脉弦沉或弦迟等；相反，还具有一派明显的热象，老师竟然出吴茱萸汤原方，剂量也不轻，确实不好理解。

[老师] 要是不顾虑那一派热象，我就不会刨根究底地询问患者的生活史了。患者近几年3~10月每天坚持下河游泳，常食水果、冰食，饮浓茶等生活史是颇有启发意义的。

根据生活史和药效来推测，大约是寒凝冷结长期留着，体内阳气不能畅舒，转郁而作热，或阴霾寒气迫阳气上浮，所以出现一派浮热上冲之象。

本例使用吴茱萸汤的关键，一是抓住了特征性证候——头痛伴呕吐稀涎；二是结合生活史和治疗史进行综合分析，透过浮热的现象，暴露阴寒的本质。

[学生甲] 看来老师使用的是方证相对的辨证方法。我的理解是：吴茱萸汤的方证相对，指的是凡见到"干呕，吐涎沫，头痛者"，便可首选并独用吴茱萸汤，不必斤斤计较是否具备肝胃虚寒、浊阴上逆的全身证候

和舌脉，也不必论其属外感或内伤，经络或脏腑，以及病程的久暂等因素，是这样的吗？

[老师] 是这样的。因为仲景所描述的"干呕，吐涎沫，头痛"这一特征性证候，已经比较充分地反映了这种疾病的特殊本质。

如成无己《注解伤寒论》说，"干呕吐涎沫者，里寒也；头痛者，寒气上攻也。与吴茱萸汤温里散寒"。换句话说，仲景辨析此证，已经准确无误，且已出具了高效方药；临床上只要证候相符，即可信手拈来，大有执简驭繁，驾轻就熟之妙。本例头痛收速效的主要原因就在于此。

值得反思的是，近年来似乎存在着一种倾向：强调辨证论治的灵活性（这是应该的），忽视方证相对的原则性。这是不利于仲景学说的继承和弘扬的。

[学生乙] 本例病毒性脑炎，经西医救治脱险后，遗留太阳穴、眉棱骨、眼眶胀痛，先服丹栀逍遥散合银翘散 17 剂不效，改服苍耳散、升麻葛根汤、小柴胡汤合吴茱萸汤 20 剂也无显效，迁延 2 个月。而老师出一重剂吴茱萸汤原方竟收立竿见影之效，使我大开了眼界！但也使我产生了疑问：患者服吴茱萸汤原方之前曾服过一个大复方，其中就包含吴茱萸汤，颇与证候相符合，为什么疗效不佳呢？

[老师] 那个大复方是由苍耳散、升麻葛根汤、小柴胡汤、吴茱萸汤 4 方合成的，药物多达 19 味，药量又轻，有可能互相掣肘。

大家知道，仲景"勤求古训，博采众方"，验证筛选，传之后世者，多系高效经验方。如吴茱萸汤药仅 4 味，看似平淡无奇，实则底蕴无穷。若嫌药味少，或恐病人不相信而随意添加之，有时反而影响疗效。倘方证相对，用原方便可获佳效时，何必画蛇添足呢？

当然，根据病情适当化裁，亦在所必需。但若加味太多，喧宾夺主，或加减得面目全非，还说是"经方化裁"，就不足为训了。近贤陈逊斋说过："经方以不加减为贵"，是很发人深省的。

[学生丁] 老师用吴茱萸汤原方治疗头痛时，方中 4 味药的常规用量是多少？

[老师] 初服时，吴茱萸、生姜不少于 15g，党参、大枣不少于 30g，中病可以酌减。

# 眩晕

# 中医不是"慢郎中"

## （眩晕 17 年）

## 诊断现场

徐某，女 28 岁，干部，1986 年 2 月 17 日初诊。

患者 8 岁时因不慎落水，着凉受惊，卧病月余，体质渐差。11 岁即患眩晕，发时头昏目眩，耳鸣，呕恶，每年发作五六次。

迁延至 20 岁时，一游医令服铅粉 18g（1 日吞服 6g）治疗眩晕，导致急性铅中毒。经华西医大附院排铅治疗 4 个月，铅中毒的主要症状消失，但眩晕明显加重。患者经常头昏目眩，甚至感觉天旋地转，不敢睁眼，眼球胀痛，视物有飘动感，耳鸣、耳闭塞，手足震颤，干呕心烦。

西医诊断：内耳眩晕病。曾经省市多家医院中、西医治疗。

中药曾用过平肝潜阳，息风止痉，滋养肝肾，健脾化痰，虫类搜剔通络等，服药达数百剂，均无显效，经常无法坚持工作。

刻诊：症如上述，舌红苔薄白，脉沉细。

# 辨证论治

[学生甲] 一般的眩晕病使用西药也能迅速缓解，有的甚至可以自行缓解。

[老师] 确有自行缓解的，但临床所见较少。至于眩晕急重症，屡用西药如镇静、安定、止吐及抗胆碱能药物，却收效甚微，而转诊于中医者，却不少见。

[学生乙] 但中医的眩晕与西医的眩晕病之间是不能画等号的。

[老师] 何谓眩晕？眩者眼目昏花，晕者头脑晕转。但细检中医古书及现代教材，竟有将头昏、头重足轻而无旋转感觉亦赅于其中者，这只能叫做广义的眩晕。

而西医的眩晕，则分为"真性眩晕"与"假性眩晕"两大类，堪称泾渭分明。其真性眩晕，亦称"旋转性眩晕"，由前庭神经或内耳迷路病变所致，临床表现为头晕目眩，并感觉自身旋转，或周围景物旋转，伴恶心、呕吐、耳鸣、耳聋、眼球震颤、头痛、共济失调等，此为真性眩晕的特征。

有鉴于此，江老认为，宜将头昏、头重足轻而无旋转感觉者排除出眩晕范畴之外，这样名正自然言顺，辨证才有准的。

可见江老常说"他山之石，可以攻玉"，即借鉴西医，为我所用，不是一句套话。

[学生丙] 江老为眩晕正名，令人耳目一新。但怎样运用中医学理论来辨识真性眩晕呢？

[老师] 首先要参验历代医家关于眩晕的论说，但参验时应予具体分析，含英咀华，切忌信手拈来，生吞活剥。

如"无风不作眩"、"无火不作眩"、"无痰不作眩"、"无虚不作眩"等论说，虽各具至理，但未免失之偏颇；且均以眩晕的广义立论，若移来阐释真性眩晕的病因病机，就难免失之笼统和抽象。

江老认为，值得重视的倒是张仲景论眩，多从少阳相火上炎、痰饮上逆立论，主用小柴胡汤、苓桂术甘汤、泽泻汤、小半夏加茯苓汤等，颇与真性眩晕的某些特征相契合。

"少阳相火上炎，痰饮上逆"一语，可以推衍出真性眩晕的综合病因病机——风、火、痰、虚。

借鉴江尔逊老中医论治眩晕的独到经验，拟诊为脾肾亏虚，风火痰上扰。

试投"柴陈泽泻汤"加味：

柴胡10g，黄芩6g，法夏10g，党参15g，茯苓12g，陈皮10g，甘草3g，白术10g，泽泻30g，钩藤12g（后下），菊花10g，天麻10g（轧细吞服），生姜10g，白芍12g，生牡蛎30g。

效果：服3剂，头昏目眩、眼球胀痛、干呕、心烦明显减轻。

守服25剂，诸症基本消失。

曾随访2年，唯诉情怀不畅时感觉头昏，或轻微眩晕，而照服本方二三剂，便可息止。

| 病名 | 主症 | 辨证 | 治法 | 选方 |
|------|------|------|------|------|
| 眩晕 | 头昏目眩 耳鸣呕恶 | 相火上炎 痰饮上逆 脾肾亏虚 | 祛风清火 豁痰补脾 | 柴陈泽泻汤 |

## 思辨解惑

[学生丙] 我有点费解，"少阳相火上炎，痰饮上逆"与"无痰不作眩"有什么本质差别呢？

[老师] "少阳相火上炎，痰饮上逆"一语，可以推衍出真性眩晕的综合病因病机——风、火、痰、虚。此与"无痰不作眩"的一隅之见岂可同日而语！

[学生乙] 老师刚才说"少阳相火上炎，痰饮上逆"一语可以推衍出风、火、痰、虚来，真是闻所未闻，究竟是怎样推衍出来的？

[老师] 少阳相火与厥阴风木为表里，风助火势，火助风威，总是相因为患；而痰饮上逆多缘于脾肾亏虚。你看，这不是推衍出风、火、痰、虚

四个字来了吗？

而历代深谙此理者当首推陈修园。不过，陈修园论眩晕，乃是以风为中心，而以火、虚、痰串解之，颇能阐幽发微，切中肯綮。他说，"风非外来之风，指厥阴风木而言"，木旺则生风；且因厥阴风木"与少阳相火同居，厥阴气逆，则风生而火发"；虚者，"风生必夹木势而克土"，又"肾为肝母，肾主藏精，精虚则脑海空而头重"，即子盗母气；痰者，"土病则聚液成痰"。这就是说，风火痰为眩晕之标，脾肾虚为眩晕之本。所以陈修园总结说，"其言虚者，言其病根；其言实者，言其病象：理本一贯"。（《医学从众录·眩晕》）

江老认为，陈修园的论说十分超妙，若移来阐释真性眩晕的病因病机，比较准确。但江老强调指出，眩晕的发作，并非风、火、痰、虚四者各自单独为患，而是综合为患。

所以他对张景岳所谓"眩晕一证，虚者居其八九，而兼火兼痰者，不过十中一二耳"的说法颇不以为然。就临床所见，眩晕发作时，无不呈现一派风火痰上扰之象，难道都能用"虚"来解释吗？

[学生丙] 但总不能否认"虚"的重要性吧？

[老师] 当然不能否认，因为否认了，也就很难圆满地解释风火痰上扰的标象。不过，陈修园说虚是眩晕的病根，我们可否理解为"潜在病因"或"体质病因"？

但不论如何理解，眩晕总是风火痰虚综合为患，属于本虚标实之证，治疗就宜标本兼顾。

[学生丙] 我有个很大的疑惑：若系痰饮为患，就必有相应的舌脉——舌苔腻，脉弦或滑。但本例却是舌红苔薄白，脉沉细。

[老师] 据临床观察，少阳火升，痰饮上逆的真性眩晕，其舌脉均无定体。舌苔腻，固为痰饮之征；而不腻或竟无苔者，未必不是痰饮。

江老曾治不少眩晕患者，舌淡红苔薄白或无苔，补气血无效，滋阴潜阳亦不效；改用涤痰逐饮，祛风清火反收捷效。其脉无定体，更无需赘说。不过此中机理尚待进一步探索。

[学生丙] 落实到具体的治疗方法，老师讲到要"标本同治"，不过古

今医家在遵循"标本同治"这一治则时，在具体治法上却是异彩纷呈，各领风骚，令人无所适从。老师能否点评一二？

[老师] 一言难尽！陈修园曾评道："河间诸公，一于清火祛风豁痰，犹未知风火痰之所由作也。"又说："余少读景岳之书，专主补虚一说，遵之不效，再搜求古训，然后知景岳于虚实二字，认得死煞，即于风火二字，不能洞悉其所以然也。"（《医学从众录·眩晕》）

但修园治疗眩晕，或遵丹溪之法，单用大黄泻火；或径用鹿茸酒、加味左归饮、六味丸、八味丸补肾；或用补中益气汤补脾，亦未尝标本同治。

程钟龄、叶天士倡言标本同治，如健脾益气合化痰降逆，滋养肝肾合平肝潜阳，平正通达，看似良法。但若移来平息眩晕的发作，犹嫌缓不济急，难求速效。

近世论治眩晕，或偏重于治标，如从痰夹肝气上逆施治而用旋覆代赭石汤，从"支饮眩冒"施治而用泽泻汤等；或倡言发作期治标用温胆汤，缓解期治本用参芪二陈汤等，均各有千秋，可资参验。

[学生丙] 江老取法的是哪一家呢？

[老师] 江老治此证有异于古今诸贤之处，在于其发作期即主张标本同治，而治祛风清火豁痰补脾之药于一炉，庶其迅速息止之。待眩晕息止之后，再缓治其本。

[学生甲] 前面追究本虚时，是包括了脾和肾的，为什么标本同治时只补脾而不补肾呢？

[老师] 江老认为，眩晕发作时，痰饮上逆的标象十分昭著，而直接补肾之药，不但缓不济急，且有滋腻之弊，反而掣肘，难求速效。故必待眩晕息止之后，再议补肾。

江老临床曾屡见有选用六味、八味、左归、右归等以期息止眩晕，结果收效甚微，甚至分毫无效。此非方药力微，实为用之不得其时之故。

所以江老治本，首重于脾。而所谓补脾，不是呆补，实为运脾和胃。因为运脾可化痰饮，和胃能止呕逆；脾运能御肝之乘，风木才不得横恣；风木静，相火宁。这样，风火痰上扰的标象就可很快消除。可见这是直接治本而间接治标，一举两得。

中医师承实录——我与先师的临证思辨

[学生甲] 本例眩晕缠绵 17 年，又曾受铅粉毒害，身体一直较差，堪称顽固性眩晕，故屡经中、西医治疗未获显效。老师接诊后，虽未收迅速息止之功，但能守法守方，服至 25 剂终于基本息止，疗效还是较满意的。据我所知，江老自拟的柴陈泽泻汤，已经临床验证数百例，一般服 2~4 剂便能迅速息止眩晕，不失为一首高效验方，值得推广使用。

我想知道柴陈泽泻汤的药物组成、常用剂量、方解及使用范围。

[老师] 柴陈泽泻汤即小柴胡、二陈、泽泻汤合方，另加天麻、钩藤、菊花。

药用：柴胡 10g，黄芩 6~10g，法夏 10g，党参 12~15g，甘草 3~5g，大枣 10~12g，生姜 6~10g，陈皮 10g，茯苓 15g，白术 10~15g，泽泻 10~15g，天麻 10g（轧细吞服），钩藤 12g（后下），菊花 10g。

其中小柴胡汤旋转少阳枢机，透达郁火，升清降浊；二陈汤化痰降逆；泽泻汤涤饮利水。

方中尚寓有小半夏加茯苓汤，亦可降逆化痰，涤饮止呕；又寓有六君子汤，运脾和胃以治本。加天麻、钩藤、菊花者，旨在柔润以熄肝风。

根据"异病同治"的原则，可以扩大本方的使用范围。如高血压或脑动脉供血不足所致的眩晕，只要具有真性眩晕的特征性证候，投以本方，亦可收迅速息止之功。

此外，我近来治疗颈椎病所致的眩晕，则去陈皮、茯苓、甘草、钩藤、菊花，而重加葛根 30~60g 引领津液上达头项，以舒筋缓痉；再重加川芎 30~45g 活血化瘀，通络止痛。已观察 10 余例，其近期疗效尚满意。

# 追求 2 年不复发的远期疗效

## （眩晕多年）

## 诊断现场

[病例1]患者，女，42岁。

患眩晕症10余年，常因受凉、劳累、生气、失眠而发病，发时感觉天旋地转，目不敢睁，伴耳鸣、耳闭、恶心，甚则呕吐。

西医诊断为"梅尼埃病"。发作时中西药杂用，迁延7天以上才能逐渐缓解。长则半年，短则1个月，必发无疑，右耳听力大减。

5年前在江尔逊老先生门人处诊治，用江老自拟方"柴陈泽泻汤"（药用柴胡、黄芩、法夏、党参、白术、泽泻、茯苓、陈皮、天麻、钩藤、菊花、生姜、大枣）。

仅服2剂，眩晕即止，诸症消失。患者喜，乃索要处方，并预购药物以备急需。以后每次发病，急服此方2~3剂，不用任何西药，多能迅速息止眩晕。未发病时，遵医嘱常服香砂六君子丸、逍遥丸等，眩晕仍不时发作，右耳听力益差，深以为忧，特来咨询尚有良法否。

刻诊：面色稍显青黄，睡眠欠佳，舌质淡红，苔薄白，脉弦细。

[病例2]患者，女，47岁。

眩晕反复发作18年。18年前剖腹产后3个月首次发病，感觉眼前发黑，周围景物旋转，伴恶心、呕吐，右耳鸣且有闭塞感。之后每年发病1~3次，右耳听力日减，西医诊断为"梅尼埃病"。

近8年来，一直在江老门人处治疗，每次均用柴陈泽泻汤加减，服2~4剂便能息止眩晕。又曾就诊于某中医药研究院附属医院，诊断为"瘀血致眩"，迭用血府逐瘀汤、补阳还五汤等40余剂，亦未能控制其复发。

刻诊：面色略暗，右耳听力差，舌质暗淡，舌右侧中部呈紫蓝色，脉弦细涩。

# 辨证论治

[老师] 眩晕是常见病、多发病，有的是缠绵痼疾，根治不易。历代医家论治眩晕，有"无风不作眩"、"无火不作眩"、"无痰不作眩"、"无虚不作眩"等学说，虽各具道理，终是一隅之见。

而现代经方大师江尔逊老先生论治眩晕，则是对上述各家学说兼收并蓄，融为一体，倡言眩晕之基本病机为风、火、痰、虚综合为患，治疗大法为祛风清火豁痰补虚面面俱到，自拟柴陈泽泻汤治之。

此方实为小柴胡汤、二陈汤、泽泻汤、六君子汤之合方。据大量临床经验，此方一般仅服2~4剂，多能迅速息止眩晕之急性发作，为高效验方。

然则此方虽然奏效快捷，但对一些反复发作、久治不愈的顽症，其远期疗效却不够理想。何谓"远期疗效"？目前尚无统一标准。我个人认为，至少应当2年之内不复发，才称得上远期疗效。

近年来我接治的一些眩晕顽症，在柴陈泽泻汤祛风清火豁痰补虚的基础上参用活血祛瘀之药，有些已经超过2年未复发。

[病例1]

因思眩晕急发时服柴陈泽泻汤可收速效，药证相合，不宜改弦易辙，仍宜使用柴陈泽泻汤。加入活血祛瘀之药，改汤剂为散剂，缓缓图之。

处方：柴胡100g，黄芩100g，法夏150g，太子参150g，白术100g，泽泻200g，茯苓150g，陈皮100g，葛根500g，香附100g，丹皮100g，

天麻 100g，钩藤 100g，石菖蒲 100g，菊花 100g，生三七 100g。

诸药除生三七外，均煨脆，复加入生三七，机器粉碎为细末。每餐饭前取 10g，用开水调成糊状，加白糖令适口，顿服，1 日 3 次。

连服 2 个月，睡眠安稳，头目清爽。

效不更方，将方中生三七增至 200g，续服 1 剂，右耳听力有所改善。

随访 2 年间，曾感冒过 4 次，亦偶有劳累、生气或失眠之时，均未诱发眩晕。

[病例 2]

据此气色、舌脉，确有瘀血存在。——然则痰瘀凝络 10 余年，根深蒂固，草木之品难以为功，当参入虫药攻逐搜剔。

处方：柴陈泽泻汤加减：

柴胡 100g，黄芩 100g，法夏 100g，太子参 150g，白术 100g，泽泻 200g，陈皮 150g，葛根 500g，石菖蒲 200g，生三七 200g，生水蛭 100g。

诸药除生三七、生水蛭外，均煨脆，复加入生三七、生水蛭，机器粉碎为细末。每餐饭前取 10g，用开水调成糊状，加适量白糖，趁热顿服，1 日 3 次。

二诊：服药期间，眩晕曾发作 1 次，急服柴陈泽泻汤原方 2 剂缓解之。

服完散剂，舌质仍略暗，但舌右侧中部之紫蓝色较前稍淡，右耳听力稍有改善。

处方：生三七 1.2kg，生水蛭 150g，分别用机器粉碎为细末；生水蛭粉装入空心胶囊（每个装生水蛭粉约 0.25g）。

服法：每天用石菖蒲 15g、黄芪 30g，煎汤约 200ml，早餐、午餐后各用药 100ml，送服生三七粉 4g，生水蛭胶囊 2 个。

服上方 4 个月之后，舌质转为淡红，舌右侧中部紫蓝色消失，右耳听力明显改善。

随访 3 年，眩晕未复发。

| 病名 | 主症 | 辨证 | 治法 | 选方 |
|------|------|------|------|------|
| 眩晕 | 眩晕<br>反复发作 | 风火痰虚瘀 | 祛风清火<br>豁痰补虚<br>活血祛瘀 | 在柴陈泽泻<br>汤的基础上<br>参用活血<br>祛瘀之药 |

# 思辨解惑

[学生甲] 古今医家早已注意到瘀血可以引起眩晕，例如明代虞抟说："外有因呕血而致眩晕者，胸中有死血迷闭心窍而然，是宜行血清心自安。"现代中医书则说跌仆坠损、颅脑外伤而致瘀血留着，头部缺血缺氧等，可以引起眩晕。

江老既然融会各家学说，倡言风火痰虚综合为患，为什么没有把瘀血综合进去呢？

[老师] 我们当年继承整理江老的学术经验之时，何尝不曾反复考虑及此！但是查遍江老治疗眩晕的全部原始病案资料，独无瘀血致眩者。江老曾在高徒班讲课，尽吐治眩心得，亦未尝提及瘀血致眩。

[学生乙] 眩晕病例1的症状、舌象、脉象都无任何瘀血之征，老师却加入了活血祛瘀药物，乃是以药探病，即试探疗法，西医称为"诊断性治疗"。服散剂4个月，眩晕2年未复发，说明药证相符，确实有瘀血存在，这就是"久病入络"。

[老师] 还有"痰瘀相关"。时贤董汉良先生早年就有痰瘀相关之高论：由痰致瘀，由瘀酿痰，痰瘀相关，互为因果，形成恶性循环。是以治痰勿忘瘀，治瘀未忘痰。值得研究者，顽证多瘀，有的是潜在的瘀，而症状、舌脉不一定有瘀血之征。所以治疗顽证，仅仅"观其脉证，随证治之"是远远不够的。

[学生丙] 从临床上看，由瘀致眩者，脑性眩晕和颈性眩晕较为多见，其病因病机也较好理解。但以上两例却是耳源性眩晕。西医认为，耳源性

眩晕是内耳淋巴液分泌过多或吸收障碍，引起内耳迷路积液。故中医辨证为水饮，主用苓桂术甘汤、泽泻汤等通阳化水或健脾利水。这种水饮与瘀血之间到底有多少内在联系呢？

[老师]内在联系相当密切。《金匮要略》说的是"血不利则为水"；反之，水不利呢？可以影响血液循环，久之产生瘀血，时贤谓之"瘀水互患"。

值得注意的是，耳源性眩晕的病因是以水饮或痰饮为主，其瘀血症征有时不明显或竟缺如，这就需要我们遵循《内经》的病机探求法，"有者求之，无者求之"，详询病史特别是治疗用方用药史，而进行系统的全方位思考。

[学生丙]如果要进行系统的全方位思考，那就会产生另一个问题：耳源性眩晕的病位在耳。《内经》说：肾"开窍于耳"，则耳的病变，其根源在肾。而肾藏精，《内经》说："精脱者耳聋。"临床常见眩晕者伴耳鸣，耳有闭塞感，甚则听力丧失，是精虚而非血瘀。

[老师]《内经》说肾"开窍于耳"，但又说心"寄窍于耳"。心主血，心脉不畅，可致耳络凝瘀，应是顺理成章。

《内经》一书，代远年湮，非成书于一代或一人之手，其内容博大精深，亟宜通览互参，融会贯通，庶几避免顾此失彼，或厚此薄彼。

[学生甲]病例1参用的活血祛瘀药是丹皮和三七，而现代中药学把丹皮归入清热凉血药类，把三七归入止血药类，是否意味着这两味药的主要功效不是活血祛瘀？

[老师]现代中药学的药物归类方法是借鉴西药学，但中药多为自然界的植物、动物、矿物，成分相当复杂，功效则呈现多元化，故只能作相对的分类，而不能机械划分、刻舟求剑。

例如丹皮，此药既清热凉血，又活血祛瘀，到底孰为主，孰为次，倒是值得一议的。以我临床的体验，丹皮祛瘀而非开破，若配伍得当，寒热虚实之证皆可用之。其色赤入心，是一味比较"正宗"的活血祛瘀药。

[学生甲]按照老师的思路，就比较好理解为什么要参用三七了。现代中药学把三七归入止血药类，而三七不但止血，尤能活血化瘀。其特异之处，是止血不留瘀，化瘀不伤血。

[老师]近代名医张锡纯十分赞赏三七化瘀生新之功,认为"可代《金匮》之下瘀血汤,且较下瘀血汤更稳妥也"。而近代成都名医沈绍九谓三七之功效,因配伍不同而大异:配攻药则攻,伍补药则补。

[学生甲]方中还有水蛭,此药有小毒,破血逐瘀,药力猛峻,非如丹皮、三七药性平和者可比,而病例2服用水蛭4个月以上,有无伤正之虞?

[老师]我使用水蛭,也是深受张锡纯的影响。

张氏解释水蛭的功效为:"味咸,色黑,气腐,性平。为其味咸,故善入血分;为其原为噬血之物,故善破血;为其气腐,其气味与瘀血相感召,不与新血相感召,故但破瘀不伤新血……盖其破瘀血者,乃此物之良能,非其性之猛烈也。"张氏还多次强调水蛭"最宜生用,甚忌火炙"(引自《医学衷中参西录》)。

但生水蛭入煎,其腥味极难闻,服之易呕。故我用含有水蛭的复方,多用散剂;若单用生水蛭,则捣细装入空心胶囊,食后温开水送服。

此外,大家似未注意到,以上两例的处方中,还重用了一味活血通络药——葛根。《伤寒论》之葛根汤治疗"项背强几几",是发表散寒,舒筋解痉,亦寓有活血通络之意。现代中药学将葛根归入辛凉解表药类,是浅之乎视葛根也。《神农本草经》谓葛根主治"诸痹",痹者,闭塞不通也。我体验有年,确信葛根不但能够活血通络以开闭塞,且饶有升清之力,能引领诸活血通络药物上达于头顶及面部诸窍,实为方中不可挪移之主药。

# 容易误诊怎么办？

## （胆心综合征）

中医师承实录——我与先师的临证思辨

## 诊断现场

患者，女，56岁，1995年10月30日就诊。

5年来经常胸胁痛，心悸，某医院诊为"冠心病"，常服潘生丁、复方丹参片、三七片，间服血府逐瘀汤、瓜蒌薤白汤等，似效非效，多进油腻食物，辄诱发胁痛并放射至肩背，伴胸痛、心悸、乍寒乍热。

此时做心电图检查则出现 ST-T 波改变。经抗感染及解痉止痛，病情缓解后，心电图又可恢复正常。

B超示：胆囊结石2个，每个约0.5cm大小。曾服"胆道排石汤"10余剂，未见好转，迁延至今，体质差。

刻诊：纳差，短气，头昏，胸胁隐痛，心悸，便秘，口干，舌嫩红，脉弦细。

# 辨证论治

[老师] 根据本例的临床症征，可以考虑为"胆心综合征"。

[学生甲] 我对"胆心综合征"这个病名很陌生。

[老师] "胆心综合征"是西医病名，指的是由胆道感染引起的一过性心绞痛、心律失常并伴有心电图改变的综合症候群。

如本例胆道感染时心电图出现 ST-T 波改变，感染控制后又恢复正常，完全符合"胆心综合征"的诊断。这个病名直到 1977 年才正式确立。现代医学发现胆心综合征是很晚的事。

现代医学对胆与心关系的科学研究起步很晚。据文献记载，直到 1961 年才有人认为胆石症与心脏病可能存在一定的联系；1975 年有人指出胆道疾病与心脏病有内在联系；1977 年才正式提出"胆心综合征"这一概念。

[学生乙] 我觉得"胆心综合征"这个概念的表述是非常清楚明白的，应该不容易引起误诊的。但据文献报道，误诊率并不低，不知原因何在？

[老师] 一是见得少，甚至未见过；二是思维定势，一见到心绞痛或胸痛就与冠心病心绞痛画上等号。

为了避免误诊或漏诊，临证时务必把握住构成胆心综合征的三个条件：一是反复发作的胆道感染；二是由胆道感染诱发的一过性心绞痛——无冠心病心绞痛发作时的压榨感、恐惧感和濒死感；三是心电图为一过性的 ST-T 波改变，胆道感染控制后心电图可恢复正常。而冠心病心绞痛患者平时就有 ST-T 波改变。明鉴于此，误诊何来？

由此观之，胆病患者若不时发生心绞痛或胸痛、胸闷、心悸，医者宜先有"胆心综合征"概念存于胸中，胸有成竹，避免误诊或漏诊。

[学生甲] 胆道感染为什么会诱发心绞痛、心律失常呢？

[老师] 据现代医学研究，胆道感染时，胆道扩张而致胆管内压力升高，通过神经反射，引起冠状动脉痉挛，心肌因供血量减少而缺血，便产生心绞痛、心律失常。

[学生甲] 胆道感染是原始病因，所以西医治疗胆心综合征的重点是抗感染辅以解痉止痛。若胆结石患者反复感染，痛苦不堪，宜行胆道手术等。

内科·第四章 肝胆病证类

115

但据临床报道，有的患者胆道手术之后心绞痛及心律失常虽有明显改善，终不能完全消除。

因此可以说，中医治疗胆心综合征大有用武之地。那么，中医如何辨治胆心综合征呢？

[老师] 据临床观察，胆心综合征患者在急性发作期即胆道感染期，多呈现一派肝胆郁滞、痰热内蕴、心络瘀阻证候，宜选用四逆散合柴胡陷胸汤、丹参饮加减。最好是中、西药合用，标本同治，以解燃眉之急。

而在稳定期即非感染期，则应仔细分析肝、胆、心三个脏腑的气机与气化状态，以审证求因，审因论治，本例即是。

[学生乙] 胆心综合征的病位自然是在胆与心，而老师说还要仔细分析肝的气机与气化，为什么还牵涉到肝呢？

[老师] 西医学注重脏腑的实体，中医学精于脏腑的气化即功能，这是两种完全不同的医学体系。中医学认为，胆附于肝，肝之余气，注之于胆，便是胆汁。故肝病容易波及于胆，胆病亦容易牵累于肝。肝郁胆亦郁，胆郁肝亦郁。——疏肝方药多能利胆，利胆方药多能疏肝。而经方四逆散、小柴胡汤及其类方，则是肝病与胆病的通用方。

肝郁与胆郁，都可影响及心，而形成一种病机上的"三角"关系。

[学生甲] 肝与胆的密切关系好理解，而肝与心及胆与心的关系是否也很密切呢？

《金匮要略》上有一段名言叫做"见肝之病，知肝传脾"，而不是传心。老师说肝郁或胆郁都可影响及心，有什么根据吗？

[老师] 医理很简单，以五行论之，肝胆属木，心属火；木生火，母病及子。

[学生甲] 老师刚才说与肝相比较，胆与心的关系似乎更为密切，这话听起来很新鲜，过耳不忘，愿闻其详。

[老师] 肝与胆同属木，肝为阴木，胆为阳木；而心属火，火为阳。则胆与心同属阳气。《周易·系辞》曰："同声相应，同气相求。"故胆与心的关系自然更为密切。

[学生甲] 老师在讨论中多次提到"胆郁"，这是新名词吧？

[老师] 不是新名词。清代李用粹《证治汇补》一书中就有记载："胆

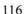

郁则口苦晡热，怔忡不宁。"其中之口苦为胆郁主症之一，"晡热"即申酉时（下午 3~7 时）发热。申酉为阳明燥金主令之时，金来克木，木郁难伸，所以发热；而怔忡不宁者，心病也。这段文字大概是"胆郁及心"的最早记载了。

初步考虑为胆郁及心，气阴两虚。

治宜利胆舒心，益气养阴。

方选四逆散合生脉散加味：

柴胡 10g，白芍 30g，枳壳 10g，炙甘草 10g，西洋参 10g（另煎），麦冬 20g，五味子 10g，桂枝 6g，郁金 10g，白蒺藜 15g，木蝴蝶 10g，乌梅 30g。

服 10 剂后，胸胁痛、心悸未发作，纳增，大便通畅，口干苦消失，短气大减。

此方加姜黄 30g，又服 10 剂，服药期间少进油腻之品，亦安然无恙。经 B 超复查，胆囊未见结石，唯胆囊壁欠光滑而已。

半年后随访，偶有轻微胸胁痛、心悸，服初诊方 3~5 剂便可安然。

| 病名 | 主症 | 辨证 | 治法 | 选方 |
|------|------|------|------|------|
| 胆郁（胆心综合征） | 胸胁痛伴心悸 | 胆郁及心气阴两虚 | 利胆舒心益气养阴 | 四逆散合生脉散 |

## 思辨解惑

[学生乙] 我们近来查阅老师的治验实录，发现老师治疗胆心综合征的常用方是四逆散合柴胡陷胸汤、丹参饮加减，药用柴胡、白芍、枳实（壳）、甘草、黄芩、法夏、瓜蒌仁、黄连、桔梗、丹参、郁金、姜黄、乌梅等。

[老师] 以方药来推测病机，胆心综合征的主要病机是肝胆郁滞，痰热内蕴，心络瘀阻，一般属于实证。

但本例却呈现一派虚弱之象，如胸胁隐痛、心悸、短气、头昏、舌嫩红、脉弦细等。——辨证为胆郁及心，气阴两虚。治法为利胆舒心，益气养阴，用四逆散合生脉散加味，药性平和，缓缓奏效。这就是常中之变。

我们曾经在讨论四逆散的临床运用时，对《伤寒论》四逆散证和四逆散方作了澄本清源的讲解，可以说四逆散的运用范围相当宽广。

那么为什么今天还要讨论四逆散治疗胆心综合征呢？一是胆心综合征易误诊，二是本病例的治法常中有变，也就是我常引用的"出新意于法度之中"。

[学生甲] 本例的病机既为胆郁及心，气阴两虚，并无寒象，而方中却有辛温的桂枝。此等细微处，别有会心？

[老师] 在益气养阴的基础上稍佐辛温入血的桂枝，为的是温通心气，畅达血行，协同四逆散发挥更好的利胆舒心作用。

观《伤寒论》四逆散方后注："悸者，加桂枝五分。"悸者，心病也。或谓四逆散证与少阴病完全无涉者，是不读方后之注也。

# 两组病机共存并列，
# 分不清孰主孰次

## （胸胁隐痛、胃脘满闷、小腹灼热脘胀半年）

## 诊断现场

刘某，女，56 岁，1987 年 3 月 16 日初诊。

患者 12 年前曾患过急性黄疸型肝炎，经治疗已痊愈。嗣后偶尔肝区隐痛，胃脘满闷，服疏肝和胃方药数剂，便可暂安。

唯半年前因情怀不畅，加之操劳过度，致胸胁隐痛，胃脘满闷，小腹灼热脘胀加重。曾屡用小柴胡汤、丹栀逍遥散、半苓汤、滋水清肝饮等方药加减，服药 60 余剂，均少效验。

患者自忖得了不治之症，终日惶惧。但经 B 超、X 光、胃镜等检查，均未发现病灶。

刻诊：午后胸胁隐痛，胃脘满闷，小腹灼热脘胀，嗳气频作，入夜加重；伴双目干涩，夜梦纷纭，口干苦，大便干燥；舌淡红苔薄黄欠润，脉弦细。

（"胸胁隐痛、小腹灼热入夜加重，伴双目干涩，夜梦纷纭，口干苦"

等症状群与"胃脘满闷、嗳气频作、小腹膜胀"等症状群，这两组主观性症状群，患者的感受是一样的苦不堪言；经反复询问，连她本人都分辨不清楚孰主孰次。）

# 辨证论治

[老师] 本例患者，其胸胁隐痛、小腹灼热入夜加重，伴双目干涩，夜梦纷纭，口干苦等，显然属于肝肾阴虚。

而其胃脘满闷、嗳气频作、小腹膜胀等，则又属于肝郁气滞。

这两组主观性症状，患者的感受一样的苦不堪言；经反复询问，连她本人都分辨不清楚孰主孰次，医者就更难强为之区分了。

此乃肝肾阴虚合并肝气郁滞之证。

治宜滋养肝肾，疏肝行气。

予一贯煎合四逆散加味：

当归 10g，生地 12g，枸杞 12g，北沙参 12g，麦冬 15g，金铃炭 6g，柴胡 10g，白芍 12g，枳壳 10g，生甘草 5g，炒枣仁 10g。3 剂。

并告之其病可治，亟宜移情易性，乐观开朗。

二诊：胁隐痛、胃脘满闷、小腹灼热膜胀减轻；但胸部隐痛未减，便仍干燥。

上方加百合 30g，草决明 20g，肉苁蓉 20g，枳实易枳壳，3 剂。

三诊：胸部隐痛及诸症均明显减轻，大便畅，舌淡红苔薄白，脉弦细，上方去金铃炭，加白蒺藜 10g，服至自觉症状消失为止。

3 个月后患者介绍其亲戚来诊，言上方续服 8 剂后，一切自觉症状均消失。

| 病名 | 主症 | 辨证 | 治法 | 选方 |
|---|---|---|---|---|
| 郁证 | 胸胁隐痛<br>胃脘满闷<br>小腹灼热膜胀 | 肝肾阴虚<br>肝气郁滞 | 滋养肝肾<br>疏肝行气 | 一贯煎<br>合四逆散 |

# 思辨解惑

[学生甲] 老师治肝病，凡属肝肾阴虚的，必首选一贯煎，酌加数味滋肾填精药物，常获良效。但近来使用一贯煎合四逆散的治验也不少。疗效不可否认，但容易贻人以话柄。因为这2首方子的功效和主治大相径庭，合并用之，在理论上是不大说得通的。

简而言之，一贯煎以大队阴柔药物滋养肝肾，少佐一味金铃子疏肝行气，使之补而不滞；四逆散则属阳刚之剂，专司疏肝行气。故而两方合用必有顾忌：

若其证是以肝肾阴虚为主，使用一贯煎时合用四逆散，则有耗气伤阴之弊；若其证是以肝郁气滞为主，使用四逆散时合用一贯煎，则有滋腻碍气之弊。

[老师] 我认为要把眼光移向临床：临床上到底有没有肝肾阴虚与肝郁气滞两种病机共存，且都是主要病机的病证？

请注意，我指的不是肝肾阴虚兼肝郁气滞，也不是肝郁气滞兼肝肾阴虚，而是两种病机共存并列，分不出孰主孰次的情形。

治疗这种并列的病证，若单用一贯煎（或酌加数味滋肾填精之品），其滋养肝肾犹可，但方中仅少佐一味金铃子疏肝行气，力薄势单，能希冀其除满闷消膜胀吗？

[学生丙] 据《柳州医话》记载，一贯煎的功效是滋阴疏肝，主治肝肾阴虚，气滞不运，胸脘胁痛，吞酸吐苦，疝气瘕聚等症。看来本方是滋养肝肾与疏肝行气两擅其长的，合用四逆散，似有蛇足之嫌。

[老师] 果真如此吗？深究一下阴虚气滞的机理和证候特征，或许有助于回答这一疑问。何谓"肝肾阴虚，气滞不运"？《内经》上说："阴虚则无气"，就是说阴液亏虚，不能化气；气少，则难以推动血行而濡润脏腑经脉，故而产生胸脘胁痛。这种疼痛并不剧烈，不过为隐痛或绵绵作痛而已。

可见《柳州医话》所谓的"气滞"，当责之气少；气少，又当责之肝肾阴虚。因此治疗这种"气滞"，只能在滋养肝肾阴液的基础上，少佐行气而不伤阴之品，俾其补而不碍运。若唯事滋阴，而不少佐行气之品，便成"呆补"了。

话又说回来，本例患者的一派气滞症状，可否归咎于气少呢？从其胃脘满闷，嗳气频作，小腹膜胀而极端难受来看，显然是合并有肝郁气滞的病机。而肝郁气滞，绝不是气少，而是气多、气盛。

由此还不难理解：前面说的气少，乃是生理之气少；而本例之气多而盛，则是病理之气多而盛。如果这种解释不谬，则合用四逆散就不是蛇足了。

[学生甲] 我注意到患者服初诊方3剂后，胁隐痛、胃脘满闷、小腹灼热膜胀等均减轻，但胸部隐痛未减，大便仍干燥。

我原以为老师在二诊方中可能要加用麻仁丸及活血通络药物，不意仅加入百合、草决明、肉苁蓉，枳壳改用枳实之后，胸痛即缓，大便亦畅，是何道理？

[老师] 肝病出现胸部隐痛，乃因肝的经脉上贯膈而注肺。但治肝不效，当考虑肺金同病。本例肝肾虚火灼肺，肺燥络伤而隐痛；肺热下移大肠，肠燥津乏，故大便干燥。

乃加百合清润肺络，加草决明、肉苁蓉合枳实润肠通便。经验证明，凡胸部隐痛之属虚火灼肺、肺燥络伤者，重用百合多能很快止痛；而肠燥津乏之便秘，重用草决明、肉苁蓉，少佐枳实以润肠通便，多无通而复秘之虞，这是优于麻子仁丸之处。

[学生乙] 我一直在思考：本例虽然合并有肝郁气滞的病机，但肝肾阴虚之象十分显著，因此合用四逆散还是有点偏燥，难道不可以改用较为平和的疏肝气药物吗？

[老师] 四逆散由柴胡、白芍、枳实、甘草4味药组成，哪一味是偏燥的药物呢？即使担心柴胡"劫肝阴"，但方中寓有芍药甘草汤酸甘化阴以济之。可见本方"偏燥"之说，是一种误解。

附带说一下，一贯煎中的金铃子，性寒，味极苦而劣，颇难下咽，宜少用暂用，切不可多用久用。魏柳州虽创制了本方，但细观其医案，不用金铃子，而改用白蒺藜，大概也属于一种反思吧。

中医师承实录——我与先师的临证思辨

[学生丙] 听说老师近年来使用一贯煎合四逆散的治验不少，不知曾治疗过哪些疾病？

[老师] 治过急性肝炎恢复期，慢性肝炎，肝炎后遗症，妇女及男子更年期综合征，慢性附件炎，神经官能症等。这些都是西医病名，不要让它们束缚住自己的头脑。临床上只需观其脉证，如确属肾阴虚合并肝郁气滞者，用之可以默收敏效。

内科·第四章 肝胆病证类

# 口苦

# 简便廉验的专方专药

## （口苦半年）

## 诊断现场

**案 1**

周某，男，61 岁，1985 年 10 月 5 日初诊。

患者口苦约半年，未尝介意。半月前饮酒过多，口苦加重，夜卧尤甚，而辗转难寐。

前医曾予小柴胡汤加焦栀、知母、夏枯草 3 剂，口苦稍减；又换服龙胆泻肝汤 3 剂，仍无显效。

舌质红苔薄黄，脉弦细略数。

**案 2**

吴某，女，30 岁，1985 年 6 月 13 日初诊。

主诉：胃脘满闷，腹胀口苦 1 年余。知饥欲食，食后则胃脘满闷，腹部胀满难受，嗳气、矢气多，心慌，夜间肠鸣辘辘，时如雷鸣，进油腻食物后更甚，便溏不爽，口苦无已时。

舌淡胖，苔薄白，脉弦沉。

已服中药 20 余剂未效。西医检查：胃下垂 6cm，胃肠无器质性病变。

# 辨证论治

[学生甲] 口苦的病机比较单纯：胆火上炎。是这样的吗？

[老师] 是这样，但还可以推衍一步。大家知道，口苦是胆病主症之一，照《内经》的说法，口苦作为一种"奇病"，其病机为"胆虚气上溢"或"胆火上炎"。如《素问·奇病论》说："有病口苦……病名曰胆瘅。夫肝者，中之将也，取决于胆，咽为之使。此人者，数谋虑不决，故胆虚气上溢而口为之苦。"《素问·痿论》又说："肝气热则胆泄口苦。"可见口苦的继发病位在胆，而原发病位在肝。

因肝主谋虑，若"数谋虑不决"，则肝气郁结，郁久则化火，波及于胆，导致胆的功能失调，胆火上炎，或胆气上溢，则发生口苦。

内科·第四章 肝胆病证类

[学生乙]《伤寒论》说："少阳之为病，口苦、咽干、目眩也。"口苦作为少阳病提纲三症中的第一症，也可理解为"继发病位在胆，原发病位在肝"吗？

[老师] 可以这样理解，因为张仲景著《伤寒论》时曾"撰用《素问》九卷……"其学术思想与《内经》是一脉相承的。

而更重要的是，从临床上看，少阳病的患者，多为平素肝郁不舒之人。所以治疗口苦，既要清降胆火，又要疏肝达郁。

**[案 1]**

此为单纯性口苦，病名曰"胆瘅"。

予简裕光老中医自拟"柴胆牡蛎汤"加味：

柴胡 10g，胆草 10g，生牡蛎 30g，葛根 30g，生甘草 6g。2 剂。

效果：服头煎后约 1 小时，口苦大减；服完 1 剂，口苦消失夜寐亦安。

1 个月后因饮酒啖辛辣，口苦复发，乃取上次所余之药煎服，亦尽剂而口苦消失。

几年来口苦偶尔复发，均照服本方 1~2 剂而安。

**[案2]**

拟诊为脾胃虚寒，浊气聚滞。

投以理中汤合厚朴生姜半夏甘草人参汤：

党参15g，白术12g，干姜12g，炙甘草6g，茯苓15g，厚朴20g，法夏10g，生姜10g。

服3剂，胃脘满闷、腹胀大减，肠鸣、心慌止，但口苦如故；又述常常短气、畏寒。

乃于上方加黄芪30g，熟附片15g（先煎），服3剂，诸症基本消失，但口苦更甚。

至此方知此证原夹有肝胆郁热，温热药有裨于脾肾，而不利于肝胆。

遂于第一方中加柴胡10g，胆草3g，生牡蛎15g。服2剂，口苦减轻；即撤去第一方，单服所加之3味药，3剂后口苦消失。

| 病名 | 主症 | 辨证 | 治法 | 选方 |
|------|------|------|------|------|
| 胆瘅 | 口苦 | 肝胆郁火 | 清降胆火<br>疏肝达郁 | 柴胆牡蛎汤 |

# 思辨解惑

[学生甲] 口苦虽系常见之症，但临床上以口苦为主诉而来就诊者却较为少见，所以有的医者不大重视。老师比较重视口苦，且提倡使用专方专药来治疗。

如案1口苦为主症，便主用柴胆牡蛎汤；案2口苦为兼症，则合用柴胆牡蛎汤，疗效均佳。

[老师] 我的老师简裕光老先生自拟的柴胆牡蛎汤，只有简单的3味药，而且方名就包含了全部药物，恰合"既要清降胆火，又要疏肝达郁"之旨：肝喜条达而宜升，柴胡苦平，升发肝气，疏肝达郁；胆喜宁谧而宜降，胆草苦寒，沉阴下达，清降胆火；生牡蛎咸寒，滋水涵木，敛戢胆火，"则肝胆自得其养"（张锡纯语）。

临床实践证明，治疗口苦须 3 味同用（柴胡 10g，胆草 6~10g，生牡蛎 15~30g），拆散用之，或随意添加之，则效差或无效。

若主症为虚寒，或体质属虚寒者，胆草宜减少至 3g 左右。

[学生甲] 这首专方治疗单纯性口苦的有效率大约是多少？

[老师] 十之八九，可惜独用本方的机会不多，因为单纯性口苦毕竟少见。

[学生丙] 单纯性口苦虽然少见，但临床上口苦却可以出现在多种疾病之中，又该怎样解释呢？

[老师] 这是由于胆为阳木，胆中相火敷布于周身，十一脏借此而生机勃勃，故《内经》说："凡十一脏取决于胆也。"反之，十一脏有病，亦可波及于胆，因此胆病主症之一的口苦，便可以出现在多种疾病之中。

[学生乙] 这种解释颇有新意，可以说得具体一些吗？

[老师] 肝胆相连，肝病最易累胆，故肝病中最多口苦。其他如脾胃湿热壅遏，心火上炎，肾火上冲，肺热蕴积等，一旦波及于胆，亦可出现口苦。这些都属实热证，比较好理解。

但如案 2 脾肾虚寒，亦出现口苦者，乃因夹有肝胆郁热，就不大好理解，而易被忽视。

此外张景岳还说过，"凡思虑劳倦，色欲过度，多有口苦口燥、饮食无味之症，此其咎不在心脾，则在肝肾。心脾虚则肝胆气溢而口苦，肝肾虚则真阴不足而口苦"（《景岳全书·杂证膜》）。这实际上就是心脾虚或肝肾虚而波及于胆的复合证候。

[学生乙] 老师喜欢用柴胡、胆草、生牡蛎 3 味药治疗口苦，除此之外，还外有哪些药物可以治疗口苦？

[老师] 从理论上说，大凡清降或敛戢胆火的药物，都可用来治疗口苦，如青蒿、黄芩、竹茹、青黛、茵陈、栀子、胆星、猪胆汁等。

但临床中遇口苦时，应仔细推敲：是胆腑自病，还是他脏之病波及于胆？不可泛泛清热。

以胃痛伴口苦为例，如胆热犯胃，当用左金丸；如痰湿化热，当用温胆汤为主；如肝肾阴虚，当用高鼓峰滋水清肝饮为主；如脾胃虚寒兼肝胆郁热，当用温热药治虚寒证，方中少佐黄连，如连理汤。——总之，要"谨守病机，各司其属"，遣方用药才有准的。

如我曾治某妇，年4旬，口苦半年，曾服龙胆泻肝丸10瓶，口苦未减，反增口干、便秘。我察其舌淡红，苔少欠润，脉弦沉细，考虑为阴虚肝郁，用一贯煎合四逆散加草决明、肉苁蓉，服2剂口苦大减。

[学生乙] 既然如此，柴胆牡蛎汤还有多少用武之地呢？

[老师] 柴胆牡蛎汤作为治疗单纯性口苦的专方，颇具"简、便、廉、验"的特色。

口苦为兼症时，若将本方合入治疗主症的当用方中，则有信手拈来而独当一面的妙用。

附带披露一下，此方本系简老先生治疗慢性胆囊炎的通治方，而施用于肝胆郁热型者疗效尤佳。

若将此方与辨证选方相结合，则可广泛地适用于慢性胆囊炎的各种证型，如痰热型合黄连温胆汤，湿热型合三仁汤，气郁型合柴胡疏肝散，脾胃虚弱型合柴芍六君子汤等。

[学生甲] 老师用过此方治疗慢性胆囊炎吗？

[老师] 经常使用，且"隔山"使用亦验。如1983年2月山东聊城县赵某（女，45岁）来函称：右上腹胀痛并放射至肩背，反复发作11年，伴口苦、嗳气、嘈杂；进油腻食物或忧思恼怒后，上述症状必加重。舌质偏红，苔薄黄，脉弦。经X线胆囊造影，确诊为慢性胆囊炎。经用中西药物治疗，疗效不理想。

我初步考虑为肝胆郁热，遂寄去柴胆牡蛎汤原方，嘱其试服。服6剂，右上腹胀痛明显减轻，口苦消失；但大便微溏，口淡，纳差，乏力。乃辨证为肝胆郁热，脾胃虚弱。用此方合柴芍六君子汤加黄芪，服30剂（2日1剂），诸症若失。经B超检查，胆囊未见异常。1986年9月来函称：其病未复发。

我在经常使用本方结合辨证分型治疗慢性胆囊炎的过程中，发现最先消失的症状是口苦，于是推广试用于多种疾病之口苦，而有效率颇高，便视之为治疗口苦的专方专药。古人说，"事莫贵乎有验，言莫弃乎无征"。希望大家在临床上继续进行验证。

# 内 科

## 第五章 肾系病证类

# "千载之缺憾"怎样造成?

### (尿石病 1 年)

## 诊断现场

女患,45 岁,1986 年 9 月 5 日初诊。

患者右腰腹隐痛 1 年余,偶尔小便淋沥。经多次镜检,红细胞(+),尿蛋白(+),B 超显示右输尿管上端有结石 1 粒(约 0.2cm×0.5cm)。

曾迭用通淋排石以及活血化瘀、软坚散结方药 40 余剂,不唯未见结石排出,且腰痛加重,身体日渐尪羸,而不敢继续服中药。

而医者有鉴前失,乃于上述方中参入补气养血或补肾填精之品。但数次更医,皆因服药后产生副作用而辍服,特来商治。

刻诊:右腰腹隐痛,小便微黄,稍感淋沥涩痛;纳差,气短乏力,头眩耳鸣;舌淡,脉沉弱。

## 辨证论治

[学生甲]尿石病,中医谓之"石淋",治之者当以通淋排石为大法,

重者配合活血化瘀、软坚散结。但本例肾结石曾选用此等方药40余剂，不唯未见结石排出，且腰痛加重，身体日渐尪羸，说明病涉于虚。而医者于上述方药中参入补益之品，亦因服药后产生副作用而辍服，看来攻补兼施亦非良法。

[老师]据临床观察，肾虚尿石病患者，其临床表现以腰腹部隐痛或酸痛为主，伴腿膝乏力，神疲易倦，亦可伴小便淋涩，血尿或尿浊，尺脉重按无力。

此因肾之精气不足，或久服通淋排石药物耗伤肾气。治宜温肾益气合滋肾填精，以固其根本。

但结石久滞，络脉不通，亦宜辅以化瘀通窍以有利于消除结石。

拟诊为"肾虚尿石"。

治宜温肾益气合滋肾填精，辅以化瘀通窍。

方选刘河间"煨肾丸"化裁：

杜仲12g，肉苁蓉15g，巴戟肉12g，熟地30g，胡桃肉30g，淮牛膝12g，黄芪20g，当归6g，穿山甲片6g，王不留行子15g，金钱草15g，海金砂10g（包煎），6剂。

患者次日复来，言第一剂尚未服完，便不得已而辍服。原因是服头煎后约半小时，患者便耳鸣如潮，头眩欲仆，腰痛加重，同时感觉有一股气流从腰腹部冲向少腹，顿时迷离恍惚，不能自持，约20分钟方止。遂不敢服二煎，且疑配方有误，而将所剩5剂药全部带来查对。

因思患者服药后竟发生此等副作用，虽属意料之外，却在医理之中。

遂将化瘀通窍药物全部捡出，唯留下杜仲、肉苁蓉、巴戟肉、熟地、胡桃肉、黄芪、当归7味，嘱其放心服用。

效果：服完5剂，患者腰腹痛减轻，无副作用。

效不更方，续服30剂，腰腹痛消失，饮食正常，精神振作，若无病之象。

虽未见结石排出，但经B超复查，未发现结石，镜检红细胞及尿蛋白（－）。迄今6年，身体一直健康。

中医师承实录——我与先师的临证思辨

| 病名 | 主症 | 辨证 | 治法 | 选方 |
|------|------|------|------|------|
| 淋证 | 腰腹隐痛 | 肾气不足 | 温肾益气 | 煨肾丸 |
| （尿石病） | 小便淋沥 | 肾精亏虚 | 滋肾填精 | |

# 思辨解惑

[学生甲] 老师观其脉证，诊为肾虚尿石，主用温肾益气合滋肾填精，辅以化瘀通窍。依我之见，堪称认证无差，方药亦丝丝入扣，但竞亦产生了意料不到的副作用，真令人不可思议！

[老师] 这就叫做"差之毫厘，失之千里"！不过，在我治疗肾虚尿石病的临床中，像这样因个体差异而根本用不得化瘀通窍药物者，仅遇到过这 1 例而已。

[学生乙] 1 例不足为训，请老师谈谈肾虚尿石病的证治规律。

[老师] 我常用治疗本例的煨肾丸化裁。

如偏肾阴虚者，兼心烦夜热，舌嫩红无苔，脉细数无力，去黄芪、当归、胡桃肉，加生地、二至丸。

偏肾阳虚者，兼畏寒溲频，舌淡胖大，边有齿痕，脉沉迟无力，加鹿角霜、补骨脂（畏寒甚，再加肉桂、附子，减轻则去之）。

血尿加琥珀末、三七粉（吞服）；尿浊加萆薢、石菖蒲；少腹痛则合芍药甘草汤。倘服药期间，腰腹痛加重，且向少腹放射者，提示结石活动而下移，可重加芍药甘草汤缓急止痛，并酌加大黄因势利导，促使结石排出。若此填精益气为主，化瘀通窍为辅，治疗肾虚尿石之常证，恒有效验。

值得注意的是，尿石病之属肾虚者，颇难凿分阳虚与阴虚，故制方遣药不可各造其偏，庶免温燥伤阴或滋阴损阳之弊。唯宜在填精益气、平补阴阳的基础上，细察其症征，酌加温阳或滋阴之品，冀其渐臻阴平阳秘，恢复机体的自我调节功能，方有裨于彻底消除结石，且有效地防止其复发。

[学生丙] 近 10 余年来，运用补肾法治愈尿石病的临床报道时有所见，而其证治规律尚处于探索阶段，老师何以能"悟出画龙点睛处"呢？

[老师] 参验近贤，见贤思齐而已，岂敢言"悟"！回首 50 年代，中医治疗尿石病，大多恪守清热利湿、通淋排石之法则，难越雷池一步，治愈率颇低。迷迷茫茫至 60 年代，才参用活血化瘀、软坚散结之法，显著地提高了疗效。但体虚患者，尤其是肾及输尿管积水而导致肾功能下降者，因其不耐攻伐，往往结石尚未排出，而肾气日削，愈治愈殆。山重水复，进退维谷至 70 年代，不得不毅然改弦易辙，另辟蹊径，终于"峰回路转，有亭翼然"。如上海第一医学院华山医院治疗尿石嵌顿引起的肾积水，分别采用补肾法（药用续断、桑寄生、女贞子、旱莲草、生地、补骨脂、仙灵脾、巴戟、肉苁蓉、胡桃肉等）与分利法，各治 12 例，其年龄、结石部位及大小均相仿，结果补肾法组之肾排泄功能和尿石排出率均较分利组为优。陆氏从 1 例尿石患者用"总攻"法、排石汤 1 个月余而出现肾功能衰竭的沉痛教训中，领悟到攻泻法对正气的严重损耗。故其治尿石病之属脾肾阳虚，特别是肾阳虚患者，重用鹿角霜温肾壮阳，辅以排石、活血化瘀通络之品，疗效满意。尔后有人沿用治疗尿石病 12 例，证明完全经得起重复。王氏自拟具有排石和溶石功效的"鹿金饮"（方中重用鹿角霜）治疗尿石病 46 例，总有效率达 82.6%。因古今并无鹿角霜排石和溶石作用的记载，故将方中之鹿角霜减去进行观察，结果患者竟无结石排出。如此等等，恕不一一枚举。归纳、概括近 10 余年来的临床报道，补肾法治疗尿石病之属肾虚者，疗效显著。

其不属于肾虚，或无肾虚之显证者，于当用方中重加一二味补肾药物，亦能提高疗效。

何以如斯？据初步研究，补肾药物，无论温肾益气或滋肾填精，均能鼓舞肾气，促进肾功能好转，增强肾盂及输尿管的蠕动，从而改善肾积水，推动结石下移而排出体外。而个别补肾药物（如胡桃肉）尚具有溶石作用。

[学生丁] 老师既然"参验近贤"？为什么不首先参验古贤呢？我认为，近代中医治疗尿石病，首先继承和借鉴的，应当是古代医家治疗石（砂）淋的丰富经验。例如唐代以前的医家便已观察到，石淋作为淋证之一，除了具备淋证的一般性症状——小便频数，淋沥涩痛，痛引少腹及脐中之外，尚具有一种特异性症状——尿出砂石。如汉·张仲景便观察到"小

中医师承实录——我与先师的临证思辨

134

便如粟状"；《中藏经》的作者则不仅观察到"小便中下如砂石"，并将其发病归结为"虚伤真气，邪热渐深，积聚而成砂"，且形象地譬喻为"如水煮盐，火大水少，盐渐成石"。至于形成结石的"虚"与"热"，隋代巢元方认定为"肾虚而膀胱热"。

至此，石淋之主要病位与基本病机便已"一锤定音"。千载以来，并无异议。既然如此，石淋的基本治法就应当是补肾之虚，清膀胱之热。老师怎么能将这一创见完全归功于近贤呢？

[老师] 看来我似乎有"数典忘祖"之嫌了。不过应当重申的是，中医学讲求理、法、方、药的连贯性和整体性。如你所说，既然石淋的基本病机是"肾虚而膀胱热"（理），其基本治法必然是"补肾之虚，清膀胱之热"（法），那么体现这一治法的方药何在呢？

从文献上看，首载于唐代《千金要方》与《外台秘要》中的治疗石淋的方药，却皆为清热利湿、通淋排石之品。如此遂开石淋之病机同治法及方药互相脱节的先河。

后世宗之者众，亦不太顾念肾虚，而将清热利湿、通淋排石奉为治疗石淋的基本法则。当然，"江山代有才人出"，其间，超凡脱俗者亦不乏其人。如宋·陈无择尝用黄芪、人参、萝卜组方治疗"五淋砂石，疼痛不可忍者"；清·尤在泾主张"开郁行气，破血滋阴"；近贤张锡纯则治软坚散结与补气滋阴药物于一炉等。

虽则补偏救弊，启人心智，然而始终未能从整体上将石淋病机同治法及方药的脱节之处紧密地结合起来。其千载之缺憾也。由此可见，我将运用补肾法治疗尿石病这一创见归功于近贤，并无"数典忘祖"之嫌。

[学生甲] 老师的这一番释疑解惑，令人耳目一新！不过我还是不明白：在中医学历史上，石淋的病机同治法及方药互相脱节这一"千载之缺憾"到底是怎样造成的？

[老师] 逝者如斯，难以苛求古人！因为古代所称之石淋，从其主要临床表现观之，大约相似于近代所称之膀胱及尿道结石，而以膀胱湿热蕴蓄之证居多。换言之，石淋虽以肾虚为本，但其"本"证多潜而不显。

中医学注重辨证论治，即"观其脉证，以法治之"，当然主要针对膀

内科·第五章 肾系病证类

135

胱湿热蕴蓄之显证立法制方。而对于肾虚之潜证，可以兼而顾之，亦可以暂时不予兼顾。

再看今人治膀胱及尿道结石，亦以清热利湿、通淋排石为基本治法，恒有效验。故而宜在继承、借鉴的基础上，进一步充实、完善而发扬光大之。

[学生甲] 如此说来，近代所称的尿石病，是不能与古代的石淋画等号的。

[老师] 对！近代所称的尿石病，不特指膀胱及尿道结石，还包括肾及输尿管结石。而肾及输尿管结石，其急性期（结石显著移动）的主要临床表现为肾绞痛伴血尿，慢性期（结石隐匿或相对静止）的主要临床表现为腰痛或肾区叩击痛；虽亦可能尿出砂石，毕竟是或然与伴见之症，而非主症。此与石淋的主要临床表现大相径庭，焉能"对号入座"？焉能移花接木，率尔沿用治疗石淋的基本法则？

更何况肾及输尿管结石慢性期之腰痛，多为隐痛或酸痛，显属肾气亏虚，补肾犹恐不逮，更不得沿用清热利湿、通淋排石之治法。

如果换一个角度说，古代医家论治肾虚腰痛，观往知来，穷理尽性，积累了极其丰富的经验，竟未能洞悉结石这一病根，千虑之失，至今令人曾经望石兴叹，徘徊歧路，那也要归因于历史条件的限制和中西医理论体系的差异，而不能苛求于古人。

"悟以往之不谏，知来者之可追"。今人治疗尿石病，何须"对号入座"，或本来对不上号也要欣然入座，而置补肾法于无用武之地呢？

[学生乙] 虽然补肾法治疗尿石病不乏用武之地，但在现代手术取石特别是体外震波碎石的巨大冲击之下，中医治疗尿石病的阵地已经一天一天地缩小了。

[老师] 物竞天择，适者生存，不适者淘汰。而放眼临床，中医治疗尿石病之特色与优势，乃是现代手术取石或体外震波碎石所无法取而代之的。所以我们既不应故步自封，更不该妄自菲薄。倘能立定足跟，勤于探索，推陈出新，是完全能够面对挑战，扩大临床阵地的！

# 阳痿

# "顺则凡，逆则仙"的真谛

（阳痿 1 年）

## 诊断现场

某男，35 岁，1986 年 3 月 16 日初诊。

1 年前出差甫归，勉力入房，阳事举而不坚，自忖为劳累之故。但次日入房亦然，不禁暗暗叫苦，其妻亦有微词。

遂自购男宝、雄狮丸等服用 1 个月，不效，乃就医。

医初诊为肾虚，用右归丸加减 10 余剂乏效。

更医诊为气虚夹肝郁，用补中益气汤合逍遥散加减 10 余剂，稍见起色。

但患者求治心切，经人介绍求治于一个体医。耗资近千元，服药近半年（药物不详），临房仍举而不坚，有时甚至完全不举。反观个体医门前"祖传秘方专治男子性功能障碍疗效 100％"的巨幅广告和诊室内挂满"妙手回春华佗再世"之类的锦旗，患者更加忧心忡忡，以为得了不治之症。其妻亦惶惧，特陪伴同来。

刻诊：神情抑郁，腰骶酸痛，胸胁时有不适感，舌正，脉弦细。

# 辨证论治

[学生甲] 历代医家论治阳痿，大多注重于精气的虚损，明代张景岳更明确地以肾阳虚衰立论，"凡男子阳痿不起，多由命门火衰……火衰者十居七八，而火盛者仅有之耳"。

但本例阳痿患者久服温肾壮阳方药不效，说明不是火衰；而服补气疏肝方药稍见起色，则说明夹有肝郁。

那么，临床上怎样诊断肝郁阳痿呢？

[老师] 阳痿患者若无明显的肾虚症征，亦无明显的湿热或血瘀、痰瘀症征时，若能详询其家庭及个人生活史、婚姻史特别是性经历，再参验其兼症与舌脉，一般不难诊断其是否属于肝郁或夹有肝郁。

如本例患者，初因出差劳累，勉力入房，阳事举而不坚时，本应休养数日，恢复元气。但患者不善摄生，缺乏性知识，加以其妻埋怨，情怀因之失畅，这就是肝郁的起因。

尔后久治乏效，长期忧心忡忡，神情更为抑郁，胸胁时有不适，其舌正，脉弦细，非肝郁而何？

至于腰骶酸痛，则是肝郁及肾，肾气虚而窒塞之象。

由于是复合病机，所以要使用疏肝郁、开肾窒、补肾虚这样一种复合治法。

考虑为肝气郁而失疏，肾气虚而窒塞。

借用《傅青主女科》定经汤加减：

菟丝子 30g（酒炒），白芍 30g（酒炒），当归 30g（酒洗），熟地 15g，广巴戟 15g，茯苓 10g，柴胡 10g，白蒺藜 10g，枳壳 10g，生甘草 5g，蜈蚣 1 条（长 8cm 左右，不去头足，烘脆轧细吞服）。

疏方毕，又为之详析其病因病理及制方依据，许其可治；并着意嘱托其妻积极配合治疗，勿因见效慢而责备对方。

效果：服药 3 剂后，临房阳事举而稍坚。

效不更方，原方 6 剂，微火烘脆轧为细末，每次吞服 10g，1 日 3 次。

连服 1 个月后，康复如初。半年后因他病来诊，言阳痿愈后一直未复发。

| 病名 | 主症 | 辨证 | 治法 | 选方 |
|------|------|------|------|------|
| 阳痿 | 阳痿伴抑郁、腰骶酸痛 | 肝气郁而失疏，肾气虚而窒塞 | 疏肝郁、开肾室、补肾虚 | 定经汤 |

# 思辨解惑

[学生乙] 老师考虑的重点是肝郁，这是古人治疗本病时有所忽视的。但观现代中医高校教材将阳痿的病因病机概括为命门火衰、心脾受损、恐惧伤肾、湿热下注 4 种，亦恰恰遗漏了肝郁。

[老师] 阳痿可以从肝论治，源于《内经》"肝足厥阴之脉……循股入毛中，过阴器"。张景岳谓肝者"络诸筋而一之，以成健运之用"。男子阴器属筋，故亦为肝所主。

不过，对于肝郁所致阳痿的证因脉治，明代以前的医家似有所忽视。而清代沈金鳌精于问诊，故能道破此中隐秘："又有精出非法，或就忍房事，有伤宗筋……又有失志之人，抑郁伤肝，肝木不能条达，亦致阴痿（即阳痿——笔者）不起。"

近年来从肝郁以及血瘀、痰瘀等论治阳痿取得显著疗效的临床报道越来越多，确实值得反思。为什么呢？大家知道，阳痿患者喜用温肾壮阳药，且因求治心切而搜奇觅珍的风气，自古而然。有用"春药"即淫药以兴阳者，催情动欲，一时之快虽佳；伤精败血，久远之祸斯大。

医者亦有常恃鹿茸、鹿鞭、海狗肾等珍稀药物以疗阳痿者。然而阳痿的病因病机，绝非肾阳虚衰之一端；何况肾阳虚衰之治法，前贤早有"善补阳者，当于阴中求阳，则阳得阴助而生化无穷"的明训！

[学生甲] 肝郁引起的阳痿是否比较常见？

[老师] 从我积累的临床验案来看，肝郁所占的比例确实不小。遗憾的是，我国医学界对性医学的现代研究起步较晚，因而可资参考的资料较少。

仅据吴阶平等编译的《性医学》（科学技术文献出版社 1983 年版）介绍，"男性性功能障碍最常见的是阳痿"。根据病因，阳痿可分为器质性与精神性两大类，其中后者占多数，约占 85％~90％。我认为西医所称的"精神性阳痿"，大多属于中医"肝郁阳痿"的范畴。

　　[学生甲] 老师诊断为"肝气郁而失疏，肾气虚而窒塞"这样一种复合病机，借用定经汤加减，近期疗效尚满意。这就说明：临证时不可先有成见在胸，而应广开思路，突破思维定势。不过，老师提到的"开肾室"是否有标新立异之嫌？

　　[老师] 傅青主治疗妇人经水先后无定期便使用此法，其论说颇超妙："肝为肾之子，肝郁则肾亦郁矣；肾郁而气必不宣，前后之或断或续，正肾之或通或闭耳；或曰肝气郁而肾气不应，未必至于如此。殊不知子母关切，子病而母必有顾复之情，肝郁而肾不无缠绵之谊，肝气之或开或闭，即肾气之或去或留，相因而致，又何疑焉？治法宜疏肝之郁，即开肾之郁也……"

　　你看，我哪里是标新立异，只不过是择善而从，移花接木罢了。

　　值得指出的是，傅青主在揭示肝郁与肾郁的内在联系时，似乎遗漏了肾虚。然而观其依法创制的"定经汤"（菟丝子 30g，白芍 30g，当归 30g，大熟地 15g，山药 15g，白茯苓 9g，芥穗 6g，柴胡 1.5g），实为逍遥散去白术、薄荷、生姜、甘草，加菟丝子、熟地、山药、芥穗，即添加且重用补肾填精之品。

　　由此而论，傅氏论说遗漏之处尚应补上：经水出于肾，肾精充盈乃经定之本，故在疏肝郁开肾室的同时，必须补肾填精。

　　我们在借用傅氏的定经汤来治疗肝郁阳痿时，更须补足这一层固有涵义。

　　[学生丙] 老师的意思是：肝郁阳痿者必夹肾虚？

　　[老师] "必夹"似太绝对，改为"多夹"可矣。大家知道，肾者"作强之官，技巧出焉"。若其人肾精充足，肾气必旺，自能"作强"；纵因肝郁而产生一时性的阳痿，一旦事过境迁之后，又可能恢复常态。

　　唯肾精本虚或寓有潜在"虚根"之人，复罹肝郁之苦而产生经常性的阳痿，才属于病态。所以治疗肝郁阳痿，在大多数情况下，除了疏肝解郁之外，还必须结合补肾填精，才是正治之法。

[学生乙]若确系单纯肝郁阳痿，当以何方治之？

[老师]时贤习用柴胡疏肝散加白蒺藜，有效；若再加蜈蚣，效更捷。

[学生丙]本例用定经汤加减中，亦加用蜈蚣1条，有何意义？

[老师]近人陈玉梅创制"亢痿灵"（蜈蚣、当归、白芍、甘草）治疗阳痿，方中主药便是蜈蚣。经我临床验证，有效率较高。

实际上，本例所用的定经汤加减，方中便寓有"亢痿灵"在内。而陈氏之重用蜈蚣治疗阳痿，则是借鉴近代名医张锡纯。张氏曾赞蜈蚣"走窜之力最速，内而脏腑外而经络，凡气血凝聚之处皆能开之"。

陈氏用蜈蚣以开肝经气血之郁闭，而速收振痿扶软之功，堪称善于借鉴者。

[学生乙]我还有一点疑问：治疗肝郁阳痿，可资借鉴的古方今方一定不少，而老师借鉴的却是傅青主专治妇人经水先后无定期的定经汤，用妇科方来治疗男科病，不好理解。

[老师]道家修炼真言有"顺则凡，逆则仙，只在其中颠倒颠"。此中真谛，岂片言只语可以道破？但我相信，勤于验证，勤于探索者，终有一朝顿悟之时！

**脐痛**

# 差别就那么一点点
## （脐痛 1 个月）

## 诊断现场

徐某，男，58 岁，农民，1985 年 12 月 15 日诊。

患者肚脐中隐痛 1 月余，虽整天疼痛不止，却不加重，喜温喜按。

曾自取陈艾煎汤熏洗，葱白捣烂和盐炒热敷脐上，可取效于一时，但旋又隐痛如故。

乃就医，先服乌梅丸汤剂 2 帖不效，改服附子理中汤 2 帖，似觉减轻，但数日后又隐痛如故，迁延至今。

此明系寒证，但何以内服、外用温热药物疗效均不佳？细询其得病之由，言平素便畏寒凉，今秋曾守护柑橘园 10 余日。夜间茅屋透风，又频起巡查，衣履较单薄，颇感凉意。

有一夜，因不慎失火，茅屋化为灰烬，惊惧交加，卧床数日，便觉肚脐中隐隐作痛，如此而已。

患者面色少华，手足逆冷，肠鸣便溏，舌淡苔白滑，脉沉迟。

# 辨证论治

[学生甲] 本例脐中隐痛，病情虽不重，但临床少见，教科书也未写上。让我们难以理解的是，本例脐痛，从病因、病性、体质、舌脉等综合分析，应属于脾肾阳虚，何以服附子理中汤疗效不佳呢？

[老师] 肚脐是神阙穴所居之地。神阙穴中痛，方书有称为"当脐痛"者，属于少阴腹痛范畴。

患者年近花甲，素畏寒凉，其肾阳不足可知；又得之餐风饮露，大惊卒恐之后，且伴手足逆冷，肠鸣便溏，舌淡苔白滑，脉沉迟，确系肾阳虚衰，寒凝神阙。

当然，如仅仅根据伴见的一派虚寒症状、舌脉，笼统地辨证为"脾肾阳虚"未尝不可，但本例疼痛的确切部位却不支持这一辨证结论。

为什么这样说呢？因为按部位来划分，从胃脘至脐为大腹，属太阴脾；本例痛在脐中，不在大腹部，因而不涉及或主要不涉及太阴脾脏。而附子理中汤温补脾肾，是以温补脾阳为主，兼温肾阳，没有紧扣本例的确切病机，所以疗效不佳。

揆度其脐痛之病机，确系肾阳虚衰，寒凝神阙。

乃借鉴陈鼎三——江尔逊经验，用真武汤加胡芦巴治之：

熟附片30g（先煎1小时），白术15g，茯苓15g，白芍12g，生姜15g，胡芦巴30g。服3剂，肚脐中隐痛消失，手足转温，肠鸣、便溏均止。

随访1年，脐痛未复发。

内科·第五章 肾系病证类

| 病名 | 主症 | 辨证 | 治法 | 选方 |
|------|------|------|------|------|
| 脐痛 | 肚脐中隐痛 | 肾阳虚衰<br>寒凝神阙 | 温肾祛寒<br>敛阴和阳 | 真武汤<br>加胡芦巴 |

# 思辨解惑

[学生甲] 看来治疗腹痛时要确切地辨明部位，这一点教科书上没有充

分强调，请老师再指点一下。

[老师] 大家知道，中医所称的腹部，指的是胃脘以下、耻骨毛际以上的部位。具体归属是：从胃脘至脐为大腹，属太阴脾；脐中及脐下小腹属少阴肾；脐旁左右属冲脉；脐下小腹两旁为少腹，属肝。

治疗腹痛时如不确切地辨别部位，就不知到底病在何脏腑何经脉，遣方选药时就不可能成竹在胸，稳操胜券，而有"虑其动手便错"之虞。

[学生乙] 老师出一真武汤取得佳效，是我始料不及的。真武汤是温阳利水之方，治疗阳虚水肿。但本例脐痛，并无阳虚水肿证候，何以要选用此方？

[老师] 说真武汤可以治疗阳虚水肿是对的，但如把真武汤的主治范围仅仅局限于阳虚水肿，就有"画地为牢"之嫌了。严密地说，真武汤是治疗肾阳虚衰、水气为病之方。

水气为病，外溢则为水肿，上冲则为头眩或喘咳，内停则为肠鸣便溏（本例便是）。当然，本例的主症——脐痛，不是水气为病，而是肾阳虚衰，寒凝神阙。

为什么要选用真武汤呢？因为真武汤中附子配芍药，不仅能温肾阳、祛寒凝，更能入阴破结，敛阴和阳，完全契合少阴腹痛的基本病机。

清·吴仪洛《成方切用》称真武汤为"治少阴伤寒腹痛"之方，是很有见地的。临床实践早已证明，真武汤不仅可以治疗肾阳虚衰，水气为病，还可以扩大运用于肾阳虚衰，寒凝内痛之证。

[学生乙] 为什么还要重加胡芦巴 30g 呢？

[老师] 这是江老的老师陈鼎三先生的经验，也是有文献记载的。如《本草纲目》谓胡芦巴性味"苦，大温，无毒"，主治"元脏虚冷气"。"元脏"就是肾脏。陈老及江老平生治疗阳虚寒凝的当脐痛，都用真武汤原方重加胡芦巴一味，无不应手取效。

[学生甲] 我由此产生两点疑问：第一，既然老师断言真武汤可以扩大运用于阳虚寒凝内痛之证，那么，本例脐痛只用真武汤，而不加胡芦巴，疗效将如何？

第二，如果用真武汤疗效不甚佳，又不加胡芦巴，而加用同样可以治疗"元脏虚冷气"的其他大温药物，如肉桂、仙茅、小茴、丁香等，疗效又将如何呢？

[老师] 据江老临床体验，治疗阳虚寒凝脐痛，用真武汤重加胡芦巴，见效快，且不易复发，其疗效优于单用真武汤。

至于不加胡芦巴，而用其他温肾祛寒药物疗效又将如何，请大家今后有机会时进行验证。这里附带说一句：若不是脐中痛，而是脐下小腹痛之属阳虚寒凝者，单用真武汤即可奏佳效。

内科·第五章 肾系病证类

# 内 科

## 第六章 气血津液病证类

# 历经千锤百炼的名方

（咯血反复发作 3 年，加重 28 天）

## 诊断现场

男患，39 岁，1984 年 7 月 21 日初诊。

患者 10 余年前曾罹"肺结核"，经抗痨治疗已愈。近 3 年来常因劳累、感冒而咯出少量鲜血，或咳嗽痰中带血丝。经多次检查，排除肺结核复发，怀疑为"支气管扩张"。

28 天前因家事拂逆，大怒之后，饮白酒数杯，昏然睡去。半夜醒来，咳嗽一阵，忽觉喉中有一股血腥味，旋即大口咯血，至天明咯血 3 次，出血量约 400ml，急送医院。

经住院检查，仍怀疑为支气管扩张。西医予以止血、消炎、抗菌药物，配合输液及输血，救治 7 天，仍不时咯出少量鲜血。

中医又予以龙胆泻肝汤、犀角（水牛角代）地黄汤、百合固金汤等 10 余剂，咯血次数有减少，但每隔 2~3 天仍咯血 1~2 次，出血量约 100ml。

刻诊：咯血前自觉有一股热气上冲至胸膺、咽喉，血即随之咯出，色鲜红，微咳，偶尔痰中带血丝，口干思冷饮，口气臭秽，便秘，舌红瘦欠润，苔薄黄少津，脉弦长而稍数。

# 辨证论治

[学生甲] 咯血，中医称为咳血，即咳嗽痰中带血，或纯血鲜红。因其血出于肺，当责之肺络损伤。

现代中医教材一般分为3种证型来治疗：

一为燥热伤肺，用桑杏汤加减清热润肺，宁络止血；

二为肝火犯肺，用泻白散合黛蛤散清肝泻肺，凉血止血；

三为阴虚肺热，用百合固金汤滋阴润肺，宁络止血。

那么，本例是否属于上述的常见类型呢？

[老师] 患者确有一派实热之象，但咯血反复发作3年，加重近1个月，迭用中、西药治疗，咯血犹未止，要考虑到"本虚"这一潜在病因。

而参验其症征，咯血前自觉有一股热气自少腹上冲胸膺、咽喉，显然是冲气上逆（《内经》云"冲脉为病，逆气里急"）。大家知道，冲脉下连少阴，上逮阳明。若少阴阴精亏虚，水枯失涵，则冲气难以安其窟宅，必转而上逆，并夹胃气亦上逆而冲激肺气。

故从冲气之不靖而上逆，可以反推其少阴之亏虚。

且患者之舌红瘦欠润，亦为阴亏津乏之象。

再说脉象弦长，明代李士材说"直上直下，冲脉迢迢"。其直上直下，复迢迢而长，乃弦长脉即冲脉为病的形象化描绘。

综合以论，本例咯血之主要病机为少阴阴精亏虚，阳明气火有余，冲气上逆，属于本虚标实，虚实夹杂之证。

考虑为少阴阴精亏虚，阳明气火有余，冲气上逆之证。

治宜滋养少阴，清泻阳明，平冲降逆。

用玉女煎加味：

熟地30g，生石膏30g，怀牛膝15g，麦冬15g，知母6g，黄芩10g，虎杖30g，生赭石30g，生芡实30g。3剂。

二诊：5 天来未觉热气上冲，亦未咯血，大便已畅，口干口臭均减轻，仍微咳，痰中偶带血丝。

上方去生赭石、生芡实、虎杖，加仙鹤草 30g、白茅根 30g、藕节 15g，6 剂。

三诊：初诊迄今半月未咯血，微咳、痰中带血亦止，舌脉无明显异常。

改投张锡纯补络补管汤善后：

生龙骨 30g，生牡蛎 30g，山萸肉 30g，三七 6g（轧细药汁送服）。嘱服 15 剂。

2 年后函访，言咯血未复发。

| 病名 | 主症 | 辨证 | 治法 | 选方 |
|------|------|------|------|------|
| 咯血 | 咯血反复发作 | 少阴阴精亏虚，阳明气火有余，冲气上逆 | 滋养少阴，清泻阳明，平冲降逆 | 玉女煎 |

## 思辨解惑

[学生乙] 现代中医教材一般把咯血分为 3 种证型来治疗，未见像本例咯血这样属于虚实夹杂而使用玉女煎加味的；教材上衄血属于胃热炽盛者用的是玉女煎加味。因其属于实热，方中的熟地应改用生地才对。

今老师借用玉女煎加味治疗咯血，患者咯血鲜红，伴口干口臭、便秘等一派实热之象，却保留熟地，且重用 30g，又加芡实 30g 益肾固精，是何道理？

[老师] 遣选玉女煎加味，以原方之生石膏、知母清泻阳明之火；熟地滋填少阴不足之精，合麦冬养阴清肺，俾其金水相生而源泉不竭；牛膝导热下行。加生芡实敛戢冲气，生赭石降胃镇冲，黄芩泻火止血，虎杖泄热通便，以补原方之不逮。

[学生乙] 老师治疗血上溢的多种病证，总是用玉女煎……

[老师] 坦率地说，我临床不大喜欢张景岳之方，但对玉女煎却情有独钟，经常使用。这得归功于江尔逊老中医。

大家知道，江老喜用经方，而不薄时方；对时方之选经验证，疗效卓著者，恒视若经方，玉女煎便是其中之一。

他临床极善化裁本方，治疗少阴不足，阳明有余之头痛、目痛、齿痛、咽喉痛以及吐衄等多种病证，屡获佳效。

张景岳自称本方"治水亏火盛，六脉浮洪滑大，少阴不足，阳明有余，烦热干渴，头痛牙疼失血等证如神"。"如神"云云，不实之词不可取，可取的是经得起临床验证。

[学生丙] 如此说来，陈修园有关玉女煎的尖锐批评就不足为训了。

[老师] 确实不足为训。陈修园在《景岳新方砭》一书中是这样针砭玉女煎的："仲景用石膏清中，有白虎、竹叶二汤；用石膏祛邪，有大青龙、越婢二汤；用石膏出入加减，有小青龙、木防己二汤，俱极神妙。景岳竟与熟地、牛膝同用，经法荡然。"

这就是说，因为仲景没有将石膏与熟地、牛膝同用，所以后人就断断不能同用；一旦同用了，就是对仲景的大不敬，就会使仲景的"经法"荡然无存。这显然是过分尊经崇古思想在作祟。

修园又神秘兮兮地说："命名曰玉女煎，自夸中露出不祥之兆。闽南风俗，人死戚友具奠烛者，俱书于烛上曰：'金童去引，玉女来迎'。"看来修园还颇信迷信哩！

更离谱的是他还现身说法，警戒世人："余目击服此煎者，无一不应此兆也，戒之戒之！"意即服了玉女煎，就一定会被金童玉女接引到阴间去。

不过，话又说回来，修园当年之所以著《景岳新方砭》一书，除了尊经崇古之外，还有一个相当重要的原因：修园认为，古贤制方大不易，每制一方（特别是经方），必经千锤百炼，确系疗效卓著才定型；但张景岳制方好像很容易，一下子创制那么多新方，名之曰"新方八阵"，其中有多少首是经过千锤百炼的？

而今观照现实，新方、秘方犹如雨后春笋，层出不穷；或借助新闻媒

中医师承实录——我与先师的临证思辨

介大吹大擂，吹得天花乱坠，神乎其神，其中又有多少是经得起临床验证的高效方呢？所以从这个意义上讲，陈修园的《景岳新方砭》一书，在今天仍未失去现实意义。

[学生甲] 三诊时患者已经半月未咯血，按近代血证大家唐宗海的治疗常规，血止之后，应当依次消瘀、宁血、补血。今老师只出一补络补管汤善后，服后竟2年未复发，是何道理？

[老师] 张锡纯创制的补络补管汤，治疗"吐血衄血，久不愈者"，其用药颇有独特之处。

张氏说："龙骨、牡蛎、萸肉，性皆收涩，又兼具开通之力，故能补肺络，与胃中血管，以成止血之功，而不至有遽止之患，致留瘀为恙也。又佐以三七者，取其化腐生新，使损伤之处易愈，且其性善理血，原为治吐衄之妙品也。"

据张氏之说，本方不但善于止血，且寓有消瘀、宁血、补血的综合功效。我治疗慢性血证喜用本方；而治疗急性血证，则于血止之后用本方善后，屡用不爽。

[学生乙] 我附带提一个问题："咯血"是西医的症状名称，而中医则称为"咳血"，一般不用"咯血"一词。咯血与咳血到底有没有区别？

[老师] 有区别。但不少医家总是将两者混称，连近代血证名医唐宗海也说，"咯血者，痰中带血丝也"。

而据《辞海》解释，"咯"作为动词使用时，其词义是呕或吐，而不是咳。《简明中医辞典》释咯血："指喉中觉有血腥，一咯即出血块或鲜血……多因阴虚火旺或肺有燥热所致。"释咳血："指血因咳而出，或痰中带血，或纯血。又称嗽血、咳嗽血。多因外感风邪不解，化热化燥，损伤肺络，或肝火犯肺所致。"

从临床看，咯血与咳血的病因病机似难强为之划分，但其症状确有区别。咯血者不一定具有明显的咳嗽动作，而咳血则必因咳嗽而出血。

古医家中把这一区别说得清楚明白的是张景岳，他说："咯血者，于喉中微咯即出，非若咳血、嗽血之费力而甚也。"其说甚是。故大家在书写病历时要注意到这种区别。

内科·第六章 气血津液病证类

153

# 局部病机与整体病机

## （尿道口渗血反复发作 3 年，加重 2 个月）

## 诊断现场

王某，男，35 岁，1985 年 12 月 6 日初诊。

患者 13 年前阴部撞伤，致尿道口渗血甚剧，经救治而血止。5 年前曾复发 1 次。近 3 年来尿道口渗血复发较频，每逢受凉、劳累及房事后，必然渗血；所幸中西药物合用，渗血可以渐止。

唯 2 个月前因连续熬夜，尿道口渗血甚多，昼夜淋沥不绝，门诊治疗无效，乃收住外科病房。迭经输液、输血、抗感染及对症治疗，渗血量有所减少；又配服中药 40 余剂，渗血仍不止。

查阅其处方，多数系小蓟饮子、五淋散、犀角地黄汤等化裁以清热凉血、化瘀止血，间有用知柏地黄汤加味以滋阴降火、凉血止血；最后一方，则是用金匮肾气丸（汤）加怀牛膝以引火归原。

刻诊：鲜血从尿道口徐徐渗出（并非随小便而下），或点滴，或呈条索状而下；一昼夜渗血 4~6 次，每次渗血约 2~5ml，无痛感。

住院期间，曾经 B 超、膀胱镜及 X 光等多次检查全尿路、生殖器，均未发现任何病灶，无法确诊。

患者面色少华，神疲气短，纳尚可，大便微溏，舌淡紫，苔薄白，脉弦缓不任重按。

# 辨证论治

[学生甲] 本例尿道口渗血，到底是什么病？具体地说，应当怎样来确立病名诊断？

[老师] 中医书上似乎还找不到这样的病名，患者小便时，尿中固然混杂有血液；但不解小便时，尿道口亦在渗血，所以不属于尿血的范畴。

当然更不是血淋，因为血淋者必尿血，排尿时淋沥涩痛，而患者尿道口渗血时无丝毫痛感。

西医亦未能确诊，因为迭经多种现代设备检查，均未发现任何病灶。

如果非要确立病名诊断不可，权且叫做"尿道口渗血"罢。

[学生甲] 本例尿道口渗血反复发作3年，加重2个月，迭用中西药物仍渗血不止。从患者面色少华，神疲气短，大便微溏，舌淡紫、苔薄白，脉弦缓不任重按等来综合分析，其病机显然属于气虚不能摄血。

我感到难以理解的是：对于这样明显的证候，前医为什么还要连续、持久地使用清热、滋阴、凉血的方药呢？

[老师] 患者来我室就诊时所呈现的一派气不摄血的证候，是不是一开始就出现了呢？大家知道，中医学所称的"证"，指的是疾病发展过程中某一阶段上的特殊矛盾即特殊本质。因此，"阶段"二字不容忽视。

我想，第一，患者尿道口渗血加重的初始阶段，可能属于血热妄行，故而前医才使用了清热凉血止血的方药；

第二，问题出在使用清热凉血止血方药过多过久，损气伤血，凉络凝瘀，逐渐演变成以气不摄血为主的证型；

第三，前医已经有鉴其失，如最后一方是用金匮肾气丸加怀牛膝引火归原，便是明证。

这样评估前医的得失，可能较为客观吧？

[学生甲] 如果执迷不悟，继续使用清热凉血止血方药，预后将如何？

[老师] 气随血脱！

综合分析病史、治疗经过及现症，初步考虑为阴器络脉损伤，气不摄血。乃试投补络补管汤合补中益气汤：

生龙骨 30g，生牡蛎 30g，山萸肉 30g，三七 6g（轧细药汁送服），黄芪 30g，党参 15g，白术 15g，炙甘草 6g，升麻 6g，柴胡 6g，当归 10g，陈皮 10g。

服完 2 剂，尿道口白日已不渗血，夜间仅渗血 2 次，血量亦明显减少。

适笔者外出，患者改诊于一老中医，且出示上方。老中医认为符合他的思路，宜击鼓再进，然须调整部分药物：

上方去生龙骨、生牡蛎、山萸肉，加小蓟 30g，藕节 15g，茜草 15g，生地 30g，嘱服 5 剂。

但服完 3 剂后，渗血反而增多，乃辍服，而改诊于一中西医结合医师。

该医师认为尿道口渗血久不止，当是阴茎海绵体毛细血管破损，用三仁汤重加黄柏、车前草、白茅根，嘱服 5 剂。

但服完 2 剂后，昼夜均渗血，夜间渗血尤多，遂不敢续服，惶惶然不可终日。

闻笔者归，患者急来诊，且详告以上述波折。

观其脉证，决定仍用初诊方，加服化血丹：花蕊石 10g（煅存性），三七 6g，血余炭 3g。共轧细，温开水吞服，早晚各 1 次。

上 2 方各服 5 剂后，尿道口渗血完全停止。

为巩固计，嘱其再服初诊方 10 剂。尔后曾随访 1 年，尿道口渗血未复发。

中医师承实录——我与先师的临证思辨

| 病名 | 主症 | 辨证 | 治法 | 选方 |
|------|------|------|------|------|
| 尿道口渗血 | 尿道口反复渗血伴面色少华神疲气短 | 阴器络脉损伤，气不摄血 | 补气摄血补络补管 | 补络补管汤合补中益气汤 |

# 思辨解惑

[学生乙] 老师初诊时使用补中益气汤本已对证，为什么还要加用生龙骨、生牡蛎、山萸肉、三七呢？

[老师] 不是加用，而是合用。那 4 味药，实为张锡纯自拟的"补络补管汤"。

此方原"治咳血吐血，久不愈者"。张锡纯写道："张景岳谓：'咳嗽日久，肺口络破，其人必咳血。'西人谓：胃中血管损伤破裂，其人必吐血。龙骨、牡蛎、萸肉，性皆收涩，又兼具开通之力，故能补肺络与胃中血管，以成止血之功，而又不致有遽止之患，致留瘀为恙也。又佐以三七，取其化腐生新，使损伤之处易愈……"

本例虽非咳血吐血，但我由此得到启发：患者 13 年前阴部损伤，致尿道口渗血甚剧，5 年前曾复发 1 次，近 3 年来复发较频，久矣；而迭用中西药物不能彻底止血者，可能是阴器的络脉有所破损。

张氏谓此方能愈合肺络、胃络之破损，而未言其能愈合阴器络脉之破损，但转思均属络破，其机理应无二致，故不妨借鉴而试用之，以观后效。

若单用补中益气汤，则只能补气摄血，不能补络补管。其络脉破损之处不愈合，尿道口渗血终难彻底止住。

[学生乙] 这样说来，此证的病机不是一个，而是两个：一是络脉破损，一是气不摄血。

[老师] 对！络脉破损是局部病机，气不摄血是整体病机。而善于把局部病机与整体病机结合起来做通盘考虑，应当是临床工作者必具的基本功之一。

[学生乙] 难怪删去补络补管汤，而加用一派凉血止血药物之后，尿道口渗血反而增多了。

[学生丙] 二诊时，老师在汤药的基础上，又加用了花蕊石、三七、血余炭 3 味收敛止血药，不担心留瘀为患吗？

[老师] 正是担心留瘀为患，才加用了那 3 味药，即"化血丹"。大家知道，络脉破损日久，必有瘀血；而凉遏太过，凝涩络脉，又必加重留

瘀，使之根深蒂固。

故而仅用初诊汤方，唯恐药力不逮，思之再三，想起了化血丹。此亦系张锡纯自拟方，原"治咳血，兼治吐衄，理瘀血，及二便下血"。既然本例借用补络补管汤可奏效，则本方亦可试用，而希冀其化阴器络脉中之瘀血。

至于本方是否有留瘀之患，张锡纯当年论之甚详："世医多谓三七为强止吐衄之药，不可轻用，非也。盖三七与花蕊石，同为止血之圣药，又同为化血之圣药，且又化瘀血而不伤新血，以治吐衄，愈后必无他患。此愚从屡次经验中得来，故敢确实言之。……至血余，其化瘀血之力不如花蕊石、三七，而其补血之功则过之。以其原为人身之血所生，而能自还原化，且煅之为炭，而又有止血之力也。"

[学生丙]从本例尿道口渗血治验可以悟出：治疗血证，选方用药时要广开思路，善于汲取名家的独到经验。

[老师]贵在恪守"用药如用兵，机毋轻发"的古训时，不要自缚手足，而要抓住机会，及时开展临床验证，从而扩大高效方药的使用范围。

[学生丁]我附带提一个问题：补络补管汤是否真能治疗咳血吐血，久不愈者？

[老师]我曾用补络补管汤合玉女煎加味，治疗过几例顽固性的支气管扩张咯血，疗效很好。治吐血疗效如何，尚不知道。

中医师承实录——我与先师的临证思辨

# 痰证

## 如鱼饮水，冷暖自知

### （痰病重症）

## 诊断现场

女患，51 岁，1990 年 7 月 22 日初诊。

患者行胆囊切除术后 7 天，因不慎受凉，并发肺部感染，畏寒高热，咳嗽气紧，呛咳，痰浊壅盛。

西医诊断：支气管肺炎（理化检查从略）。经输液、抗感染和对症治疗，并配服麻杏石甘汤合银翘散加减 3 剂，畏寒高热已退；但气紧、呛咳，痰多难咯未明显缓解，遂邀会诊。

刻诊：体温 37.8℃，胸闷气紧，呛咳，喉中痰鸣，痰浊稠厚胶黏，量多，频频咯吐，旋吐旋生；口渴思冷饮，舌红少津，苔黄厚腻，脉滑数不任重按。

## 辨证论治

[老师] 在肺系痰病中，痰热壅肺，肺燥津伤之证是比较常见的，本例为腹部外科手术后并发肺部感染，其他如急性支气管炎、支气管哮喘、

大叶性肺炎、渗出性胸膜炎等，在其病变发展的某一阶段，也可能出现痰热壅肺、肺燥津伤之证。

此证的主要症状为胸闷气喘，痰浊稠黏，咯吐不尽，口干思饮，但入水则呛咳不已，若大量稠厚胶黏的痰浊上壅而阻塞咽喉，可致呼吸骤停，凶危立见。

救治这种病症必须使用豁痰丸，其他方药无济于事，这是江尔逊老中医的独到经验。

此为痰热壅肺，肺燥津伤之证。

治宜清热豁痰，润燥生津。

用唐宗海《血证论》所载豁痰丸：

当归 10g，知母 10g，天花粉 15g，白前根 10g，麦冬 15g，枳壳 10g，杏仁 10g，瓜蒌仁 12g，桔梗 10g，射干 6g，茯苓 15g，石斛 15g，生甘草 6g，鲜竹沥 300ml（分 3 次兑入药汁中）。3 剂。

二诊：服 1 剂，喉中稠厚胶黏之痰浊明显减少；服完 3 剂，痰鸣声已止，胸闷气紧、呛咳显著减轻，体温正常；仅偶尔咳嗽，咳出少量黏痰，胸胁隐痛，舌偏红，苔薄黄，脉稍数不任重按。

此为痰热未尽，肺络失和，治宜清热化痰，肃肺和络。

用千金苇茎汤加味：

生苡仁 20g，冬瓜仁 20g，芦根 30g，桃仁 5g，北沙参 15g，杏仁 10g，郁金 10g，丝瓜络 15g。

上方服 5 剂，诸症若失。唯精神、体力、饮食稍差，改用六和汤合沙参麦冬汤善后。

| 病名 | 主症 | 辨证 | 治法 | 选方 |
|------|------|------|------|------|
| 肺炎喘嗽 | 咳嗽气紧<br>痰浊稠黏<br>旋吐旋生 | 痰热壅肺<br>肺燥津伤 | 清热豁痰<br>润燥生津 | 豁痰丸 |

# 思辨解惑

[学生甲] 我治疗这种病证，按常规使用清热化痰方药，如清气化痰丸、小陷胸汤，甚则滚痰丸等，疗效均差。

江老倡用豁痰丸而奏卓效，堪称独辟蹊径，但该方组成比较杂乱，不大好理解。

[老师] 江老认为，救治痰热壅肺，肺燥津伤之证，必须清热豁痰配伍润燥生津，且要配伍得当，才能奏卓效。

但临床常用的一些清热化痰方药，并无润燥生津之功；且因大多配有苦寒泄热之品，如黄连、黄芩、大黄之类，反有苦寒耗气、伤津增燥之弊。

而豁痰丸则清热豁痰而不伤津，润燥生津而不滞痰。本方药物组成看似杂乱，实则清晰：桔梗、甘草、射干、茯苓、白前祛痰利咽，清热散结；当归、杏仁、枳壳止咳定喘，宽胸畅膈；知母、天花粉、瓜蒌、麦冬、石斛滋肺润燥、养阴生津；尤妙在配用鲜竹沥来荡涤痰热的窠臼，开通痰浊的壅塞，功专效宏。

[学生乙] 既为痰热壅肺，肺燥津伤，就应当避免使用甘温和淡渗的药物。但豁痰丸方中就有甘温的当归和淡渗的茯苓，也不大好理解。

[老师] 据《神农本草经》记载，当归"主咳逆上气"，即有止咳平喘之功。这一功效，医者多有所忽视。至于当归性味苦温，是否就绝对不可用于热证或阴伤之证呢？不见得。比如痨瘵一病，乃痨虫蚀肺，肺阴亏损之证，故朱丹溪有"痨瘵主乎阴虚"之说；但至今流传于民间的一首治疗肺痨咳嗽的秘方，其主药之一便是当归。《本草备要》又说当归能"润燥滑肠"，虽则性温，但与大队滋阴润燥药物为伍，可以"去性取用"，而更增其润燥滑肠之力。肺与大肠相表里，肠道滑润通畅，必有助于肺气的肃降。我想，当归止咳平喘之功，或缘于此。

至于茯苓，《本草备要》谓其"色白入肺，泻热而通膀胱"，"泻心下结痛，寒热烦满，口焦舌干，咳嗽呕哕，膈中痰水……生津止渴"。而在大队滋阴润燥药物中配伍茯苓，可以避免滋腻碍运之弊。

[学生丙] 老师说此证的危象是大量稠厚胶黏的痰浊上壅阻塞咽喉而致

呼吸骤停。在这样危急的情况下还可以使用本方吗？

[老师] 江老曾用本方抢救过多例危证患者，均收捷效。如1976年4月1日他在西医病房会诊一女患，30岁。西医诊断：①胆道术后综合征（阻塞性胆管炎）；②中毒性休克。经抗感染和各种对症治疗，病情仍进行性加重，又并发肺炎，咳嗽痰多，胸闷气促。3月23日晚，患者因大量痰浊阻塞咽喉，突然呼吸骤停，在局麻下紧急切开气管，抽出痰浊，方免一死。但稠厚胶黏之痰浊仍从切口大量冒出，遂用电动吸痰器不断吸之，并继续输液、抗感染。如是者7天，高烧不退，不时处于半昏迷状态。

江老会诊时，患者神萎嗜睡，气管切开处仍有大量黏痰，不时呛咳、气紧，汤水不能下咽，汗多，舌红苔黄腻，脉滑数无力。江老投以豁痰丸合生脉散，重用竹沥。服1剂，痰浊大大减少，且能进少许流质，遂撤除吸痰器。仍用原方加减，连服18剂，痰浊消除殆尽，痊愈出院。

[学生丁]《血证论》所载豁痰丸原方，竹沥仅用3钱，约合今之9g，而老师本例竟重用300ml，是否非用这么多不可？

[老师] 竹沥一味，非重用不可！这是江老的独家经验，也是他在患病自疗中的亲身体验。江老40年前，向有痰饮宿疾，初则咳嗽、胁痛、寒热如疟，服香附旋覆花汤而愈。不久，又受外感复发，外证不彰，唯咳嗽痰多，胸部牵掣作痛，用六安煎不效，改用香附旋覆花汤亦不效。又数次更医，皆不中窾。

病益剧，呼吸、转侧均牵掣胸部作痛，仰卧于床，不敢稍动，气喘痰鸣，痰浊稠黏，有如饴糖成筋丝状，咯至口边而不出，须用手捞之，7日之间，饮食不进，口干欲饮，入水则呛，势近垂危。

他的老师陈鼎三先生说："试用豁痰丸"。因夜深无竹沥，权用生莱菔汁代之，连服2煎，病无进退，其师亦束手。恰外地来人延请出诊，其师匆匆而去。天明，江老的师兄师弟多人会诊，忧心如焚，连拟数方，江老皆不首肯，且曰："本是豁痰丸证，毋事更张"。

乃嘱人急砍竹子，多备竹沥，仍煎豁痰丸，兑入竹沥3碗（约500ml）。下午3时服头煎，黄昏服二煎。至夜半，感觉痰浊已减少，气喘胸痛亦减轻，竟可翻身；又服三煎，次晨诸症大减。其痰浊既未吐出，亦未泻下，于不知不觉中逐渐消失，且知饥索食。

守方再服 1 剂，便可扶床走动，2 日后即可出门。改用气阴两补方药调理半月，身体康复如初。

这一次出入于生死存亡之间的亲身经历，用江老的话说，叫做"如鱼饮水，冷暖自知"。

从此以后，江老用本方抢救痰热壅肺伤津危证时，便推己及人而重用竹沥，屡用不爽。

竹沥何以有此卓效呢？《本草衍义》说："竹沥行痰，通达上下百骸毛窍诸处，如痰在巅顶可降，痰在皮里膜外可行；又如癫痫狂乱，风热发痓者可定；痰厥失音，人事昏迷者可省，为痰家之圣剂也"。

实践证明，竹沥重用之，其清热豁痰与润燥生津两擅其长，无出其右者。据江老体验，每剂最少不能少于 60ml。又豁痰丸原方用的是荆竹沥，江老临证时就地取材，曾用过淡竹沥、苦竹沥、茨竹沥等，疗效均可靠，而以苦竹沥为优。

最后再强调一次：豁痰丸取得卓效的关键是重用竹沥。

# 内　科

## 第七章　肢体经络病证类

# 治风痱急症，用旷世经方

## （双下肢瘫痪 14 天）

## 诊断现场

张某，男，36 岁，农民，1986 年 10 月 24 日诊。

病史摘要：患者素来体健，偶感外邪，发热，头痛，体倦，咳嗽。曾间断服用中、西药物，诸症已经缓解，未尝介意。谁知于 14 天前使用压水机抽水时，渐感双下肢酸软、麻木，约 4 小时后双下肢完全失去知觉（神志清楚），伴小便不通。

急送当地县医院。西医抽取脑脊液检查，发现蛋白含量及白细胞增高，遂诊断为"急性脊髓炎"。立即使用肾上腺皮质激素、维生素和多种营养神经的药物，以及对症治疗；同时配合服中药，曾用过大秦艽汤、三痹汤各 3 剂，补阳还五汤 4 剂，疗效不佳。

刻下双下肢仍呈弛缓性瘫痪，肌张力缺乏，腱反射消失，不能自动排尿，大便艰涩。

因患者转院困难，家属仅带来病历，要求我室开一方试服。

# 辨证论治

[老师] 根据以上病史，中医诊断为"风痱"。

予《金匮要略》所载《古今录验》续命汤原方：麻黄9g，桂枝9g，当归9g，潞党参9g，生石膏9g，干姜9g，生甘草9g，川芎4.5g，杏仁12g。

上方仅服2剂，双下肢即恢复知觉，且能下床行走，大小便亦较通畅。

改予八珍汤合补阳还五汤化裁，连服10剂后，康复如常人。

[学生甲] 这个案例有点新奇，如不是亲身经历，很难相信。现在病人已康复，我心中的疑团更多。首先是诊断问题，病人未亲自来诊，老师仅凭病历及西医诊断的"急性脊髓炎"，就诊断为中医的"风痱"，我实在不明白此中奥妙何在。

[老师] 本例诊断为"风痱"，不是没有依据。什么叫风痱？历代中医文献都有记载。如《灵枢·热病篇》说："痱之为病也，身无痛者，四肢不收，智乱不甚。"《医宗必读》说："痱，废也。痱即偏枯之邪气深者……以其手足废而不收，故名痱。或偏废或全废，皆曰痱也。"《圣济总录》说："病痱而废，肉非其肉者，以身体无痛，四肢不收而无所用也。"

这些记载说明，古代医家对风痱的认识是一致的：风痱之为病，以突然瘫痪为特征（偏瘫或截瘫），身无痛，多无意识障碍（或仅有轻微意识障碍）。

本例患者在劳动时渐感双下肢酸软、麻木，约4小时后双下肢完全失去知觉，但神志清楚，完全符合风痱的发病及证候特征。

这样的突然截瘫，与"脑血管意外"、癫病、风湿、类风湿等疾病引起的瘫痪，是迥然不同的。

[学生甲] 风痱的诊断我算明白了。但老师使用那样奇怪的方药，依据是什么呢？

[老师] 本例用的是《金匮要略》所载《古今录验》续命汤原方。书中记载本方"治中风痱，身体不能自收持，口不能言，冒昧不知痛处，或拘急不得转侧"。

使用本方的依据是方证对应，即张仲景所创立的"有是证用是方"的

中医师承实录——我与先师的临证思辨

168

原则，只要证候相符就可大胆使用，不受后世创立的诸种辨证方法的限制。

| 病名 | 主症 | 辨证 | 治法 | 选方 |
|---|---|---|---|---|
| 风痱 | 双下肢突然瘫痪 | 脾胃突然升降失调 | 调理脾胃阴阳恢复升降之权 | 《古今录验》续命汤 |

# 思辨解惑

[学生乙] 我一一分析过本方中 9 味药物的性味功效，实在看不出本方的作用机制。这样的处方，怎么可能迅速治愈截瘫？说得坦率些，这样的高效，是否属于偶然或幸中？

[老师] 这个问题提得很尖锐。我现在把使用本方治疗风痱的历史背景做一简介，让大家来评议一下是否属于偶然或幸中。

30 年代，江尔逊导师初学医时，有唐某，男，年 5 旬，体丰，嗜酒。一日，闲坐茶馆，忽然四肢痿软，不能自收持，呈弛缓性瘫痪而仆地，但神清语畅。诸医不知何病。

江老的业师陈鼎三先生诊之曰："此病名为风痱，治宜《古今录验》续命汤。"服原方 1 剂，次日顿愈。那时候，市售食盐为粗制雪花盐，含氯化钡较重，不少人长期食用后，往往突然四肢瘫痪，世人不解其故。陈老亦授以此方，效如桴鼓，活人甚多。

1950 年，有乔某，正当盛年，一日，忽然双下肢动弹不得，不痛不痒，卧床不起，急请江老诊治。江老投以此方，服 2 剂即能下床行走。

1965 年 8 月，江老使用本方配合针刺，抢救成功 1 例风痱危证。患者，男，18 岁，患"急性脊髓炎"、"上行性麻痹"。除了上下肢麻木，不完全瘫痪之外，当时最急迫的是呼吸、吞咽十分困难。西医在抗感染、输液及维生素治疗的同时，不断注射洛贝林、樟脑水并吸氧进行抢救，前后救治 6 天，患者仍出现阵发性呼吸困难，呈吞咽式呼吸，有气息将停之象，时而瞳孔反射消失，昏昏似睡，呼之不应，全身深浅反射均缺失。西医遂断其难以救治，多次叮咛家属：命在旦夕。家属亦电告家乡准备后事。

但为遂家属要求，以尽人事，才勉邀江老会诊。

江老亦投以本方，配合针刺。仅服药 1 剂，危急之象顿除；守服 5 剂，诸症消失。继以调补气血收功。

我们治疗本例风痱，便是师承陈鼎三——江尔逊经验，取得了预期的高效，不存在偶然和幸中的因素。

[学生丙] 如此说来，本方治疗的"风痱"，并不限于"急性脊髓炎"一种疾病？

[老师] 是的。本方治疗的风痱，除了上面提到的急性脊髓炎、氯化钡中毒之外，还有"多发性神经炎"。有一位西医学习江老经验，使用本方治疗了 10 余例多发性神经炎，疗效亦佳。

[学生甲] 本方的药物组成奇特，其作用机制很不好理解。不知当年陈鼎三老先生是怎样理解的？

[老师] 江老当年目睹本方功效，亦大异之，便向陈老请教方解。陈老曰："脾主四肢，四肢瘫痪，病在脾胃；此方石膏、干姜并用，为调理脾胃阴阳而设"。

江老又问："医家都说此方以麻、桂发散外来的风寒，石膏清风化之热，干姜反佐防寒凉之太过，今老师独出心裁处，我仍不明白。"陈老笑曰："此方有不可思议之妙，非阅历深者不可明也。"江老遂不便继续追问了。

[学生甲] 江老以后悟出了"不可思议之妙"处了吗？

[老师] 悟出了。江老解释风痱的基本病机，本于《素问·太阴阳明论》："脾病而四肢不用，何也？岐伯曰：四肢皆禀气于胃，而不得至经，必因于脾，乃得养也。今脾病不能为胃行其津液，四肢不得禀水谷气，气日以衰，脉道不利，筋骨肌肉，皆无气以生，故不用焉。"

[学生乙] 但是常识告诉我们，脾胃久虚，四肢才会不得禀水谷之气而痿废，病必起于缓；今风痱起病如此急骤，四肢迅速瘫痪，却也责之脾胃，不是有点牵强附会吗？

[老师] 看来还得全部推出江老金针度人之处。江老认为，经言"脾病而四肢不用"，不言"脾虚而四肢不用"，"病"字与"虚"字，一字之差，含糊不得。可惜今之医家大多在"虚"字上大做文章，是囿于李东垣脾胃

内伤学说。

江老指出，脾病而四肢不用至少有两种情形：一是脾胃久虚，四肢渐渐不得禀水谷之气；二是脾胃并非虚弱，却是突然升降失调，风痱就是如此。

[学生丙] 既然如此，就应调理脾胃，复其升降之权。但方中并无升脾降胃药物，换言之，治法与方药是脱节的。这又当怎样解释？

[老师] 你所说的"方中并无升脾降胃药物"，大概是指李东垣升脾降胃的常用药物吧？

[学生丙] 是的。

[老师] 那是另一条思路。现在继续谈江老的见解。江老认为，治疗风痱，应当依顺脾胃各自的性情。脾喜刚燥，当以阳药助之使升；胃喜柔润，当以阴药助之使降。

干姜辛温刚燥，守而能散，大具温升宣通之力；石膏辛寒柔润，质重而具沉降之性。

本方以此 2 味为核心，调理脾胃阴阳，使脾升胃降，还其气化之常，四肢可禀水谷之气矣，此治痱之本也。

由此看来，若能透析脾胃的生理病理特性，以及干姜、石膏寒热并用的机制，则本方的神妙，便不是不可思议的了。

至于方中的参、草、芎、归，乃取八珍汤之半（芎、归组成佛手散，活血力大于补血力）。因风痱虽非脏腑久虚所致，但既已废，便不能禀水谷之气。气不足，血难运，故补气活血，势在必行。方中麻、桂、杏、草，确是麻黄汤。风痱之因于风寒者，麻黄汤可驱之出表；其不因于风寒者，亦可宣畅肺气。"肺主一身之气"，肺气通畅，不仅使经脉运行滑利（肺朝百脉），而且有助于脾胃的升降。况"还魂汤"（麻、杏、草）治疗猝死，古有明训。若拘泥单味药的功效，则很难解释本方的精义。

# 痹证

# 站在前医的肩膀上

## （左小腿剧痛 25 天）

## 诊断现场

男患，46 岁，1987 年 1 月 5 日初诊。

患者坚持常年冷水浴 10 余载，极少生病。2 个月前出差北方，跋涉奔波，左足外踝曾扭拐数次（未扭伤）。返家后因久坐、熬夜而受凉，感觉左小腿肌肉酸痛，未尝介意。25 天前的黄昏，左小腿疼痛加剧，不时痉挛，不敢伸直，不能站立。

当即热敷、搽麝香舒活灵，贴麝香虎骨膏，服扑炎痛、布洛芬等，挛痛渐渐缓解。但半夜时挛痛增剧，患者呼痛、呻吟达旦。

翌晨请一中医来诊，医予以艾灸、针刺，并疏重剂芍药甘草附子汤，服 2 剂而剧痛略减。

复诊于西医外科，被怀疑为"缺钙"、"痛风"、"小腿肌肉损伤"、"半月板损伤"、"交叉韧带损伤"等。但经实验室检查，血钙、尿酸均在正常范围；经 X 线摄片，亦未见左腿诸骨关节之异常。既无法确诊，便只能"对症治疗"，而予以消炎止痛药及维生素。

不得已改延一老中医诊治。老中医细察精详，熟思良久曰，"此为小腿伤筋、风寒侵袭之证"。治疗方案为：①内服舒筋活血汤加减，药用羌活、独活、川芎、防风、秦艽、牛膝、乳香、没药、血竭等，1日1剂；配服三七粉、云南白药、跌打药酒。②外用祛风散寒除湿活血中草药，煎水趁热熏洗，1日3次。③艾灸、针刺左腿足有关穴位，1日2次。诸法兼施、综合治疗23天，仍无明显起色。

刻诊：左腿足畏寒，肌肉萎缩，不敢伸直，伸直则挛痛。右侧卧时疼痛稍轻，如左侧卧或仰卧，则疼痛难忍。下午、夜间疼痛增剧，不时痉挛；上午疼痛较轻，且能弯腰曲背，扶杖而移动几步，但不敢直立，直立则剧痛不已。纳可，舌脉无明显异常。

# 辨证论治

[学生甲] 本例左小腿剧痛，时届冬令，《内经》又有"诸寒收引，皆属于肾"之明训，显系阳虚寒凝、不通则痛之证。

而首诊中医用芍药甘草附子汤温阳养阴，缓急止痛，服2剂剧痛略减，说明辨证并无大误。若能及时调整处方，专事温阳散寒，必能很快治愈。

遗憾的是更医后却改弦易辙，而按"伤筋"论治。虽则诸法兼施，综合治疗，终因药证不合，奏效甚微，致令迁延缠绵，值得引为鉴戒。

[老师] 综合分析病史与治疗经过，我认为老中医诊断为"小腿伤筋、风寒侵袭"是颇有见地的。然则挛痛如此剧烈，显然已经转化为痹证——阳虚阴盛、寒凝腿络之痛痹。

[学生乙] 老师认为"小腿伤筋、风寒侵袭"之诊断颇有见地，可能是考虑到：①患者本有左足外踝数次扭拐史；②左小腿剧烈挛痛，乃陈旧性伤筋，卒感风寒所致；③服温阳养阴、缓急止痛的芍药甘草附子汤后无显效。是这样的吗？

[老师] 是这样。此外还考虑到患者坚持常年冷水浴10余载，夏天大汗出之时亦用冷水冲淋，平时又极少生病，可能存在陈寒痼冷凝滞肢体络脉之隐患。

此与左腿足陈旧性伤筋皆为本病之潜在性病因，而风寒侵袭则为诱因；合而形成阳虚阴盛、寒凝腿络之痛痹。《内经》云："邪之所凑，其气必虚"；后人续貂云："留而不去，其气则实"，值得玩味。

阳虚阴盛、寒凝腿络之痛痹，治宜温阳消阴、祛寒通络。

处方：

①取阳和汤之意，合麻黄附子细辛汤：生麻黄50g，熟地100g，北细辛30g，熟附片100g，3剂。

煎服法及禁忌：熟附片先用文火煮沸1小时，纳诸药，再用文火煮沸40分钟，连煎2次，约得药液500ml，分5次温服，1日1剂。忌食醋、水果及其他生冷食物。

②山萸肉500g，用白酒2000ml浸泡7天以上，备用。

二诊：服药1剂，左小腿疼痛显著减轻。服完3剂，坐、卧时左腿已能伸直，且能扶杖徐行百步，但仍不能长时间直立。

效不更方，原方续进3剂。

三诊：左小腿疼痛消失，已能较长时间直立，可弃杖缓行数百步，唯觉左腿足较沉重、不灵活。

嘱其每日午、晚饭后各饮山萸肉酒50ml，连饮15天。

1个月后随访，已经康复如初。

| 病名 | 主症 | 辨证 | 治法 | 选方 |
| --- | --- | --- | --- | --- |
| 痛痹 | 左小腿剧痛 | 阳虚阴盛<br>寒凝腿络 | 温阳消阴<br>祛寒通络 | 阳和汤之意合麻<br>黄附子细辛汤 |

## 思辨解惑

[学生甲] 既为阳虚阴盛、寒凝腿络之痛痹，芍药甘草附子汤便非对证之方，为什么患者服后剧痛有所缓解呢？

[老师] 全赖方中附片温阳散寒之力，而收暂时之微效。

芍药甘草附子汤见于《伤寒论》68条："发汗，病不解，反恶寒者，虚故也，芍药甘草附子汤主之。"此证乃汗后阴阳两虚，故用本方扶阳益阴。

而用于阳虚阴盛之证，已非"毫厘之差"——因方中辛热之附子受酸寒之芍药的牵制，若继续用之，便很难进一步发挥温阳散寒的功效。

[学生乙] 老师有鉴前医之失，转取阳和汤之意合麻黄附子细辛汤温阳消阴、祛寒通络，甚为对证。但名曰"取阳和汤之意"，其实只用了方中的麻黄、熟地 2 味药；且麻黄用量达 50g 之多，不虑其大汗亡阳吗？

[老师]《外科证治全生集》之阳和汤（药用熟地、白芥子、鹿角胶、肉桂、姜炭、麻黄、生甘草），功擅温阳补肾、散寒通滞，主治一切阴疽、贴骨疽、流注、鹤膝风等阴寒之证。清代外科名医马培之赞曰："此方治阴证，无出其右。"

我早年治疗阴疽、痛痹、寒喘、阳虚腰腿痛等阴寒之证，便喜用本方。

因嫌使用原方剂量见效较慢，便逐渐加重方中麻黄至 30g（原方仅用 1.5g），疗效乃显著。后来阅历渐多，遂借鉴近代名医祝味菊（人称"祝附子"）用本方时喜加附子之经验，而加熟附片，更加北细辛，即合麻黄附子细辛汤，以增强温阳散寒之力，奏效果然快捷。

近年来留心验证、筛选实用效方，而着意于精方简药，功专效宏，便只取方中麻黄与熟地 2 味（实为本方之主药）。

发现凡治疗阳虚寒凝、络脉痹阻之重证，麻黄须用至 50g 左右，熟地用 100g 以上，方显出破阴祛寒、通络活血之高效；且益信该书"麻黄得熟地则通络而不发表"之说不诬。

我临床体验，麻黄煮沸 40 分钟以上，即使用至 100g，亦不会发汗，何来大汗亡阳之虑？值得重视者，大剂量麻黄经久煮之后，其发汗解表之功几乎荡然无存，而通络活血之力却分毫无损。

今人使用麻黄，多取其发汗解表之功，而忽视其通络活血之力。其实麻黄通络活血之卓效，《神农本草经》上就有记载，该书谓麻黄"破癥坚积聚"。

[学生丙] 麻黄"破癥坚积聚"一语，因很不好理解，所以五版《中药学》在附录《本经》麻黄条文时，唯独删除了这一句。

[老师] 岂止今人不好理解，就连清代注释《本经》的 3 位名医（陈

修园、张隐菴、叶天士）对这一句的理解也是见仁见智，莫衷一是。

如陈修园说，"癥坚积聚为内病，亦系阴寒之气凝聚于阴分之中，日积月累而成。得麻黄之发汗，从阴出阳，癥坚积聚自散，凡此皆发汗之功也"。

既然如此，其他辛温发汗药何以不能像麻黄一样"破癥坚积聚"呢？张隐菴说，"麻黄除身外之寒热，则太阳之气，出入土中，而癥坚积聚自破矣"。此释不着边际，玄之又玄，不足为训。

叶天士说，"癥坚积聚者，寒气凝结而成之积也。寒为阴，阴性坚。麻黄苦入心，心主血，温散寒。寒散血活，积聚自散矣"（以上引文均见《神农本草经三家合注》）。此说从麻黄苦温之性味而推论其活血散寒之功效，看似言之成理。然而苦入心，温散寒之药物甚多，是否均能破癥坚积聚呢？

由此可见，麻黄是否真能破癥坚积聚的问题，在理论上是难以回答的。所以我们临床医生要避免在理论上纠缠不清，而要发挥临床的优势，反复验证之，而判断其真伪。

[学生丙] 细辛之用量，古代就有"细辛不过钱"之谚；五版《中药学》规定细辛常用量为 1~3g。而本例竟用 30g，万一偾事怎么办？

[老师]《神农本草经》谓细辛主治"百节拘挛，风湿痹痛，死肌"；《本草正义》谓细辛"内之宣络脉而疏百节，外之行孔窍而直达肌肤"，其功伟哉！

但该药为草本植物，又无毒性，若不论病情之轻重，一律仅用 3g 以下，何能发挥此等卓效？我用细辛入煎，少则 3g，多则 60g，从未出现过毒副作用。

而"细辛不过钱"之谚，自古迄今，不知糊弄了多少人，甚至一些名医亦未能识破谜团，如张锡纯便从之曰："细辛有服不过钱之说，后世医者恒多非之，不知其说原不可废"。我想，此谚可能来源于《本草别说》"细辛，若单用末，不可过半钱，多则气闷塞，不通者死"。此说才真正不可废，因为这是指将细辛轧细为末吞服，而不是水煎服。

据现代药理研究，细辛含有挥发油与非挥发油两种成分；经动物实验证实，挥发油中的甲基丁香粉和黄樟脑油可使呼吸中枢先兴奋后麻痹——呼吸、随意运动逐渐减弱，反抗消失而死于呼吸麻痹。

但细辛经久煎之后，其挥发油几乎挥发殆尽，而非挥发油这一有效成分依然存在。故用大剂量细辛久煎，实际上是取其非挥发油的通络镇痛作用，何来偾事之忧呢？

[学生甲] 通则不痛，痛则不通。故治疗痛证，应当疏通气血，而大忌收涩之药。但老师治本例腿痛，其善后之方，竟是重用酸敛收涩的山茱萸泡酒饮服，真是闻所未闻！

[老师]《神农本草经》谓山茱萸"逐寒湿痹"，《中药学》在附录该书山茱萸条文时，却删除了这一句。张锡纯最擅重用本品治疗心腹肢体疼痛。

# 内　科

## 第八章　综合病证类

# 茫无头绪先"试探"

## （头身疼痛、潮热多汗半年）

## 诊断现场

女患，58岁，1993年2月1日初诊。

半年前因患"上感"肌注青霉素3天后，出现不典型的过敏反应：头痛，面红，咽阻，手足麻，周身酸痛，潮热多汗诸症蜂起。

迭用中西药物，诸症均显著减轻，只有头身疼痛、潮热多汗如故。经西医多项检查，未发现任何病灶。

检视所服药方，以清热泻火与滋阴潜阳者居多，间有祛风化痰、祛瘀通络者。

现症：每日凌晨2时许头痛剧烈，前额灼热，周身潮热，酸痛，汗出淋沥，呕逆；体温37.5℃~38.5℃。此时必服去痛片，呻吟达旦，诸症渐渐缓解；但全身酸软，头昏目眩。白天畏寒，风吹则出汗，大便微溏，口干不欲饮，舌质红，苔黄腻，脉沉。

# 辨证论治

[学生甲] 中医治病，讲究"审证求因，审因论治"。而本例头身疼痛、潮热多汗达半年之久，临床症状复杂纷纭，症状与舌脉互相矛盾，表里寒热虚实混淆不清，很难准确地抓住主症，施治就落不到实处，所以久治不效。

[老师] 本例不仅病程较长，自觉症状复杂纷纭，西医又查不出任何病灶，而且舌质红苔黄腻（医界有"时病重舌，杂病重脉"之谚，最容易造成思维定势）。《内经》云："察色按脉，先别阴阳"，但到底是阴证，还是阳证？心中茫然无数。

初诊毕，熟思良久，不得其要领，无法处方，盖因其表里寒热虚实混淆不清也。——不得已使用张仲景所倡用的"试探疗法"。

试探疗法要求选好试探方药，而不能信手拈来，无的放矢。根据经验，对于病程较长，屡治乏效，而难以准确地辨析其病位和病性的疑难杂症，恒先使用柴胡剂作试探，如柴胡桂枝汤。

[学生乙] 为什么老师喜欢试用柴胡桂枝汤呢？《伤寒论》云："发热，微恶寒，肢节烦疼，微呕，心下支结，外证未去者，柴胡桂枝汤主之。"——此为太阳表邪不解，波及少阳，故用此方，是取桂枝汤之半，以解太阳未尽之邪；取柴胡汤之半，以解少阳之微结。

今患者病程已达半年，既无太阳未尽之邪，又无少阳之微结，何以要遣选此方打头阵呢？

[老师] 病程较长是否就不存在柴胡证？——江老早年曾遇到 1 例因火灾惊吓，复受寒凉而致寒热往来半年以上的妇女，诸医皆因其病程长、体质弱、恶闻声响而作虚证治之，了无寸效。江老投小柴胡汤原方 1 剂即愈。

本例不属于柴胡证，当然不敢奢望投柴胡桂枝汤而幸中，但何以又要使用之呢？——大家知道，少阳一经所辖范围甚广，用陈修园的话说，"少阳外主腠理，内主三焦"，即人体躯壳之外的全部腠理和躯壳之内的整个胸腹腔都归属于少阳的范畴。所以我遇到病程较长，屡治乏效，而难以准确地辨析其病位和病性的疑难杂症，恒先使用柴胡剂作试探。

中医师承实录——我与先师的临证思辨

[学生丙]那么，老师是怎样采用"试探疗法"进行诊断的呢？过程是不是"一波三折"呢？我们特别感兴趣！

[老师]过程的确可以用一波三折来形容。

一诊：予柴胡桂枝汤加味：

柴胡25g，黄芩10g，法夏10g，党参15g，甘草5g，桂枝10g，白芍12g，大枣15g，生姜10g，葛根30g，川芎30g，地龙10g，1剂。

二诊：服后无效，白天畏寒，汗出益甚，夜间头身疼痛、潮热多汗加剧，又增眼眶痛、胸胁痛、肛门灼热、大便稀溏，舌脉、体温如前。

这说明什么呢？今患者试服柴胡桂枝汤加味之后，因其承受不起柴胡、桂枝、川芎等药之辛散，至令白天畏寒汗出加重，舌脉无变化，这就初步露出了阴寒证的端倪。

此乃阴寒初露之端倪，改予吴茱萸汤试探之：

吴茱萸15g，党参20g，大枣15g，生姜20g，1剂。

三诊：白天畏寒、汗出稍轻，头身疼痛、潮热多汗推迟至晨6~7时，呕逆大减，体温降至37.2℃。

继用辛热纯阳之吴茱萸汤，诸症均缓解，这就彻底暴露了阴寒证的底板。反之，若系阳热证，服此等试探方药后的病情变化，当又是另一番景象了。

至此，肾阳虚衰，肝胃寒凝，逼迫阳气外浮上越之基本病机已经明朗，乃放胆投以附子汤合吴茱萸汤、桂枝汤、玉屏风散：

熟附片30g（先煎半小时），白术20g，白芍15g，茯苓15g，党参20g，炙甘草6g，吴茱萸15g，大枣15g，生姜20g，桂枝15g，黄芪30g，防风10g，3剂。

效果：服完3剂，头身疼痛、潮热多汗消失，白天畏寒、汗出显著减轻，体温正常，大便成形。舌质淡红，苔薄黄微腻，脉沉。

予附子理中丸、补中益气丸服用1个月，康复如初。

[学生甲]真是太精彩了！看来张仲景所倡用的"试探疗法"非常有效，帮助老师在接诊后能较快地识别假象，排除干扰，从而准确地抓住主症并揭示其基本病机——肾阳虚衰，肝胃寒凝，逼迫阳气外浮上越。

不过，我认为，继用吴茱萸汤暴露其阴寒本质之后，如何击鼓再进，而遣选丝丝入扣之方，还是有一定难度的。

[老师] 不难。因为阴寒这一病性充分暴露之后，其病位、病势必难遁形，而治法、选方也就顺理成章了。

如白天畏寒汗出，夜间身体酸痛，大便稀溏，脉沉，可以归结为肾阳虚衰。《伤寒论》云："少阴病，身体痛，手足寒，骨节痛，脉沉者，附子汤主之。"

而头痛伴呕逆，乃肝寒犯胃，浊阴上逆之证。《伤寒论》云："干呕，吐涎沫，头痛者，吴茱萸汤主之。"

至于头额灼热，潮热多汗，则为阴寒内盛，逼迫阳气外浮上越之兆。故在附子汤温补肾阳和吴茱萸汤温肝和胃的基础上，再合桂枝汤化气调阴阳（古贤赞桂枝汤"外证得之解肌和营卫，内证得之化气调阴阳"），玉屏风散固表止汗。

你看，这不是"法因理而立，方随法而出"吗？有何难哉！

| 病名 | 主症 | 辨证 | 治法 | 选方 |
| --- | --- | --- | --- | --- |
| 内伤发热 | 头身疼痛<br>潮热多汗 | 肾阳虚衰<br>肝胃寒凝 | 温阳散寒 | 附子汤合<br>吴茱萸汤等 |

## 思辨解惑

[学生乙] 本例阴寒证，其辨证的难处是阴寒症状较少且不显著，而阳热症状反多且较突出。换言之，阳热的表象掩盖了阴寒的本质。今人将这类病证称之为"内伤发热"，而金元医学家李东垣则称之为"阴火"。

[学生丙] 李东垣所称的"阴火"，其基本病机为脾虚气陷，本例却是以肾阳虚衰为主。近年来时贤有将《伤寒论》通脉四逆汤证、白通汤证等肾阳虚衰，阴寒内盛，格阳于外或格阳于上称之为"肾虚阴火"者。此乃遥承李东垣而发扬光大之，引伸触长之。

临证时若能借鉴这样一种思路，便能迅速地透过"火热"的一派假象，而洞悉其阴寒的本质，避免陷入"临证游移，漫无定见"的窘境。不知老师以为然否？

[老师] 不敢苟同。因为名不正则言不顺，言不顺则事不兴。

[学生丙] 何来"名不正则言不顺"？

[老师] 火不能分阴阳。

[学生丙] 为什么说火不能分阴阳呢？老子说"万物负阴而抱阳"。《内经》说："阴阳者，天地之道也，万物之纲纪……"把阴阳看成是宇宙万物的根本规律，难道"火"在万物之外吗？

[老师] 这涉及如何正确理解"阴阳"这一对哲学范畴的问题。大家知道，阴阳虽然具有对立统一的普遍的属性，但同时又具有一些特殊的质的规定性，即代表特定的运动方向或运动状态。

正因为如此，阴阳不可能像唯物辩证法的"矛盾"范畴那样，对自然界一切事物和现象进行最抽象、最一般的概括。

记得有一位当代哲学家说过："阴阳具有自己特殊的质的规定性，属于一类具体的矛盾，所以它的适用范围必然有一定的限度，而不能无限推广"。"即使在直观的限度之内，许多现象也难于纳入到阴阳范畴中去。"（刘长林：《内经的哲学和中医学的方法》）这就是说，古人在主观上殷望运用阴阳范畴来解释一切，实际上是办不到的。

由于阴阳的具体运用自有一定的限度，所以宇宙中的某一事物到底能否分出阴阳，应当具体问题具体分析。——现在落实到"火"上，火之种类繁多，大体可分为正火（少火）与邪火（壮火）两大类。正火为人体正气之一，禀温煦、生化之性，经云"少火生气"是也。邪火（包括内火、外火、虚火、实火等）则属于病理之火，为阳盛所生，热之极者，禀炎上、燔灼之性，伤津耗液，生风动血，纯属阳邪，哪有半点阴性？

由此可见，火之分类虽繁，就是无法分出阴阳，就像寒之无法分出"阳寒"与"阴寒"一样。

[学生甲] 老师有关"阴火"的见解曾在一些刊物上争鸣过，虽系一家之言，却也言之有据，持之有故。不过，"阴火"这一沿用已久的病理名词恐怕还得沿用下去，因为至今还没有更为恰当的病理名词可以取代它。

如果不使用它，叙证时颇不方便，老师以为然否？

[老师] 有的著名医家从来不使用"阴火"病理名词，叙证时反能言之凿凿，令人折服。如张锡纯在自注其所创制的理饮汤（即苓桂术甘汤加白芍、陈皮、干姜、厚朴）主治之病证时写道："治因心肺阳虚，致脾湿不升，胃郁不降，饮食不能运化精微，变为饮邪……甚或阴霾布满上焦，心肺之阳不能畅舒，转郁而作热。或阴气逼阳气外出为身热，逼阳气上浮为耳聋。"其医文并茂，交相辉映若此。本例的病机表述，便是借鉴于斯。

# 外 科

# 成败在此一举
## （皮肤瘙痒半年）

## 诊断现场

女患，57 岁，1999 年 5 月 25 日诊。

全身皮肤瘙痒，夜间尤甚，影响睡眠。瘙痒初起时，用西药镇静、抗过敏有效，但停药又瘙痒如故。

改延中医，用消风散原方 4 剂内服，配苦参、蛇床子、地肤子、白鲜皮煎水熏洗，瘙痒止。但半月后复发，再用消风散原方配合熏洗乏效；加入蜈蚣、全蝎、僵蚕等，又服 4 剂，全身瘙痒有增无减。

经人介绍，远赴他乡求治，处方为麻黄、细辛、附片、干姜、肉桂、桂枝、公丁香、吴萸等，且均超过常用量 3 倍以上。患者略知医，大骇异之。医者抚慰之曰："火郁发之，放心服用，发出来后，再清解立愈。"服 1 剂，口干舌燥，瘙痒加剧。医者曰："药已中病，不得半途而废。"又勉强服 2 剂，全身灼热如火燎，昼夜瘙痒无度。医者改用重剂黄连解毒汤合五味消毒饮清热解毒，连服 6 剂无效。

不得已复用西药镇静、抗过敏，整天头脑昏沉，仍不时瘙痒，迁延至今已半年。

刻诊：面色暗滞，全身抓痕、血痂历历可见，皮肤粗糙肥厚，口干，便秘，舌质暗红，苔薄黄少津，脉弦沉涩。

# 辨证论治

[学生甲] 本例皮肤瘙痒迭用消风散祛风养血、清热除湿乏效，说明是变证而不是常证。所以医者才别开生面，尝试使用"火郁发之"的治法。有辩者称：辛热药剂量过大，过犹不及，才造成坏证。老师以为然否？

[老师] 此辩差矣！大家知道，《内经》上"火郁发之"这一治法，指的是火邪郁于内，不用苦寒直折，而是顺其"火性炎上"之性，用轻清扬散之药来发散、发越、发泄郁火。

如《兰室秘藏》治疗火郁于内、五心烦热的火郁汤，是在芍药甘草汤滋养脾阴的基础上，加升麻、柴胡、防风、葛根升阳散火；又如《证治汇补》治疗火郁于内、四肢发热、五心烦闷、皮肤发赤的火郁汤，则用黄芩、连翘、栀子泻火，而配用升麻、柴胡、葛根、薄荷升阳散火。——观其升阳散火诸味药，用量都很轻。

此等用药法度，与本例之重用且独用辛热燥烈药物者，本来泾渭分明，岂可混为一谈！即使是上述真正意义上的"火郁发之"，本例皮肤瘙痒也是完全不适用的。为什么呢？

本例为年届花甲的老妇，瘙痒时间较长，反复发作，夜间尤甚，应当首先考虑血虚肝旺，试用养血平肝，祛风润燥方药，可选一贯煎合二至丸加味。

至于本例初用消风散原方有效者，我认为全赖消风散中的胡麻仁、当归、生地养血活血，所谓"治风先治血，血行风自灭"。——而半月后瘙痒复发，再用原方不效，甚至加入蜈蚣、全蝎、僵蚕等虫药亦不效者，说明瘙痒缠绵日久，阴血耗损已较为严重，而方中祛风除湿清热之药久用之又有暗耗阴血之嫌，用之弊多利少。斯时应当重用滋阴凉血药物，可选一贯煎合大补阴丸之类。

考虑为瘀热深伏血分，治宜清热凉血散瘀：

190

用犀角（水牛角代）地黄汤加味：

鲜水牛角 200g（另煎兑入药液中），生地 30g，赤芍 30g，丹皮 15g，紫草 30g，丹参 30g，虎杖 30g，三七 6g（轧细吞服）。嘱先服 3 剂，如有效，可续服 3~6 剂，停服西药。

二诊：服 1 剂，全身瘙痒似乎稍减，喜而续服。服完 4 剂，白天几乎不痒，口已不干，大便正常。因夜难安寐，不时搔抓，全身抓痕血痂仍清晰可见，皮肤粗糙肥厚如前；但舌质已非暗红，而是接近嫩红无苔，脉沉弦细数。

此乃心肾不足，阴虚火旺之象，治宜养心滋肾，收敛虚火，用天王补心丹加减：生地 30g，玄参 15g，丹参 30g，北沙参 15g，麦冬 15g，茯苓 15g，炙远志 6g，酸枣仁 30g，夏枯草 30g，五味子 10g，珍珠母 30g。

服 3 剂，夜间皮肤瘙痒减轻，睡眠有所改善。但原方连服 8 剂，夜间仍然瘙痒。

上方合桂枝汤，即加桂枝 10g，白芍 12g，炙甘草 6g，又服 4 剂，夜间瘙痒终于停止，皮肤抓痕、血痂开始消退；又服 6 剂，诸症若失。随访 4 个月未复发。

| 病名 | 主症 | 辨证 | 治法 | 选方 |
|------|------|------|------|------|
| 皮肤瘙痒 | 全身灼热如火燎，昼夜瘙痒无度 | 瘀热深伏血分 | 清热凉血散瘀 | 犀角地黄汤 |

外
科

# 思辨解惑

[学生甲] 老师说消风散中的祛风除湿清热之药有暗耗阴血之嫌，但我们发现老师治疗皮肤病时却常用消风散加减……

[老师] 我说的是久用之有暗耗阴血之嫌。大家知道，消风散载于明代陈实功《外科正宗》一书，方中用荆芥、防风、蝉衣、大力子祛风，苍术、木通除湿，生石膏、知母、苦参、生甘草清热解毒，胡麻仁、当归、生地

养血活血。

此方之妙，妙在胡麻仁、当归、生地之养血治血，何哉？除了"治风先治血，血行风自灭"之意，还有"先安未受邪之地"之意——在一定程度上缓解祛风除湿清热药物化燥伤阴的副作用。

本方运用范围很广，凡风、热、湿邪浸淫血脉而致的风疹、湿疹、疥疮、单纯性皮肤瘙痒等均可用之。患者为青壮年，苦参宜重用15~20g，再加紫草15~30g。

其缺点是药味甚苦而难咽，可少量频服；药渣煎水熏洗，奏效尤速。我院中药剂科自制的皮肤病洗剂——"江氏痒速泰"，便是消风散加减，颇受欢迎。

20多年前我市一位乡村医生擅治牛皮癣（神经性皮炎），其药物均粉碎，无人知其组成。其人喜欢饮酒，有好事者轮流劝酒灌之将醉，以言语挑之，竟吐"真言"曰："消风散……加二妙散……加紫草、天麻、水牛角、黑芝麻、霜桑叶。"

需要指出者，皮肤病之属风、热、湿邪为患者，必有一系列脉证可资参验，其中舌象最为真切——舌质红或偏红，苔黄腻或黄粗。若舌质嫩红，苔薄黄欠润或竟无苔者，宜减去方中之苍术、木通、苦参，重加白芍、制首乌、玉竹、桑椹等柔润息风之品。若服数剂乏效，则应当考虑血虚肝旺，及时改弦易辙。

总而言之，皮肤瘙痒的病因病机虽繁，但风热湿与血虚肝旺两种证型最为常见，明辨乎此，思过半矣。

[学生乙]本例全身皮肤瘙痒，因误服重剂辛热药物，导致瘀热深伏血分，已成坏证。我室接诊时经用犀角（水牛角代）地黄汤，且开始便重用鲜水牛角200g力挫病势者，为什么水牛角重用到200g呢？！

[老师]此乃有鉴前失——我室去年救治1例别嘌醇严重过敏引起的全身性剥脱性皮炎，亦属热毒深入营血的犀角地黄汤证，但按常规用水牛角50g乏效，后来加重至200g方显卓效。

值得指出者，皮肤瘙痒症使用热药的机会不是完全没有，但像本例这样汇集且重用大队辛热燥烈之药，造成耗血伤阴的坏证，则是临证者的大忌！

[学生乙] 本例服大剂犀角地黄煎汤加味之后，白天几乎不痒，舌质亦由暗红转为接近嫩红。因夜间瘙痒难寐，老师便改用天王补心丹加减以改善睡眠，从而缓解了夜间瘙痒，这是很好理解的。但继服天王补心丹，终不能彻底止痒，不得已合用了桂枝汤才使瘙痒脱体，就不大好理解了。

[老师] 你说二诊用天王补心丹很好理解，你是怎样理解的呢？

[学生乙]《内经》说"诸痛疮痒，皆属于心"。心主血，初诊用犀角地黄汤加味清热凉血散瘀，以改善心主血的功能；复诊用天王补心丹滋阴清热，养心安神，乃是进一步改善心主血的功能。

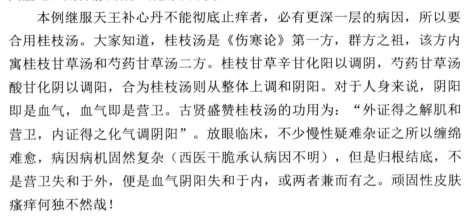

外科

[老师] 用天王补心丹滋阴清热，养心安神，主要是为了恢复"心藏神"的正常功能。大家知道，邪热扰心，心烦则神躁，神躁则痒，今者迎神归其窟宅，则神静而藏，藏则不痒矣。

本例继服天王补心丹不能彻底止痒者，必有更深一层的病因，所以要合用桂枝汤。大家知道，桂枝汤是《伤寒论》第一方，群方之祖，该方内寓桂枝甘草汤和芍药甘草汤二方。桂枝甘草辛甘化阳以调阴，芍药甘草汤酸甘化阴以调阳，合为桂枝汤则从整体上调和阴阳。对于人身来说，阴阳即是血气，血气即是营卫。古贤盛赞桂枝汤的功用为："外证得之解肌和营卫，内证得之化气调阴阳"。放眼临床，不少慢性疑难杂证之所以缠绵难愈，病因病机固然复杂（西医干脆承认病因不明），但是归根结底，不是营卫失和于外，便是血气阴阳失和于内，或两者兼而有之。顽固性皮肤瘙痒何独不然哉！

犹记 10 余年前，我院一护士，年 4 旬，患荨麻疹 1 年多，遍用中西药物（包括激素），仅能暂时缓解症状，停药则复发。其人系过敏体质，年轻时曾动过胆囊手术。江老接诊时，按常法投以消风散不效，改投温清饮、丹栀逍遥散、天王补心丹、过敏煎等均乏效。江老思考几天后说："试用桂枝汤加三七。"处方为：桂枝 10g，白芍 12g，炙甘草 5g，大枣 10g，生姜 5g，三七 5g（轧细吞服），1 日 1 剂。先服 6 剂，似效非效；续服 6 剂，开始见效；坚持不辍，服至 30 余剂，荨麻疹终于完全停止发作。或问这一验案能否重复？我未用过，岂能推测？但我从此受到启发，治疗皮肤瘙痒顽症时，恒在辨证方药中合用桂枝汤调和营卫血气阴阳，确能提高疗效。

[学生丙] 本例皮肤瘙痒误服热药而成坏证，我认为误治的主要原因是医生对"火郁发之"这一五行治法的具体内涵产生了不同的理解，或者说是误解。平心而论，这种误解对于中医功底不深的人来说是难以避免的，而对于功底深的人来说则是见仁见智。所以我认为：与其画虎不成反类犬，倒不如不用为佳，老师对此有何评论？

[老师] 五行学说是一种潜科学，中医把它作为一种推理工具。既然是工具，就看你会不会使用了。

先说不会使用。清代叶天士《外感温热篇》名句："温邪上受，首先犯肺，逆传心包。"为什么会逆传心包呢？章虚谷用五行相克来解释："心属火，肺属金，火本克金，而肺病反传于心，故曰逆传也。"王孟英驳之曰："邪从气分下行为顺，邪入营分内陷为逆……苟无其顺，何以为逆？章氏不能深究，而以生克为解，既乖经旨，又悖经文，岂越人之书竟未读耶？"此驳一语中的，掷地有声！——须知章虚谷亦名重一时，且是《医门棒喝》的作者，一不留神竟遭王孟英当头棒喝，还讥讽他连秦越人（扁鹊）的《难经》都没有读过。此虽中医功底深，但在运用五行学说时牵强附会，千虑一失，亦贻人笑柄。

再说会使用。张仲景在《金匮要略》中的千古绝唱"见肝之病，知肝传脾，当先实脾"，深刻地揭示了木与土之间的病理联系，至今仍在有效地指导着临床实践，真是颠扑不破！后世医家释之曰：木旺则乘土，应先补土以防旺木之乘。近代名医张锡纯则曰：木旺乘土，而木虚则不能疏土，兼此二义，方得"当先实脾"之真谛。此诚独具只眼者也。

或问：五行定论，木旺则土虚，然则土虚木必旺乎？不一定。临床不乏眩晕不止而属于"土虚木摇"，须用六君子辈健脾和胃以息止眩晕者，土虚木亦虚也。

若拘执《内经》"诸风掉眩，皆属于肝"，是死于句下矣。其他如大家耳熟能详的"土不生金"而用"培土生金"，"木火刑金"而用"清金制木"，"水不涵木"而用"滋水涵木"等五行治法，其内涵均相当清楚，不得师心自用而随意解释，因而具有极高的临床实用价值。

　　总之，善用五行学说指导临床者，便能执简驭繁，驾轻就熟或曲径通幽，我们应当见贤思齐，而不要因噎废食。

外
科

# 轻车熟路居然走不通

## （剥脱性皮炎）

## 诊断现场

患者，男，65 岁，1998 年 11 月 28 日诊。

患者因痛风发作，服西药别嘌醇 7 天后，头身瘙痒；继服 10 多天后，瘙痒加重，皮肤发红、浮肿、干燥，腰以上尤甚，而急诊入院。

西医诊断：全身性剥脱性皮炎（别嘌醇过敏）。经华西医科大学专家会诊，主用进口高效激素甲强龙针，配合抗生素、维生素等静滴及对症治疗半个月。

症状无改善，又配服中药消风散加减数剂，大小便不畅。

更医用大剂八正散加减，服 2 剂大小便皆闭，神志不清。

家属接到病危通知后焦急万分，急来我室邀诊。

刻诊：面部、全身皮肤发红漫肿，瘙痒无度，多处大面积脱皮；腹胀按之如鼓，大小便俱闭已 3 天，神志时清时昧，舌体肿大，色红衬紫，苔灰黄厚少津，脉大无力。

# 辨证论治

[学生甲] 全身性剥脱性皮炎有哪些危重表现，老师可以描述一下吗？

[老师] 全身大面积脱皮，上肢脱皮如脱下一双长手套，下肢脱皮如脱下一双长筒袜，而且可能发生多次脱皮。

不过最棘手的倒不是脱皮本身，而是脱皮引起的全身皮肤龟裂，潮湿糜烂，臭秽异常，缠绵难愈。

若皮肤感染伴有心肝肾等重要内脏损害，预后极差。——据我所知，某家著名医院曾单用西药救治过2例年轻患者，均因肾或心功能较差，救治无效死亡。

西药别嘌醇治疗痛风的疗效较好，使用者较多。但此药可能产生严重的过敏反应，迄今未引起足够的重视。据资深西医介绍，别嘌醇严重过敏的病例十分罕见。若不幸发生全身性剥脱性皮炎，往往预后不良。故临床使用本品不可掉以轻心，须预嘱病家，一旦发生皮肤瘙痒，应立即停服，及时治疗，以免后患。

外科

[学生乙] 一般认为药物过敏引起的药疹，多属风、热、湿为患，而习用疏风清热利湿方药。本例使用的中药消风散，便是如此。

[老师] 本病之始发，因患者体质的差异，或可兼夹湿热，甚者湿热蕴蓄之征显明昭著，容易掩盖热毒深入营血的本质。

但其发展转变极为迅速，临证者须先有成竹在胸，及时遣选清营解毒，凉血散血方药。

[学生甲] 我们注意到老师会诊时强调本病的基本治法是清营解毒，凉血散血，但因患者大小便俱闭，危象毕呈，所以当务之急是迅速通利大小便。

[老师] 本例急诊入院后，中医见其体胖、舌苔厚腻便按湿热治之，用消风散加味祛风清热利湿；渐渐耗血伤阴，大小便渐渐不畅。

更医用大剂八正散加减清热通利，一误再误，进一步伤阴损肾，肾惫而大小便俱闭，势近于危。

《内经》要求"小大不利治其标"，示人救急扶危，留人治病之大法。——而此"治"字，大有讲究，断非教人盲目泻下或通利。观本例湿热内蕴，而阴液大伤，若以常法通利大小便，后果堪虞！

思之再三，毅然投以育阴与利水两擅其长的猪苓汤，加宣通肺气而不伤阴的杏仁、桔梗、枇杷叶等"提壶揭盖"而通利大小便。

综合病史与治疗史，考虑为湿热久羁深入营血，耗血动血，伤阴损肾。

本应凉血散血、养阴滋肾。奈何大小便皆闭，危在顷刻，急当育阴利水，宣肺通便。

用猪苓汤加味：

阿胶 20g（烊化），猪苓 15g，茯苓 15g，泽泻 30g，滑石 30g，杏仁 15g，桔梗 6g，枇杷叶 30g，车前子 30g（包煎），虎杖 30g，炒莱菔子 30g。

2 剂，浓煎频喂；西药治疗不变。

二诊：当晚 6 时许开始频喂，翌日凌晨 2 时自行解小便 1 次，下午 6 时许大便亦通，神志清，转危为安！

改用犀角（水牛角代）地黄汤加味，大清深入营血分之毒热：

鲜水牛角（先煎 2 小时）50g，生地 30g，丹皮 15g，赤芍 30g，紫草 30g，旱莲草 30g，益母草 30g，仙鹤草 30g。——若效不著，可将水牛角加至 200g。

三诊：上方连服 5 剂，病无进退；因撤减激素过快，病情反弹，全身大面积脱皮，瘙痒难忍，烦躁不安。

遂将方中水牛角加至 200g（文火炖 2 小时，滤取 100ml，分 3 次兑入药液中），并逐渐恢复激素用量。

又服 5 剂，全身大面积脱皮得到控制，皮肤发红、瘙痒显著减轻。

上方续服至 20 剂，全身皮肤终于恢复正常。

唯颜面虚浮，气短乏力，夜梦纷纭，纳差，大便稀，口干不欲饮，舌质淡紫，苔薄白，脉弦弱。

此脾虚气陷，纳运不及。

改投升陷汤合参苓白术散加减。

服 8 剂后诸症减轻，眠食转佳。

2年后随访：出院后曾遵医嘱服用强的松3个月。曾经几次全面复查，不仅心肝肾等内脏功能正常，骨密度亦正常，体健无恙。

| 病名 | 主症 | 辨证 | 治法 | 选方 |
|---|---|---|---|---|
| 剥脱性皮炎 | 全身<br>大面积脱皮 | 热毒<br>深入营血 | 清营解毒<br>凉血散血 | 犀角地黄汤 |

# 思辨解惑

[学生甲] 本例为高年患者，西医颇为忧虑。我室会诊之前，曾2次下达病危通知。所幸患者心肝肾等内脏功能完全正常。我室配用中药之后，虽仍无力阻止患者发生全身大面积脱皮，但终未出现上述诸般危重与棘手的病症。不过，人们认为起主导作用的仍是进口的高效激素——甲强龙针。

外科

[老师] 对，中药不能代替甲强龙针。不过，甲强龙针一直在使用，仍不免出现一派危象。而中药一上，便力挽狂澜，截断扭转病势，转危为安，也是不争的事实。

此外，对于中医治疗此病，也要归功于正确的临床思维。为什么此前的中医治疗效果较差呢？因为，一般认为药物过敏引起的药疹，多属风、热、湿为患，而习用疏风清热利湿方药。而我认为：这一轻车熟路是走不通的！走此轻车熟路，已非毫厘之差，何止千里之失！——通过这一病例，使我们再次认识到，别嘌醇严重过敏引起的全身性剥脱性皮炎，其基本病机是热毒深入营血，耗血动血。

我们恪守此法，以大剂犀角（水牛角代）地黄汤为主，重加紫草、仙鹤草、旱莲草等解毒凉血止血之品。——其中鲜水牛角每剂用至200g方才显效，足证其营血分热毒之深重。

[学生乙] 老师处方时曾说，本例热毒深伏营血分之证是药物过敏引起的，而使用重剂水牛角是一石二鸟：既凉血解毒，又抗过敏。水牛角真有抗过敏的功效吗？

[老师] 水牛角，近贤有称之为"灵异药"者，服之能令心主复辟，精

神内守，魂魄安定，而收"移精变气"之功。

据长期临床观察，过敏性疾病的病因相当复杂，但有一条是不容忽视的，精神失内守，魂魄不安定之人，容易发生过敏性疾病。既然如此，水牛角抗过敏之功便可意会了。

救治本例的主要方药，后来又验证过一次。

患者，男，36 岁，身体壮实。因宿患痛风，几年来断断续续服用别嘌醇，疗效尚可。唯偶尔皮肤瘙痒，便停服，并口服抗过敏药物，未尝贻害。1999 年春节前，连续服用别嘌醇半月，致头面、全身发红，剧烈瘙痒，脱皮，乃急诊入院。——西医亦诊断为全身性剥脱性皮炎。西药治疗同本例高某，其时高某尚未出院，乐为之介绍，患者即来我室商治。

因有高某案之治验，急予大剂量犀角（水牛角代）地黄汤加味，水牛角用 200g。连服 12 剂，全身瘙痒逐渐减轻乃至消失，皮肤发红亦大减，脱皮得到控制。因家贫要求出院，出院后遵医嘱服用强的松，续服上方至30 剂，一切病症完全消失，至今安然无恙。

[学生乙] 当最初病人大小便不通时，老师处了《伤寒论》的猪苓汤加味，并加宣通肺气而不伤阴的杏仁、桔梗、枇杷叶等"提壶揭盖"而通利大小便。——中医教材上说"提壶揭盖"是指利小便，老师说还能通大便，有何根据？

[老师] 肺主气，与大肠相表里。肺气一宣，肠气即通。——所以提壶揭盖，不仅能利小便，亦能通大便。

我治疗习惯性便秘，于大剂滋脾降胃方药效不著时，喜加杏仁、桔梗、枇杷叶等宣畅肺气，屡收佳效。

曾治一女，夜间干咳，大便干燥 1 周；因无法熬中药，乃嘱用炙紫菀60g、蝉衣 6g 泡开水代茶频饮，服 2 天，大便通畅，夜咳大减，也是提壶揭盖之法。

中医师承实录——我与先师的临证思辨

# 蛇串疮

# 详询治疗史，避免走弯路
## （带状疱疹）

外
科

## 诊断现场

女患，60 岁，患带状疱疹半个月。

半月前左胸胁刺痛并发水疱时即开始输液，药用病毒灵、聚肌胞、阿昔洛韦、维生素 $B_{12}$ 等 7 天，配合理疗，似效非效。

现症：左胸胁皮肤潮红，簇集水疱如绿豆大，疱浆混浊，呈带状分布，灼热；心烦，口干、口苦，大便干燥，舌红少津，舌边、舌尖密布小红点，苔黄薄欠润，脉弦细数。

## 辨证论治

[学生甲] 带状疱疹是西医病名，西医所指的带状疱疹是由水痘 - 带状疱疹病毒所致。因水疱沿着身体单侧皮肤的周围神经呈带状分布（肋间神经区域最常见），故命名为"带状疱疹"。

从中医角度观之，带状疱疹的中医名称繁多，如"蛇串疮"、"缠腰火丹"等，是春、秋季常见、多发的皮肤病。肋间神经区域是胸胁部位，乃肝胆经络循行之地，此处水疱簇集，灼热，疼痛，再参以舌红苔黄，脉弦滑数等，中医辨证多谓"肝胆湿热"，倡用龙胆泻肝汤治之。

[老师] 但本例患者连服6剂"龙胆泻肝汤"无效者，当属于变证。还有一条：有鉴前失。已经连服龙胆泻肝汤6剂无显效，岂能"前仆后继"？必须改弦易辙，另辟蹊径！

所以，临证不仅要"观其脉证"，还要详细询问治疗史。对于较长时间服药不见好转的疑难病患者，要通过详询治疗史而看清楚曾经走过的弯路，以免一误再误。

[学生乙] 老师说得太对了！临床上不时出现这样的病例：患者主诉胸胁疼痛，医者相对斯须，便信口"肝气郁结"，信笔处方柴胡疏肝散，不效；又信口"气滞血瘀"，信笔处方血府逐瘀汤，亦不效，疼痛加剧，发出水疱。此时医者才恍然大悟：原来是带状疱疹！但又从俗套用龙胆泻肝汤，服之不效，便推荐使用西药，致使病情迁延缠绵。有的水疱虽渐消，但后遗顽固性神经痛。

[老师] 此非危言耸听，谓予不信，可举1例：

我市一位老医生，年过7旬，素体阳旺，发病之初，颇似外感，但很快出现胸胁疼痛，簇集小水疱，中医投龙胆泻肝汤3剂乏效；改用西药、理疗1周，亦不显效，且又在面部三叉神经区域出现水疱，疼痛剧烈。中、西药合用，继续治疗10余天，水疱渐渐消退，但是肋间神经痛、三叉神经痛难以忍受，白天呻吟不已，夜间号啕大哭。后辗转来我室纯用中药治疗3月余，疼痛才渐渐消失。

[学生甲] 果如老师所言，为了避免误诊误治，其握要之图，在于明辨体质。据临床所见，带状疱疹患者一般是阳旺之躯，俗称"火"体，通过望闻问切四诊，尤其是详询发病史、治疗史、生活史、家庭史等，便可以准确地辨清其体质之属性。

若系阳旺之躯，其胸胁疼痛之时，一般都表现为阳热实证，所以辛香耗气、辛热助火之方，无异于火上加油；而行气活血止痛之方，也与病机不符合，其疗效可想而知。

[老师] 对！治疗带状疱疹，辨病与辨证相结合，辨体质与辨病证相结合，就能早期发现，准确诊断，及时治疗。应以中药为主，药证相符，速战速决，尽量避免或减轻并发症和后遗神经痛。

我早年遇带状疱疹，也是从俗首先使用龙胆泻肝汤。历验较多，有效有不效，其效差甚至无效者，多有误治或失治病史。

后来翻阅清代名医程国彭所著《医学心悟》，看到程国彭对瓜蒌散作用机理的诠释："按郁火日久，肝气燥急，不得发越，故皮肤起疱，转为胀痛。经云：损其肝者缓其中。瓜蒌为物，甘缓而润，于郁不逆，又如油洗物，滑而不滞，此其所以奏功也。"——程氏所谓"郁火日久，肝气燥急，不得发越"12 个字，不就是带状疱疹的基本病机吗？而瓜蒌散之主药瓜蒌的特殊功效，与之完全符合。

我试用瓜蒌散，不论肝经实火还是肝胆湿热，均投以此方，奏效快捷且不留后遗症者不胜枚举。临证体验多年，乃确信此方完全符合带状疱疹之基本病机，完全可以作为专方来使用。若辨病与辨证相结合，专方与辨证选方相结合，必稳收高效。

唯方中主药大瓜蒌，现已难觅，我一般用瓜蒌仁 30~50g，瓜壳 15~20g，生甘草、红花各 10g，显效后可酌减主药用量。

[学生乙] 清代医家王学权也盛赞瓜蒌仁的特殊功效，他在《重庆堂随笔》一书中说："栝楼实（瓜蒌仁）润燥开结，荡热涤痰，夫人知之；而不知其舒肝郁、润肝燥、平肝逆、缓肝急之功有独擅也。"

[老师] 王学权之言，虽未注明出处，但《重庆堂随笔》成书在《医学心悟》之后，故王氏所谓瓜蒌仁独擅疏肝郁、润肝燥、平肝逆、缓肝急云云，只不过是程国彭瓜蒌散自注之翻版而已。

[学生甲] 我发现一些中医面对带状疱疹之剧者，即便是初起，亦不敢纯用中药治疗，而要求病人中西药合用，配合理疗。

[老师] 我治此病，若病人无严重并发症，都是纯用中药。

综合分析患者的治疗史和一系列伴见之症，如心烦，口干、口苦，大便干燥等，辨证为火毒伤肝阴。

外科

治宜泻火解毒，滋肝润燥。

选方瓜蒌散合犀角（水牛角代）地黄汤、一贯煎加减：

瓜蒌仁 50g（炒捣），瓜壳 20g，红花 10g，生甘草 10g，水牛角 30g（先煎半小时），丹皮 10g，赤芍 15g，生地 30g，北沙参 30g，白蒺藜 15g。4剂；停用西药和理疗。

二诊：患处皮肤微红，水疱干瘪过半，胸胁皮肤灼热大减，刺痛稍轻，大便通畅；舌质红，舌边、舌尖小红点减少，苔黄薄，脉弦细。

效不更方，上方瓜蒌仁减为 30g，瓜壳减为 10g，续服 4 剂。

三诊：患处皮肤趋正常，水疱消退殆尽，唯胸胁仍刺痛不已。

此乃肝阴亏耗，肝络凝瘀。改用滋肝通络、缓急止痛法。仍服瓜蒌散合一贯煎、芍药甘草汤加减：

瓜蒌仁 30g（炒捣），瓜壳 10g，红花 5g，北沙参 30g，麦冬 30g，生地 30g，白芍 40g，生甘草 15g，白蒺藜 10g，僵蚕 10g（炒熟捣细药液送服），生三七粉 10g（药液送服）。

效果：上方服 6 剂，胸胁刺痛逐渐减轻，服至 12 剂基本消失。

| 病名 | 主症 | 辨证 | 治法 | 选方 |
|---|---|---|---|---|
| 带状疱疹 | 胸胁皮肤潮红，簇集水疱 | 火毒伤肝阴 | 泻火解毒 滋肝润燥 | 瓜蒌散合犀角（水牛角代）地黄汤、一贯煎 特别用药：瓜蒌 |

# 思辨解惑

[学生丙] 老师有鉴前失而改弦更张，选方为瓜蒌散合犀角地黄汤、一贯煎加减。其中犀角地黄汤清热解毒、凉血散瘀，一贯煎滋养肝阴、疏肝理气，这是很好理解的。

而瓜蒌散没有写进中医方剂学教材，不知此方的组成和功效是什么？

[老师] 瓜蒌散载于清代名医程国彭所著《医学心悟》一书，原文是："瓜蒌散，治肝气燥急而胁痛，或发水疱。大瓜蒌（连皮捣烂）1枚，粉甘草二钱，红花七分，水煎服。"

[学生丙] 原文没有说该方治疗带状疱疹。

[老师] 原文没有说专治蛇串疮，是我把此方作为治疗蛇串疮即带状疱疹的专方来使用的。

今将本病例提供大家讨论，旨在说明：治疗带状疱疹，要全面掌握四诊资料，审证求因，审因论治，切勿一见带状疱疹，便简单地归结为肝胆湿热，而盲目套用龙胆泻肝汤，此其一；其二，本病例使用的主方——清代程国彭《医学心悟》之瓜蒌散，完全可以作为带状疱疹的专方来使用，请大家今后进行临床验证。

[学生丙] 现代中药学教材明言瓜蒌归肺、胃、大肠经，其中瓜壳清肺化痰、行气宽胸；瓜蒌仁润肺化痰、滑肠通便；全瓜蒌则兼具以上功效，也没有说归肝经和治肝。

古代本草学书籍记载瓜蒌的归经是肺、胃、大肠经，而不入肝经，怎能治肝呢？

外科

[老师] 这就是程国彭的独到之处！我猜想程氏当年重用瓜蒌治肝得心应手，屡收卓效，却苦于无法从历代本草学医籍中找到瓜蒌治肝的任何记载，于是抛开旧论，另创新说，这就是实践出新知。

[学生甲] 我觉得程国彭"瓜蒌治肝"这一新说，仍然可以在传统中医药理论框架中找到理论根据，例如可以这样来表述：第一，瓜蒌入肺经（辛金），清肺化痰，利气宽胸；又入大肠经（庚金），润肺化痰，滑肠通便。清金制木，令木气畅而木火宁。第二，瓜蒌又入胃经，除室通塞，使土气不壅，则木气疏泄条达矣。第三，《本草纲目》载瓜蒌"消痈肿疮毒"，《内经》云"诸痛疮痒，皆属于心"，则瓜蒌可以泻心火；《难经》云"实则泻其子"，泻心火，即是泻肝火。由此观之，瓜蒌虽不直接入肝而治肝，却可以治肺、大肠、胃、心而间接治肝，五行生克制化之妙，原可以曲径通幽也。这样表述，老师以为然否？

[老师] 妙哉！转弯抹角，曲折迂回，把所谓"隔二隔三"之治，诠

释得左右逢源，头头是道。现在一些中医文章就是如此，了无新意。如果大家都这样陈陈相因，寻章摘句，曲尽其说，而不肯与时俱进，将新经验上升为新理论，甚至不敢越雷池半步，则既难望前贤之项背，更遑论有所突破，有所超越矣！

[学生丙] 胁痛并发出水疱，呈带状分布，必是带状疱疹。但程国彭说的是胁痛时"或发水疱"，换言之，有的发水疱，有的则不发。那么不发水疱的胁痛，也有可能是带状疱疹吗？

[老师] 临床上确实有带状疱疹患者始终不出现水疱的，因而很容易误诊误治。怎样才能避免误诊误治呢？

简而言之，医者须遵循《内经》之训，"有者求之，无者求之"，而"谨守病机，各司其属"。——大凡春秋季节，气候干燥，有以胸胁疼痛来诊者，若系阳旺之躯，可排除肝胆疾病，其人又未患过带状疱疹，医者遇此，宜先存一"带状疱疹"之念于胸中，细察精详，跟踪观察，切勿相对斯须，便处方药。

中医师承实录——我与先师的临证思辨

# 妇　科

# 古方今病不相能
## （带下病）

## 诊断现场

患者，女，35 岁，1996 年 7 月 18 日诊。

带下甚剧 2 年余（妇科内诊检查诊断：慢性盆腔炎）。缘于 2 年前药物流产失败，不得已行刮宫术，继发感染，致急性盆腔炎。

经大剂量抗生素治疗，急性炎症得到控制，但屡屡复发，演变成慢性。2 年多来带下量多，以黄为主，黄白相间，时带灰褐、绿色及粉红色，浓稠臭秽。

阴道分泌物涂片检查，排除霉菌、滴虫及性病。选用氨苄青霉素、利君沙、氧氟沙星、氟哌酸等，初用尚有效，但停药不久即复发。

中医诊断为下焦湿热，用龙胆泻肝汤合四妙散加减 10 余剂效差，改用易黄汤合四妙散加味 10 余剂亦少效。

刻诊：症如上述，面色晦暗，短气乏力，腰骶酸痛，大便偏干，小便黄少；月经延期，色黑量少，经期少腹胀痛，舌质黯淡，苔薄黄，脉弦沉。

# 辨证论治

[学生甲] 带下是妇科常见病、多发病，西医认为多数属于生殖系统的炎症，而依赖抗生素。本例黄带，已排除肿瘤，且妇科已明确诊断为慢性盆腔炎，显系下焦湿热。但长期使用西药抗菌消炎及中药清热利湿，均无显效。难道中医关于"带下属湿"的传统理论过时了吗？

[老师] 中医关于带下属湿，黄带属湿热的传统理论并未过时，明末清初的著名医家傅青主在其传世之作《傅青主女科》中说："夫带下俱是湿症，而以'带'名之者，因带脉不能约束而有此病……"这就明确揭示了带下的病因是湿，病机是带脉失约。

该书论黄带说："妇人有带下而色黄者，宛如黄茶浓汁，其气腥秽，所谓黄带是也。夫黄带乃任脉之湿热也。"傅氏出一易黄汤治疗黄带，方中重用山药、芡实各 30g 补任脉之虚，白果 10 枚敛固带脉，少佐盐水炒黄柏 6g、酒炒车前子 3g 清利下焦湿热，且极赞此方之高效："连服四剂，无不全愈。此方不特治黄带方也，凡有带病者，均可治之，而治带之黄者，功更奇也。"

70 年代我曾验证过此方，独用之治疗黄带效差，而合用龙胆泻肝汤、四妙散、五味消毒饮等清热利湿解毒之重剂力挫病势之后，才用易黄汤合张锡纯之清带汤（生山药 30g，生龙骨、生牡蛎各 18g，乌贼骨 12g，茜草 6g）收功。

[学生乙] 难道傅青主言过其实，不足为训？

[老师] 不！傅青主人格高尚，同时代的人称赞他"医不如文，文不如诗，诗不如人"。他绝不会打诳语的。《傅青主女科》中的不少名方至今仍完全经得起临床验证，而易黄汤例外者，必另有原因。

以方测证，傅氏所见的黄带，当是脾、肾及任、带脉亏虚较重，而下焦湿热较轻，即"虚多实少"，"寒多热少"。至于当今黄带患者，却多为虚实夹杂，寒热混处。且此等"实"，还包括邪毒与瘀血，真是"时易世移，古今异轨"！

[学生乙] 何来邪毒与瘀血呢？

中医师承实录——我与先师的临证思辨

[老师] 上环、人流、药流、引产、电烙、激光烧灼等，各种妇科手术、妇科用药直接损伤胞宫、任脉、带脉，湿热毒邪乘虚而入；妇科手术器械损伤络脉，造成出血过多，离经之血便是瘀血，导致络脉瘀阻。此等邪毒与瘀血混处于湿热之中，是带下缠绵难愈的重要原因。

[学生丙] 按老师的思路，由于时易世移，古今异轨，所以"古方今病不相能"？

[老师] 至少在湿热带下的范围内可以这样说。若湿热带下按常规治疗久久不愈，就要进一步审证求因，"有者求之，无者求之"，推求是否兼夹邪毒与/或瘀血。

辨证为精气亏虚，湿毒夹瘀热蕴结盆腔。

应予补气益精、祛湿解毒、化瘀清热。但考虑到湿毒类瘀热蕴结久矣，斯时补气益精，唯恐"闭门留寇"，乃先投祛湿解毒、化瘀清热之方。

用白头翁汤合五味消毒饮化裁：

白头翁 30g，黄连 5g，焦黄柏 10g，秦皮 15g，蒲公英 30g，紫花地丁 30g，银花 15g，野菊花 30g，泽兰 15g，丹皮 10g，桃仁 10g，6 剂。

二诊：除大小便较前通畅之外，其余诸症无明显好转。

揣度良久，似有会悟，仍用白头翁汤，合薏苡附子败酱散加味：

白头翁 30g，黄连 10g，焦黄柏 15g，秦皮 15g，苡仁 60g，熟附片 10g，败酱草 30g，升麻 30g，黄芪 50g，鸦胆子仁 30 粒（桂圆肉包裹吞服，每次 10 粒），三七粉 6g（吞服），6 剂。

三诊：黄带大减，灰褐及粉红色带消失，短气乏力好转。腰骶仍酸痛，舌脉大致同前。

改用薏苡附子败酱散合"减味腰痛宁"（陈思义验方）：

苡仁 60g，熟附片 10g，败酱草 30g，黄芪 50g，当归 15g，桑寄生 15g，续断 15g，杜仲 15g，补骨脂 20g，菟丝子 30g（包煎），土茯苓 30g，三七粉 6g（吞服）。

效果：上方连续服至 24 剂，黄带终于消失，腰骶轻爽，面色晦暗已改善。唯舌质仍显黯淡，或为深层络脉凝瘀之征，汤剂无法荡涤，改以散剂缓缓化瘀通络，所谓"散者散也"。乃予三七粉 360g，每次吞服 2g，每日 3 次，连服 2 个月以善后。

| 病名 | 主症 | 辨证 | 治法 | 选方 |
|------|------|------|------|------|
| 带下 | 黄带<br>浓稠臭秽 | 精气亏虚<br>湿毒夹瘀热 | 补气益精<br>祛湿解毒<br>化瘀清热 | 白头翁汤<br>合薏苡附子<br>败酱散 |

# 思辨解惑

[学生丙] 治疗本例带下为什么要选用治疗厥阴下痢的白头翁汤呢？

[老师] 白头翁汤出在《伤寒论》厥阴病篇，原文有 2 条："热利下重者，白头翁汤主之"；"下利欲饮水者，此有热故也，白头翁汤主之。"——我认为，此等肝经湿热下迫大肠，损伤肠络，而致里急后重、痢下脓血，与肝经湿热下注盆腔，损伤胞宫及任、带、冲脉，而致"里急前重"，带下脓血，实为一源而二歧，故可以通用之。

方中主药白头翁，《神农本草经》谓其"逐血止痢"，《名医别录》谓其"止毒利"，既能清肝凉血，又能化瘀解毒；配合黄连、黄柏清热燥湿解毒，秦皮色青入肝，清热坚阴止带。

方与证虽然相应，犹嫌其解毒之力薄弱，故合用《医宗金鉴》治疗疔毒的五味消毒饮（银花、野菊花、蒲公英、紫花地丁、紫背天葵），以增强其解毒清热之功。

而其效不佳者，必是毒瘀较深重，则借鉴近代名医张锡纯解毒化瘀的独家秘法，加鸦胆子仁、三七末，多能应手取效。

[学生甲] 老师接诊时说可能夹有湿毒和瘀滞，而合用了化瘀解毒之剂，亦无起色，实为顽症。

意外的是，尔后合用了《金匮要略》治疗肠痈脓已成的薏苡附子败酱散竟立见良效，老师尚未解答合用薏苡附子败酱散的依据。

[老师] 薏苡附子败酱散出于《金匮要略》："肠痈之为病，其身甲错，腹皮急，按之濡，如肿状，腹无积聚，身无热，脉数，此为肠内有痈脓，

薏苡附子败酱散主之。"

该方重用苡仁开壅排脓，辅以败酱草消痈排脓、活血化瘀，少佐附子振奋阳气、温通瘀滞。——适用于肠痈脓已成（相当于阑尾脓肿），而阳气不足，正不胜邪者。近年来常有该方配合西药抗生素非手术治愈阑尾脓肿的临床报道。

本例黄带合用该方者，不特借其排脓祛瘀，尤赖熟附片温阳行滞。

[学生甲] 本例黄带并无阳虚寒滞症征，为什么要用熟附片温阳行滞呢？

[老师] 瘀滞得寒则凝涩益甚，得热则温而行之。湿热毒瘀之证，若长期使用清热利湿化瘀方药及西药抗生素，难免不暗伤人体的阳气（在中医眼光中，抗生素亦属寒凉药）。

本例面色晦暗，短气乏力，腰骶酸痛，舌质黯淡，脉弦沉等，是不是阳虚寒滞呢？恐怕是的。——阳虚则温煦、温通、温散无力，若唯事清利开破，势必进一步戕伤阳气。所以使用熟附片 10g 温通阳气，且重加黄芪 50g 升补大气。

妇科

张仲景说，"大气一转，其结乃散"。何谓"结"？我认为临床常见的痰湿、瘀血、邪毒等搏聚而成有形之物者，均可称为"结"，带下亦然。

[学生乙] 老师的这些见解颇有新意，不过，古今医家辨治带下，主要依据的是带下的量、色、质及气味。现代中医出版物据此将带下归纳为脾虚、肾虚、湿热、湿毒等四种证型。即使是赤带，亦认为多属阴虚内热夹湿，而未有归结为瘀血者。而老师论治带下，岂止赤带，就连白带与黄带，都着意辨析是否夹有瘀血，实为创见……

[老师] 根本不是"创见"，而是古已有之。《金匮要略·妇人杂病脉证并治》说："妇人经水闭不利，脏坚癖不止，中有干血，下白物。"这个"白物"就是白带，"干血"则是瘀血的另一种说法。这就明示了白带的病因是瘀血。

清代王清任《医林改错》中主治少腹积块或痛的少腹逐瘀汤，王氏亦明言其治疗白带，此种白带必然是瘀血造成的。

民国初年蜀中名医唐宗海论治白带，虽有"专主于脾"而宜"和脾以利水"之说，但又指出：带下是由于"带脉之血伤损而成"。既为血伤，非瘀血而何？可惜唐氏未能在具体的治法方药中一以贯之。

概而言之，今朝之带下，见得多了，便不胜"今非昔比"之感！临证者切勿在教科书上兜圈子或寻章摘句。何以言之？曰：虚实夹杂，虚少实多；寒热混淆，寒少热多。湿热带下最为常见，若湿热带下缠绵难愈时，务须审察其是兼夹邪毒与／或瘀血。

而治疗湿热毒瘀带下，又宜在清热利湿、解毒化瘀的基础上，重用黄芪补气散结，少佐附、桂等温阳行滞，则可收功。

中医师承实录——我与先师的临证思辨

# 崩漏

# 高效专方一用就灵

## （崩漏重症）

## 诊断现场

例1　罗某，42岁，1985年7月26日初诊。

患者阴道反复不规则出血半年，屡用激素及中药治疗乏效。经诊断性刮宫，病理诊断为：黄体功能退化不全。妇科建议切除子宫，患者惧，仍寄望于中医药。

刻诊：经血淋沥不断，每隔几天大出血1次，夹血块；颜面虚浮㿠白，气短乏力，舌淡白，脉弦细涩。

例2　游某，15岁，1988年5月20日初诊。

患者13岁月经初潮，不久即患"心肌炎"，常用西药，失于调摄，体质虚弱。半年来阴道出血淋沥不断，不时大出血，西医诊为"功能性子宫出血"。曾输血抢救3次，屡用止血、消炎药和激素，仍出血不止；又配服中药30余剂清热凉血，活血化瘀，补气摄血，填精止涩方药，以及单方、验方，遍尝之矣，仍无显效。

其母系西医妇科主治医师，于束手无策、焦虑万分之际，乃决意护送其女来乐山求治于江尔逊老中医。患者下车后极度虚弱，行走困难，被背负而来。

江老诊：患者全身浮肿，面色苍白，声低气短，动则呼吸迫促，唇舌淡白、六脉重按皆无，轻按若隐若现。

# 辨证论治

[老师] 为了治疗重证崩漏，我曾验证过不少方药，其疗效都不够理想。

有一次在重温张锡纯《医学衷中参西录》时，茅塞为之一开。张氏认为，崩漏的病因病机虽繁，却总是冲脉损伤，气化不固；亟宜养护冲脉，固摄气化。张氏为此创制了"安冲汤"治漏下，"固冲汤"治血崩。

但我多次验证，发现安冲汤治漏下轻证尚可，而治漏下重证——经血量虽不多，但淋沥不绝，迁延1个月以上者，疗效较差。至于固冲汤，其治漏下重症疗效较佳；而治血崩重证，其初患者固可收速效，但对反复大出血者，收效仍嫌缓慢。

怅惘之余，复检张氏之书，竟对固冲汤方后所列的一首附方发生了兴趣："傅青主女科，有治老妇血崩方，试之甚效。其方用生黄芪1两，当归1两（酒洗），桑叶14片，三七末3钱（药汁送服），水煎服，2剂血止，4剂不再发。若觉热者，服此方宜加生地两许。"又说"此方治少年妇女此病亦效"。

当时我想，傅青主之方，药仅4味，平淡无奇，怎么能产生卓效呢？但又转思张锡纯是具有革新与独创精神的一代名医，毕生注重实践，讲求疗效。他2次推荐本方，实不寻常！如加减当归补血汤与固冲汤的疗效差不多，他又何必反复推荐呢？

于是转而试用本方治疗重证崩漏，发现凡不属气滞血瘀者，均可收速效——一般服2~4剂，出血全止。但必须径用原方原剂量（原方桑叶14片，若无鲜品，则用干桑叶30g）；亦无论有无热象，均加生地30g，使全方药性归于平和，可以放胆用之，绝不配用其他药物。

[学生乙] 老师多年前就在使用本方，且证实其疗效不同凡响，为什么一直不发表临床报道呢？

[老师] 本方是否完全经得起重复，多年前尚无把握。我是在 70 年代初期开始使用本方的，那时我在山区工作。大家知道，山区妇女大多从事重体力劳动，气血易亏，而此方大补气血，疗效当然好。但是否适用于平原地区及城市的妇女，尚不得而知。

后来我到鱼米之乡的平原地区工作时，曾遇到婆媳二人同患血崩，反复大出血半个月，经用西药乏效；投以本方，各服 2 剂，出血均止。不久又治愈几例。同事杜光华先生讶其异，亦欲试之。

恰有周某，38 岁，素体阴亏夹湿，患类风湿性关节炎多年，长期使用激素，停经 3 个月（排除妊娠），忽然阴道大出血，夹大血块。因天黑路远，护送不便，其夫匆匆来院要求出诊。杜光华先生便授以本方，服 1 剂血止，连服 3 剂。据说至今未复发。

近年来我用本方迅速治愈城市妇女血崩重证的案例就更多了。现在可以确有把握地说：本方完全经得起重复。

[例 1]

予以傅青主"加减当归补血汤"加生地：

黄芪 30g，当归 30g（酒洗），桑叶 30g，生地 30g，三七末 9g（药汁送服）。

服 1 剂，出血明显减少，续服 1 剂，出血全止。

继用乌鸡白凤丸、归脾丸调补 2 个月。

尔后 4 年间月经正常，身体胖壮。

1989 年 9 月中旬，因劳累过度，崩漏复作，经血量骤增，日甚一日 7 日不止。

仍用上方，服 2 剂血止。

经 B 超探查，发现子宫肌瘤，于同年 11 月切除子宫。

[例 2]

江老已疏大剂补中益气汤合温经汤，并令其预备红参 30g，一旦大出血时即浓煎频服。恰笔者在场，江老遂主动建议先用笔者习用的高效专方一试。

笔者遵嘱疏 2 方：①傅青主"加减当归补血汤"加生地（药味、剂量、服法同例 1）；②张锡纯"固冲汤"：炒白术 30g，生黄芪 18g，煅龙骨 24g，煅牡蛎 24g，山萸肉 24g，白芍 12g，乌贼骨 12g，茜草 9g，棕边炭 6g，五倍子 1.5g（轧细药汁送服）。

医嘱：①先服加减当归补血汤 1 剂，如出血减少，可连服 3 剂，出血必止；尔后若有少许出血，可服固冲汤 4 剂以善后。②如服加减当归补血汤 1 剂无效，则改服江老之方。

效果：10 天后患者之父复来，欣喜而告曰"果然服 1 剂出血减少，连服 3 剂出血全止；2 日后又出血少许，服固冲汤 1 剂出血即止。今已服完 4 剂"。

乃嘱其交替服归脾丸、补中益气丸 1 个月以调补之。

此女现在乐山卫校读书，询知愈后 2 年来月经完全正常，身体渐渐康复。

| 病名 | 主症 | 辨证 | 治法 | 选方 |
|------|------|------|------|------|
| 崩漏 | 经血暴下如崩，淋沥不断 | 气血大亏 | 补气摄血 | 加减当归补血汤 |

# 思辨解惑

[老师] 这 2 例崩漏病情都不轻，尤其是例 2，患者年仅 15 岁，由于多次大出血，屡用诸般方药收效甚微，已濒临危境。但改用傅青主"加减当归补血汤"原方加生地之后，均能迅速止血。因相似治验已经积累不少，所以近年来我已将本方作为治疗重证崩漏的专方。临床实践反复证明：凡重证崩漏之不属于气滞血瘀者，用之均可收速效。

[学生甲] 据教科书上说，崩漏的病因病机，有血热、血瘀、脾虚、肾虚等不同类型，应当辨证论治，怎么能使用一首专方来治疗呢？

[老师] 崩漏的病因病机虽繁，但可以概括为虚与实两端。临床上要辨明虚与实，治疗时就可以简捷化，且可为使用专方提供思路。

傅青主的"加减当归补血汤"，我是把它作为治疗虚性崩漏重证的专方来使用的。

[学生乙] 虚性崩漏重证的主要证候特点是什么呢？

[老师] 出血时间长，出血量多得可怕，或夹有大血块，但腹不痛，或仅微痛而已。

[学生丙] 就说虚性崩漏吧，也有气虚、血虚、肾虚等证型，也应分而治之。

[老师] 理论上说是这样，但临床所见者往往是诸虚杂呈，纷至沓来，很难截然划分，或很难强为之划分。俗话说："熟读王叔和，不如临证多"，就是这个意思。

不过我提倡使用专方，还出于这样一种考虑：重证崩漏患者，因失血过多，元气大伤，往往惶惶不安，求治心切。这就要求医者在辨明虚与实的前提下，果断地使用功专效宏的方药。

而所谓功专效宏，系指止血迅速而不留瘀，且能培补元气的专方。

[学生甲] 有一家刊物上曾发表过"崩漏证治"的专题笔谈，那是荟萃了当代医学家的经验的，其他刊物上发表的治验更令人目不暇接，但竟然没有见到使用加减当归补血汤原方加生地治疗重证崩漏的报道。本方功专效宏的机理是什么呢？

[老师] 本方药味平淡无奇，如果就方论方，泛泛解释其作用机理，很难令人信服。

如傅青主本人解释说："补血汤乃气血两补之神剂，三七根乃止血之圣药，加入桑叶者，所以滋肾之阴，又有收敛之妙耳。"这样解释，纵能自圆其说，但很难回答一个常识性的问题：古今符合补气血、滋肾阴、收敛止血法度的方药不胜枚举，是否都具有本方的高效呢？

所以我历来认为，无论经方或时方之属高效者，其间药味及剂量的排列组合、化合协同之妙处，尚属于必然王国，现在还难以彻底窥见其奥秘。

不过，作为一个临床医生，若能在辨证准确、治法恰当的基础上，留心验证并筛选出高效专方，一旦确有把握便公诸医界，让人一用就灵，而为进一步深入研究多积累一些翔实的临床资料，不也是一件很有意义的事吗！

妇科

[学生丙] 我注意到例 1 用本方止血之后，4 年未复发。但后来确诊为子宫肌瘤，不得已切除了子宫，看来本方只适用于"功血"。

[老师] 我也曾用本方治过多例子宫肌瘤引起的大出血，虽能速收止血之效，但易复发，大约是"病根"即肌瘤作怪吧。

不过，前贤治疗子宫肌瘤，有"经期治崩，经后治瘤"的秘诀。本方不能治瘤，但可以暂止其崩，以缓解治瘤的后顾之忧，还是不无小补。

中医师承实录——我与先师的临证思辨

# 乳癖

# 追本溯源究"实质"
## （乳癖）

## 诊断现场

例1　女患，30岁，1986年3月21日初诊。

2年来双侧乳房胀痛，痛处可扪及串珠状小结节，质韧不硬，肿瘤科诊断为"乳腺小叶增生"。予服"乳块消合剂"10瓶（每瓶500ml），胀痛明显缓解。但不久因事拂逆，又临月经期，胀痛复作。此后间断服过逍遥散合二陈汤、柴胡疏肝散加味等40余剂，亦是服药期间乳房胀痛明显减轻或消失，但临近月经期又复发。

刻诊：症如上述，平时胸膈满闷，脘腹膜胀，嗳气，纳差，舌质偏淡稍暗，苔白厚腻，脉弦滑。

例2　女患，42岁，1987年4月10日初诊。

8个月来双侧乳房胀痛，肿瘤科医生触诊发现乳房周围皮下存在泛发性扁平状小结节，推之可移动，诊断为"乳腺小叶增生"。曾连续服"乳块消"2个月无效，反增纳差，体倦，短气。又间断服过丹栀逍遥散，血府逐瘀汤加减20余剂，乳房胀痛如故。

刻诊：面色㿠白，神疲体倦，腰骶酸痛，心烦易怒，月经先后无定期，量少色淡；经前期乳房胀痛加重，舌质稍淡、苔薄白，脉弦弱。

# 辨证论治

[学生甲] 乳腺小叶增生，中医称为"乳癖"，其主要临床表现为乳房胀痛和乳房内生长肿块。诚如明代陈实功《外科正宗》所说："乳癖乃乳中结核，形如丸卵，或坠重作痛，或不痛，皮色不变，其核随喜怒消长……"

中医辨证属于肝气郁结，或兼痰瘀凝络者居多，故主用逍遥散合二陈汤加味，以疏肝理气，化痰祛瘀。

若能守法守方，配合情志疗法，效果较好。今老师所治 2 例乳癖，其基本病机亦未出肝气郁结，痰瘀凝络的范围，而常规治疗效果不佳者，可能与个体差异有关吧？

[老师] 也许首先是病机有所差异吧！如例 1，平时即感胸膈满闷，脘腹膜胀，嗳气，纳差，苔白厚腻，脉弦滑等，如此一派肝郁胃壅，痰凝气滞的典型症征，就有别于常见的肝气郁结，更毋论乎例 2 接近更年期的肾虚肝郁了。

所以例 1 首先使用张景岳解肝煎化裁（解肝煎原方为《金匮要略》半夏厚朴汤合时方二陈汤加砂仁、白芍）以解肝郁，决胃壅，化痰降逆。待其全身及局部症征显著好转之后，再参入活血通络、软坚散结之品，并配用大量黄芪匡扶正气，俾痰瘀消散而正气无伤。

**例 1**

考虑为肝郁胃壅，痰凝胃络之证。

治宜疏肝和胃，化痰通络。

予张景岳解肝煎化裁：

法夏 15g，厚朴 20g，苏梗 15g，茯苓 20g，生姜 10g，砂仁 6g，陈皮 15g，海藻 30g，昆布 30g，生甘草 12g。6 剂。

二诊：乳房胀痛，胸闷腹胀等症均显著减轻，但行经期间乳房胀痛有加，经色黑褐，夹血块。

①上方加甲珠 10g，泽兰 15g，川牛膝 15g，黄芪 30g，三棱 15g，莪

中医师承实录——我与先师的临证思辨

术 15g。6 剂。②小金片，每次服 4 片，日 3 次，连服 2 个月。

效果：上方服 6 剂后，乳房胀痛消失；又于经前期加服 3 剂，经水畅，色正无血块。但小金片服至 3 个月，乳房结节才消无芥蒂。随访 2 年未复发。

**例 2**

考虑为肾虚肝郁，痰凝胃络之证。

先宜补肾疏肝，以固其根本。

予二仙汤合定经汤化裁：

仙茅 15g，仙灵脾 30g，广巴戟 15g，鹿角霜 15g，熟地 30g，菟丝子 15g，柴胡 10g，荆芥 6g，山药 15g，茯苓 30g，当归 12g，白芍 12g。10 剂。

二诊：精神、气色转佳，腰骶酸痛、心烦易怒减轻，乳房胀痛稍缓。

上方加入化痰软坚通络之品。

调整处方为：仙茅 15g，仙灵脾 30g，广巴戟 15g，鹿角霜 15g，柴胡 10g，白芍 12g，当归 12g，玄参 15g，浙贝 20g，生牡蛎 30g，甲珠 10g，僵蚕 10g，露蜂房 10g。

效果：上方服至 15 剂，乳房胀痛及肿块均消失，月经基本正常。随访 1 年未复发。

妇科

# 思辨解惑

[学生乙] 例 2 为中年妇女，月经失调，经前期乳房胀痛加重，伴腰骶酸痛，心烦易怒，显然属于冲任失调。所以前医泛泛使用疏肝理气、活血化瘀方药而效差。观老师接诊后立即改弦更张，经用二仙汤合定经汤加减，显然是以调理冲任为主，宜其缓缓见效而维持较久。但老师辨证的结论却是"肾虚肝郁"，绝口不提冲任失调，是何道理？

[老师] 如果抽象地归结为"冲任失调"，治疗就落不到实处。

[学生乙] 为什么呢？

[老师] 冲脉与任脉属于奇经八脉，《内经》云："任脉通，太冲脉盛，月事以时下。"后世有云"冲为血海，任主胞胎"。故尔凡属月经失调或妇人杂病伴有月经失调者，便归结为"冲任失调"，不无道理。问题的实

质在于这样的病机概括无法指导选方遣药。

大家知道，经络因其"外络于肢节，内属于脏腑"，其功能活动是以脏腑作为基础的；离开了脏腑，经络将不复存在。何况冲脉与任脉属于奇经八脉，不是十二正经，无法与脏腑直接相通。换言之，脏腑的精微物质只有通过十二正经，才能间接到达冲脉与任脉，脏腑的病变亦然。所以"冲任失调"只不过是病变之标，脏腑功能失调才是病变之本，此其一。

其二，从临床上看，试问哪一种或哪一类药物可以直接治疗冲任失调？这个问题恐怕很难回答吧？即使从理论上来回答亦不大容易，因为药物归经学说上似乎没有归入冲脉或任脉的药物。

近代名医张锡纯治疗月经失调，独倚重于冲脉，创制了理冲汤、安冲汤、固冲汤等名方。但细观其方中之药物，如黄芪、白术、白芍、山萸肉、续断、龙骨、牡蛎、乌贼骨、茜草、三棱、莪术、鸡内金、水蛭等，不外乎健脾益气、滋补肝肾、固摄肾气、活血化瘀，实质上是在调理脾、肝、肾等有关脏腑。因为只有如此，治疗才能落到实处。

而纵观古今治疗乳癖，其津津乐道于"调理冲任"者，又何独不然哉！由此可见，对于流行于医界的一些"口头禅"，要结合临床来追本溯源，弄通其实质性含义。

[学生乙] 肾虚肝郁这一证型的乳癖，临床上是否比较多见？

[老师] 更年期妇女中较为多见而已。从总体上看，临床最常见的还是肝气郁结这一证型。不过，我们讨论乳癖证治时之所以要列举肝郁胃壅和肾虚肝郁这两种并不常见的证型，是由于临床上长期存在着一种倾向：一见乳癖，便一概归结为肝气郁结，而盲目使用中成药。

[学生乙] 这2例乳癖服乳块消合剂无效或疗效不持久，说明治疗本病仍须辨证论治，不能仅仅依靠现成的中成药。不过，据说乳块消合剂治疗本病的有效率较高，不知是由哪些药物组成的？

[老师] 据我所知，"正宗"乳块消处方是北京中医学院东直门医院研制的。其处方组成为：丹参、橘核各15g，王不留行、川楝子、土鳖虫、皂角刺各10g。

据我体验，若连服数剂疗效不好者，可改用朱良春氏介绍的"消核汤"：

炙僵蚕 12g，蜂房、当归、赤芍、香附、橘核各 9g，陈皮 6g，甘草 3g。若能配合情志疗法，效果更好。

[学生甲] 中药"十八反"中，海藻反甘草。例 1 方中海藻与甘草同用，岂不是闯了配伍禁忌的红灯吗？

[老师] 翻阅古代医籍，敢闯"十八反"红灯者，早已有之。如甘遂反甘草，但医圣张仲景《金匮要略》治疗留饮的甘遂半夏汤中，就有甘遂配甘草。金代名医李东垣方中，亦有甘遂与甘草同用者。又如乌头反半夏，但《金匮要略》治疗寒气厥逆的"赤丸"，方中乌头与半夏同用。

可见古代本草学中的"十八反"，连古代名医都束缚不住，就更毋论今朝矣！

今人使用甘遂配甘草，乌头配半夏，以及海藻配甘草治疗诸多疑难杂证而获良效的临床报道，堪称屡见不鲜。至于中药"十九畏"，亦属于配伍禁忌，其中有"丁香莫与郁金见"，但今人偏将丁香与郁金同用，而发现其消除胸膈滞气之效相当快捷。又如"人参最畏五灵脂"，实则二味同用，饶有补气化瘀之力，颇宜于气虚血瘀的诸多病证。

值得重视的是，今人不仅通过大量的临床验证，而且通过现代药理研究证实，中药"十八反"、"十九畏"中的部分内容是缺乏科学依据的。古诗云："劝君莫奏前朝曲，听唱新翻杨柳枝"。我们作为现代中医，要勇于面对现实，要善于吸收经得起检验的新观念、新见解。

言归正传，我治疗乳癖喜用海藻，乃因《神农本草经》谓海藻"主瘿瘤结气，颈下核，破结散气，痈肿，癥瘕坚气……"又借鉴今人之思路，将海藻与甘草合用，奏效快捷，且无任何毒副作用，大概是"相反相成"吧？

推而广之，我近年来治疗甲状腺瘤、子宫肌瘤等病证，凡属于或兼夹顽痰凝结者，恒于当用方中，加入海藻与甘草，治验不少，从未偾事。

妇科

# 深研病机　异病同治

## （产后缺乳、产后溢乳、产后便秘）

## 诊断现场

例1：产后缺乳　女患，28岁，1985年10月25日诊。

足月顺产，产后缺乳，纳差，已历2个月。

初用猪蹄配花生、墨鱼炖服数日，并无起色，胃纳更差。医予穿山甲、王不留行子、当归、黄芪等煎服3剂，乳汁仍少。又投香附、乌药、金铃子、柴胡、郁金、厚朴等，了无寸效。

刻诊：双乳微胀，伴纳差、胸闷、嗳气，舌淡红苔薄黄，脉弦细略紧。

细问之，产后曾遇拂逆之事，至今尚未释怀。

例2：产后溢乳　女患，25岁，1985年10月25日诊。

足月顺产，产后第1次哺乳之时，新生儿吮吸一口即吐出，再吮吸复吐。尔后哺乳，新生儿拒之，强行哺之则啼哭。产妇疑，自尝乳汁，觉有异味；请他人尝之，亦谓有异味。遂停止哺乳，而决意回乳。

初，每日用炒麦芽120g煎水服，连服3日无效，乳汁自溢。又用民间回乳验方数次，亦无效。延医治之，谓产后气血亏虚，先用当归补血汤3剂，继用十全大补汤3剂，溢乳如故。更医或谓肾虚而补肾，或谓血热而凉血，前后服中药五六十剂，迁延半年，遂求诊于余。

刻诊：乳汁点滴流溢不止，用厚毛巾捂住乳房，约 1 小时许乳汁浸透毛巾，白天频频更换之。然则产妇气色正常，纳佳，舌脉亦无病象。

例 3：产后便秘　女患，26 岁，1985 年 10 月 26 日诊。

足月剖腹产，产后一直便秘。初服麻仁丸有效；连服 10 余日，疗效越来越差。又加服果导片，外用开塞露。若五六日不大便，腹胀难忍时，必用番泻叶一泻为快。迁延 3 个月。

刻诊：腹胀矢气，舌淡红，苔薄白欠润，脉弦细。

# 辨证论治

妇
科

[学生甲]《内经》断言"百病生于气也"，古代医家解释说：气血冲和，百病不生；一有怫郁，百病生焉。

而气血怫郁，首责肝失疏泄条达；肝失疏泄条达，必然乘脾犯胃。这样肝胃气滞病机可以出现或隐藏在许多疾病之中便不难理解了。老师以为然否？

[老师]基本符合医理，但用词不准确。病机作为疾病内在的机制，怎么会"出现"呢？出现的是外在的症状，而病机则总是内寓于疾病之中，需要医者运用抽象思维去分析、归纳、演绎与综合。

《内经》要求临证者要深研病机，做到"有者求之，无者求之"，即有临床病征者要探求病机，无临床病征者也要探求病机。

例 1 产后缺乳案，因"产后曾遇怫逆之事，至今尚未释怀"，故可推导出"肝胃气滞"之证。

例 2 产后溢乳案有无症征呢？应该说是虽无整体病征却有局部症征——溢乳难道不是症征吗？乳房属足阳明胃经，乳头属足厥阴肝经。乳汁有异味而流溢不止，说明肝胃气血贯注之地出现了罅漏。

而此等罅漏迁延半年之久，选用补气血、补肝肾、清热凉血不效，就自然会想到肝胃气机障碍这一司空见惯而易被忽视的病机。

例 1：此系肝郁不舒，通乳套方难以见效。善言劝导之后，聊以四逆散加味：

柴胡 10g，白芍 15g，炒枳壳 10g，生甘草 6g，丹皮 6g，醋制香附 10g。

服 3 剂后乳胀消失，乳汁有增。

此方加黄芪 15g，当归 6g，续服 6 剂，乳汁分泌渐多，哺婴足矣。

例 2：如何辨证？思之良久，姑予四逆散重加山萸肉：

柴胡 10g，白芍 15g，炒枳壳 10g，生甘草 5g，山萸肉 30g。

嘱其试服 2 剂后复诊。3 日后患者笑吟吟而来，谓服完 2 剂后溢乳已减少强半。

遂续用此方，加黄芪、煅龙骨、煅牡蛎各 30g。

谁知产妇服 3 剂后，其症反复，溢乳又恢复原状。

乃再用初诊方，嘱其服至无效时再来换方。

2 个月后因他病来诊，谓服上方 8 剂后，溢乳全止，且已回乳矣。

例 3：因思秋燥当令，肺金肃杀乘肝木，治宜肃肺疏肝，泛泛润肠通便，焉望中窾！

予四逆散加味：

柴胡 10g，白芍 30g，炒枳实 15g，甘草 6g，杏仁 15g，枇杷叶 30g，炙紫菀 30g。

服 1 剂大便即通，腹胀矢气大减。此方 2 日服 1 剂，连服 6 剂后，大便正常，随访 2 个月未复发。

中医师承实录——我与先师的临证思辨

# 思辨解惑

[学生乙] 产后缺乳和溢乳虽症状恰恰相反，而病机却完全相同是肝胃气滞。中医治病是针对病机，所以可以同病异治，异病同治。

值得思考的是：产后缺乳案曾经用过疏肝行气药，何以无效？而四逆散也属于疏肝行气之方，何以效佳？

[老师] 产后缺乳之辨证为肝胃气滞，疏肝和胃是为正治。——但可供遣选的疏肝和胃方剂却不止一首，到底哪一首是高效方呢？这就因人而异。

对于该例肝胃气滞的产后缺乳者来说，四逆散是高效方，而其他疏肝和胃方剂则否，这就是个体差异。大家知道，注重个体差异是中医学的特色。而这一特色现在已经渗透到西医学领域，如目前资深西医在选用抗生素时，要确定首选药、次选药、再次选药，绝不在一棵树上吊死，这也是注意个体差异吧？

我近年来提倡中医治疗疑难病证时，应力求在辨证、立法准确无误的前提下遣选高效方药。如尚未掌握高效方药，则要依次确立首选方、次选方、再次选方，以前赴后继，争取最佳疗效，庶免"一招鲜"失灵之后徘徊歧路，漫无定见，药证不合，难起沉疴。

[学生乙] 产后溢乳案女患身体健康，并无肝胃气滞的症状，何以用四逆散重加山萸肉见捷效？而再加黄芪、煅龙骨、煅牡蛎后溢乳竟反复？

[老师] 我至今尚未完全悟出其中奥妙，所以只能略陈浅见：

对产后溢乳案，因为我想到肝胃气机障碍这一司空见惯而易被忽视的病机，乃试用疏肝和胃的四逆散。重加山萸肉者，于酸敛收摄肝阴之中，开通畅达肝气，使之开阖有度。至于罅漏能止否，其时尚无把握。

服药后溢乳减少强半时，本应击鼓再进，却又想起朱丹溪的告诫：产后当以大补气血为先，虽有他证，以末治之。正是这一念之差，才有加入黄芪、煅龙牡画蛇添足的败笔，如此而已。

[学生乙] 其中2例是同一天诊治的，一为产后缺乳，一为产后溢乳，症状恰恰相反，而选方都是四逆散，且俱获佳效，令人不可思议。

四逆散由柴胡、白芍、枳实（壳）、甘草四味药组成。如此平淡无奇的四味药，通过巧妙加减，其疗效就不一般，便引起了我们的兴趣。

我们近来翻阅老师未发表的医案，发现使用《伤寒论》四逆散而获佳效的有数十例，病种广涉内、外、妇、儿、眼及耳鼻喉各科。

今选出妙用四逆散治疗产后病3例，供大家学习讨论。

[老师] 四逆散是一首普通的疏肝和胃之方，但古方今用适用范围很广，说明肝胃气滞这一病机可以内寓于许多疾病之中。

关于四逆散的方义，《医宗金鉴》是这样解释的："君柴胡以疏肝之阳，臣芍药以泻肝之阴，佐甘草以缓肝之气，使枳实以降肝之逆。三物得柴胡能外走少阳之阳，内走厥阴之阴，则肝胆疏泄之性遂而厥可通也。"这种

妇
科

以肝为中心的解释完全符合临床实际。

[学生甲] 四逆散的病位在肝，但四逆散证的原文却出在《伤寒论》少阴病篇："少阴病，四逆，其人或咳，或悸，或小便不利，或腹中痛，或泄利下重者，四逆散主之。"这显然不是真正的少阴病，所以《伤寒论》五版教材申明："本条四逆散属热厥轻证，虽然冠以少阴病，却不同于阳虚阴盛证，而是气机不畅，阳气内郁，不能外达所致。实际由于肝胃气滞阳郁，故手足轻微厥冷。"

由此可见，四逆散证的病名与证候、治法、用方是完全脱节的，历代医家对此则众说纷纭，莫衷一是，不知老师有何看法？

[老师] 这个问题有点复杂。综览历代医家关于四逆散证的诠释，归纳起来不外三类说法。

第1类，认为四逆散证属于虚寒。如钱天来说："少阴病者，即前所谓脉微细，但欲寐也。"这叫做随文衍义，不符合四逆散的功能主治，完全脱离临床实际。

第2类，认为四逆散证既含少阴，又含太阴，治宜驱阴止泄，补中逐饮，"何用四逆，不通之至也！"（舒驰远语）。必为仲景选方有误，或后世错简。这叫做节外生枝。

第3类，认为四逆散证属热厥轻证，四逆散为治疗肝胃气滞的基础方。这是大多数医家的见解，今人亦从之。

[学生丙] 但古今医家从来没有人正视这个问题：少阴病的本质是心肾虚衰，其治疗大法为回阳救阴，这与四逆散证的病机与治法是完全不沾边的，而张仲景竟将四逆散证安排在少阴病篇，且冠以"少阴病"的头衔，生怕后世不知是少阴病。如此张冠李戴，到底是为什么？

[老师] 我认为张仲景这样安排，看似张冠李戴，实有特殊用意。大家知道，少阴病阳虚厥逆者，四逆汤（附子、干姜、甘草）主之。——张仲景唯恐医者一见四肢逆冷，便与阳虚阴盛的四逆汤证对号入座，故特标出一个四逆散证，以资鉴别诊断。

而四逆汤与四逆散，一字之差，内涵迥别。差之毫厘，失之千里，可不慎哉！

重复言之，"四逆"一证，绝非少阴病所独见。若一见四逆，便率尔投以四逆汤回阳救逆者，去道远矣！

[学生乙] 张仲景既然是为了鉴别诊断，就应当直白言之，何必冠上"少阴病"的头衔，致令后世医家头晕目眩？

[老师] 四逆散证虽无少阴病的本质，却有少阴病的现象——厥逆，故可以视作现象形态上的少阴病。

观《伤寒论》少阴病篇类似的鉴别诊断条文还有："少阴病，饮食入口则吐，心中愠愠欲吐，复不能吐，始得之，手足寒，脉弦迟者，不可下也，当吐之。"条文中的"手足寒"亦颇似少阴病，其实非也，乃痰食阻滞胸膈，阳郁于里之实证，当须吐之。张仲景亦冠"少阴病"之头衔者，因其具有少阴病之现象也。

由此可以推测，张仲景在创立少阴病的理论体系之时，既深刻地揭示出少阴病阳虚阴盛的本质，示人以严格的治疗规矩准绳，同时又直观地从少阴病的现象形态立论，以提醒医者务必透过现象深入本质，反对"省疾问病，务在口给；相对斯须，便处汤药"的草率作风。

[学生甲] 老师的这一见解，有无文献依据？

[老师] 限于本人的阅读范围，目前尚未见到。在这个问题上，就连本人十分推崇的伤寒名家也是穿凿附会，脱离实际的。

如柯韵伯遥承《内经》"少阴为枢"一语，演绎四逆散证的病机为"少阴枢机无主"。陈修园则附和其说，且与"少阳为枢"相对举而引申之曰："少阳为阳枢，小柴胡汤为转阳枢之专方；少阴为阴枢，此散为转阴枢之专方。"

这就把"少阳为枢"与"少阴为枢"混为一谈了。之所以混为一谈，其原盖出于将少阴病的本质与现象混为一谈。

马克思说过：如果现象形态和事物的实质是直接合而为一的，一切科学就都成为多余的了。明乎此理，可知现代《伤寒论》教材有谓四逆散证为"类少阳病"或"少阴病兼少阳病"，也是说不通的。因为少阳病无厥逆，亦无泄利下重。

现代经方大师江尔逊老先生认为，四逆散证与其说兼少阳，不如说兼厥阴。因厥阴病既可出现厥逆，亦可出现泄利下重，且热利下重为厥阴下

妇科

231

利之特征性证候。柯韵伯诠释四逆散证时，虽有千虑一失，却重视泄利下重，认为"泄利下重"四字应紧接在本条首句"少阴病四逆"之后。江老毕生研读柯韵伯的《伤寒来苏集》，有一次他读至此处，忽发感叹曰："这真是空谷足音，可惜钻透了九分，尚差一分！"

中医师承实录——我与先师的临证思辨

# 儿 科

# 冲破思维定式

## （小儿高热 7 天）

## 诊断现场

陈某，男，10 岁，1985 年 8 月 2 日初诊。

患儿 7 天前因游泳过久，复遭雨淋，致恶寒发热，无汗，全身酸软，咽微痛，测体温 39℃。

先服银翘散加香薷 2 剂无效。

又肌注柴胡针、穿琥宁，口服扑热息痛、六神丸、穿心莲等，全身出汗，热势渐退，但数小时后高热又起，乃收入急诊观察室。

经查血、胸透，未见异常。西医诊为"上呼吸道感染"，以输液（药用氨苄青霉素、维生素等）为主，配服解热镇痛药，仍然热退复热，体温有时高达 40.5℃。

又加服紫雪丹冀其退高热，亦乏效。

前后高热 7 天，进食甚少，日渐羸弱。经儿科会诊，决定用激素。

家长极力阻止，而惶惶然前来邀诊。

刻诊：患儿仰卧病床，面容消瘦少华，唇红而燥，汗少，微恶寒，微咳，额热身热，手足冷，精神萎靡不振，时而烦躁不安，大便 3 日未行，口干思饮，咽微红，舌红，苔薄白微黄欠润，脉紧数。体温 39.5℃。

# 辨证论治

[学生甲] 本例患儿感冒发烧的症状非常明显，教材上说感冒一般分为：风寒、风热、暑邪 3 种。本例患儿感冒高热 7 天，正值盛夏季节，是否可以首先考虑暑热为患而用清暑解表法呢？

[老师] 暑邪感冒必夹湿，除了暑湿郁遏卫阳而发高热之外，暑湿困顿中焦之症也很明显，如脘腹痞闷，甚至吐泻等。本例无脘腹痞闷这些症状，所以，暂时可以排除暑湿感冒。

[学生乙] 本例既不属于暑邪感冒，那么是属于风寒还是风热感冒？

[老师] 高热已 7 天，已难凿分风寒与风热。客观地说，小儿体禀稚阴稚阳，体质尚未完全定型。所以小儿感冒高热，纯属风寒或风热者比较少见，而以外寒内热或"寒包热"者居多。古人称为"客寒包火"，也是这个意思。此与成人感冒高热是有所差异的。

[学生乙] 本例内热症状很明显，但外寒症状并不明显，那么，外寒内热的"寒"字怎样体现？

[老师] 不明显不等于没有。如微恶寒，汗少，苔薄白微黄，脉带紧象等，都是外寒未解之象。

临床上要充分注意外寒，不要一见高热，就忽视了外寒的存在，更不要用体温表来判断寒热。

[学生丙] 小儿感冒高热的病机与成人有所差异，那么治法也应有所差异了？

[老师] 是的。小儿感冒高热多属"寒包热"，若纯用辛温发散（麻黄汤、荆防败毒散之类），则外寒虽去，而内热复炽；纯用辛凉清解（桑菊饮、银翘散之类），则外寒留恋，内热亦无出路。

实践证明，唯主用辛温配辛寒，开通玄府，清透蕴热；辅以枢转升提，引热外出；佐以酸甘化阴，和营泄热，且先安未受邪之地，才能"毕其功于一役"。

此为风寒自表入里化热，三阳合病之证。

治宜疏风散寒，清透里热。

柴葛解肌汤就与这种法度十分符合，所以退小儿感冒高热十分迅速而平稳，经得起重复。用柴葛解肌汤加味：柴胡 25g，葛根 30g，白芷 10g，羌活 10g，桔梗 10g，生甘草 5g，白芍 10g，黄芩 6g，生石膏 50g，连翘 10g，钩藤 10g，地龙 6g。1 剂。

煎服法：用水 500ml，先煎生石膏半小时，纳余药，文火煎 10 分钟；再纳钩藤，煎 3 分钟。滤取药液约 300ml，每次服 60ml，半小时服 1 次。

效果：服药 4 次后，全身开始微微汗出，高热渐退；服完全部药液后，曾大便 1 次，质软；体温 36.8℃。当夜安睡未醒，次晨体温正常。

乃改予竹叶石膏汤 2 剂以善后。

从此未再发热，嘱其注意饮食调理，身体逐渐康复。

| 病名 | 主症 | 辨证 | 治法 | 选方 |
|------|------|------|------|------|
| 感冒 | 高热微恶寒<br>神倦烦躁 | 外寒未罢<br>内热已盛 | 疏风散寒<br>清透里热 | 柴葛解肌汤 |

儿科

# 思辨解惑

[学生甲] 明·陶华创制的柴葛解肌汤，载于《伤寒六书》。其方由柴胡、葛根、白芷、羌活、生石膏、桔梗、黄芩、白芍、甘草、生姜、大枣 11 味药组成，用以代替葛根汤，治疗太阳阳明经病——恶寒渐轻，身热增盛，头痛肢楚，目痛鼻干，心烦不眠，眼眶胀痛等症。

分析该方的药物组成，并不完全符合你刚才所讲的那种法度，你却说完全符合。你的说法有什么根据呢？

[老师] 古今医书解释柴葛解肌汤，大多注重于单味药物的性味功效，而很少从复方的化合、协同作用角度去理解。我认为本方配伍高明之处，在于以"药对"的形式，巧妙地取法或浓缩五个复方，汲其精华而创制出新的复方。但制方者却含而不露，引而不发。我的分析是：

羌活 - 石膏，辛温配辛寒，师大青龙汤法，发越恋表的风寒，清透内蕴的实热；

葛根 - 白芷，轻清扬散，有升麻葛根汤意，善解阳明肌肉之热；

柴胡 - 黄芩，寓小柴胡汤，旋转少阳枢机，引领邪热外出；

桔梗 - 甘草，即桔梗甘草汤，轻清上浮，除胸膈、咽嗌的浮热；

白芍 - 甘草，即芍药甘草汤，酸甘化阴，和营泄肌腠的郁热。

综合来看，柴葛解肌汤一方，因其取法或浓缩以上 5 个复方在内，故能同时兼顾外感邪热的表、里和半表半里三个病理层次，从而发越之、清透之、引领之，直令邪热无所遁形。

我临床反复体验，深知使用本方时若剂量、加味恰当，煎服得法，最善退小儿上呼吸道感染引起的高热，且一般不会热退复热。

[学生甲] 请具体说说本方的剂量、加味和煎服法。

[老师] 方中羌活、石膏、柴胡、葛根 4 味药必须用。羌活用 3~10g，生石膏重用 30g 以上（两者比例为 1∶5~1∶10），柴胡不少于 25g，葛根不少于 30g，其余药物用常规剂量。

本方加味：

咽痛明显加射干 6g，白马勃 10g；

夹暑加香薷 10g，滑石 15g；

夹食加炒莱菔子 10g；

夹惊加钩藤、地龙各 10g。

本例虽未夹惊，但高热 7 天，竟达 40.5℃，为防惊厥，故也加用。

煎法：

生石膏先煎半小时，余药用武火急煎 10 分钟，只取头煎。

服法：小儿苦于服药，如按常规口服 3 次，每次摄入量不足，间隔时间太长，退热必迟。

我初用本方时，也曾走过这种弯路。后来改用少量频服法，小儿容易接受，摄入总量充足，药力也时时相继。

据观察多例，一般在服第一次药后约 2 小时开始微微汗出，高热渐渐消退。

服 1~2 剂，待体温恢复正常后，转用竹叶石膏汤益气生津，续清余热以善后。

[学生乙] 我再提个问题：大便 3 日未解，是不是也可以考虑用泻下药？

[老师] 大便 3 日未解，但并无腹胀或腹痛而拒按等腑实症征，怎么能用泻下药呢？

[学生乙] 本例感冒高热 7 天，曾连续使用多种中、西药物，仍然热退复热，山穷水尽，不得已想打激素这张王牌。真是无路可走了吗？这是值得引起反思的！

[老师] 确实值得反思。临床上似乎有一种倾向，就是治疗小儿感冒高热，绝对忌用辛温药物，而以桑菊饮、银翘散作为枕中鸿秘。

儿科

更有个别医生，一见高热，不细察病因病机、体质状况，就匆匆以退热药、抗生素打头阵，辅以银花、板蓝根、大青叶等苦寒药作后援，或滥用含糖量很高的各种"冲剂"。

迁延几天，高热不退，病家惶惶不安，医生方寸也乱。于是紫雪丹、至宝丹、安宫牛黄丸等营血分药物也被冒冒失失地推上第一线，也有打出激素王牌的。

这种治病"风俗"，教训不少，为害非轻，亟须吸取教训"移风易俗"。

# 小儿不是成人的缩影

## （小儿盗汗 2 年）

## 诊断现场

张某，女，5 岁，1985 年 9 月 15 日初诊。

患儿盗汗 2 年。夜间低热，入睡则全身汗出，醒来即止。扪之汗冷而黏。有时汗出过多，内衣裤皆浸湿。

望诊：神倦欲眠，形瘦色苍，黑睛带绿；口干喜饮，纳差，大便干燥，舌淡红，苔薄白欠润，脉弦缓。

经 X 光透视，肺部正常。西医认为营养不良，锌元素缺乏，但久治无效。

又曾间断服用过当归六黄汤、知柏地黄汤等合潜阳镇摄药物 20 余剂亦乏效。

家长已失去治疗信心。闻道"江尔逊高徒班"开设疑难病专科门诊，特来一试。

# 辨证论治

[学生甲] 医书上说盗汗多属于阴虚，这是有道理的。因为夜间属阴，夜眠汗出，当然是阴虚。但有的患者白天午睡也汗出不止，也属于阴虚吗？

[老师] 首先要明确盗汗的概念。不论是在夜晚，还是在白天，只要入睡汗出，醒来汗止，就是盗汗。如《丹溪心法》所说，"盗汗者，谓睡而汗出也。不睡则不能汗出。方其熟睡也，凑凑然出焉，觉则止而不复出，非若自汗而自出也"。这是盗汗的概念。

而《证治准绳》将盗汗的病因病机归结为：各种致病因素"伤损阴血，衰惫形气。阴气既虚，不能配阳，于是阳气内蒸，外为盗汗"。不论夜晚还是白天，寐（入睡）则属阴，阴虚则阳旺，"阳加于阴谓之汗"（《素问·阴阳别论》）。

儿科

证之临床，外感病盗汗多属邪恋少阳，而内伤杂病盗汗则多属阴虚，属气虚或阳虚或湿热者比较少见。

[学生甲] 盗汗一症，古今医书确实大多责之阴虚内热，阳失潜藏，而以滋阴降火、潜阳镇摄为正治方法。但本例患儿屡用当归六黄汤、知柏地黄汤等滋阴降火，又配合潜阳镇摄药物，为什么乏效呢？

[老师] 当归六黄汤、知柏地黄汤等，寒凉降火有余，而滋脾敛肝不足。用于成人尚可，用于以"脾弱肝旺"为病理特征的小儿，则不甚契合。

若投药二三剂不见起色，犹误认为药力未到而继续用之，用至五六剂，恐难免损脾败胃之虞。

观本例患儿，虽然夜热盗汗，但其他一系列症状，并无明显的内热或火旺之征；其舌质淡红，苔薄白欠润，脉弦缓，也非明显的内热或火旺之象，宜其服药乏效明矣。

据患儿症状、舌脉，直断为脾阴亏损，肝旺阳浮之证。

拟用滋脾敛肝，潜摄浮阳之法。

予张锡纯资生汤加味：生山药 30g，玄参 15g，白术 10g，生鸡内金 6g，大力子 6g（炒捣），白芍 10g，生龙骨 30g，生牡蛎 30g，丹皮 10g，地骨皮 10g。6 剂。

二诊（9月27日）：服药2剂，夜热盗汗明显减轻，服完6剂遂止。纳转佳，口不干，大便畅，舌淡红苔薄白，脉缓。

处方：生山药900g，生鸡内金30g，共轧为极细末，每晨用30g，煮粥，调以白蔗糖令适口，连服1个月。

半年后随访，夜热盗汗一直未复发，面容、黑睛转正常。

| 病名 | 主症 | 辨证 | 治法 | 选方 |
|------|------|------|------|------|
| 盗汗 | 盗汗低热 | 脾阴亏损<br>肝旺阳浮 | 滋脾敛肝<br>潜摄浮阳 | 资生汤 |

# 思辨解惑

[学生乙] 所谓"脾弱肝旺"，是指小儿杂病的一般病理，并不是盗汗一症的具体病理。但患儿服用滋脾敛肝、潜摄浮阳的资生汤加味后，效果确实佳良，是什么道理？

[老师] 一般性寓于特殊性之中。盗汗一症，固然是阴亏液耗，阳失潜藏所致，但阴阳失去平衡的根源何在呢？观本例患儿，除了夜热盗汗这一症状之外，尚伴有神倦欲眠，形瘦色苍，黑睛带绿，口干喜饮，纳差，大便干燥等一系列症状。这一系列症状是可以用"脾弱肝旺"四字来概括的。

所谓"脾弱"，具体言之，这里是指脾阴不足；脾阴不足，则滋生阴精的功能必然减弱，而身形困顿。

所谓"肝旺"，亦具体言之，这里是指肝阴不足，肝中所藏的相火因之偏旺；肝旺，不仅乘脾，而且消耗阴精的机会亦增多。

这就是患儿身形困顿与夜热盗汗俱见的根本原因。而身形愈困顿，夜热盗汗愈甚，反之亦然，形成了一种恶性循环。要想切断这种恶性循环，就必须以滋脾敛肝为主。这样图本以治，自然效佳。

[学生丙] 符合滋脾敛肝法度的方药不少，为什么要独选资生汤呢？

[老师] 资生汤是近代名医张锡纯治疗阴虚劳热的第一方，载于《医学衷中参西录》第一册。我一向认为本方的主要功效是滋补脾阴。

方中重用生山药大滋脾阴，辅以白术健运脾气（脾阴虚多伴脾气虚，宜气阴同补）；佐以生鸡内金（鸡之脾胃），不但取其消食磨积，更取其以脾胃补养脾胃；又用玄参退虚热，大力子润肺滑肠通便。

我在原方基础上加白芍敛肝，丹皮、地骨皮助玄参退虚热，龙骨、牡蛎潜摄浮阳。

[学生乙] 古代医家治疗盗汗，也有从脾阴方面来考虑的吗？

[老师] 有，如清·陈修园治疗盗汗，喜用"莲枣马豆汤"，方中莲米、大枣、马料豆便是滋补脾阴的药物。

又如清·林佩琴治疗盗汗，喜用"益阴汤"，即在六味地黄汤滋补肾阴的基础上加麦冬、莲米滋补脾阴，白芍、五味子敛肝，地骨皮退虚热，灯芯引热下行。

这2首处方我都做过一些临床验证，其疗效均不如资生汤加味理想。

[学生丁] 资生汤加味治疗小儿盗汗，运用的机会多吗？

[老师] 运用机会很多。我治疗小儿盗汗，几乎必用此方加味，驾轻就熟，屡用不爽。

有乡村医生祝某，言其小儿8岁，盗汗2个月，迭用滋阴潜阳方药不愈，特来索一方。我当即书此方加味，彼视之，流露出不相信的神态。我说"试服2剂无妨"。不久来告曰："果然服2剂盗汗即止！"

如服数剂后盗汗减少而未全止，可加仙鹤草30g；如盗汗兼自汗，可加黄芪15~30g。

[学生乙] 患儿盗汗已痊愈，还用生山药、生鸡内金做药膳连服1个月，是否有此必要？

[老师] 很有必要。因为盗汗虽初愈，但患儿脾阴不足的病根仍然存在，所以必须继续滋养脾阴，充实其生化之源，才能防止复发。

生山药虽是寻常服食之品，但其味甘归脾，能大滋脾阴；且色白入肺，液浓入肾，又能润肺滋肾；少佐生鸡内金消而导之，运化其补益之力，则久服也不会产生满闷之感；加白蔗糖令适口，患儿必喜食。

张锡纯治疗阴气虚损的多种疾病，常以此法善后，值得借鉴。而张氏的经验亦有所本——本于《内经》"食养尽之"四字。这确实是一条行之有效的康复之道。

# 尚未引起临证者足够的重视

### （小儿厌食4个月）

## 诊断现场

男患，5岁，1993年12月5日初诊。

其母诉称：患儿从3岁开始经常食鱼肝油及多种滋补营养品，喜吃零食，食欲渐差。近4个月来厌食，有时完全拒食。强迫其进食则呼叫，伴呕恶。

医者嘱停服鱼肝油及一切补品，节制零食，予服山楂冲剂、保和汤7天，纳稍开，但食后易呕逆。

更医予七味白术散（汤）、资生健脾丸（汤），间断服用七八天，仍然厌食。

刻诊：形体消瘦，面色带黄而稍黯，白睛泛绿，容易发怒，睡眠不安，口干思饮，大便干燥，舌质偏红，苔薄黄欠润，脉弦细。

# 辨证论治

[学生甲] 厌食症是现代中医病名，古代中医文献上似乎未见记载，中医高校儿科教材说，厌食是指小儿较长时间见食不贪，食欲不振，甚则拒食的一种常见病症；此病病机主要是脾胃不和，受纳运化失健。——所以治疗的重心主要在脾胃；脾失健运用曲麦枳术丸，胃阴不足用养胃增液汤，脾胃气虚用参苓白术散等。

本例厌食前医治脾胃乏效，是何道理？

[老师] 近年来随着物质生活的逐渐改善，临床上竟屡遇小儿厌食之症，有一些患儿选用消食开胃、健脾益气、滋养胃阴等方药效不佳甚至完全无效，令医者困惑不已。

困极则思变。仲景遗训："见肝之病，知肝传脾，当先实脾。"此为五行相克的具体运用。而五行相克，本来就是我克你，你克我。那么可不可以举一反三，反推逆定理呢？

儿
科

[学生甲] 如反推逆定理，那就是："见脾之病，知脾传肝，当先养肝。"

[老师] 对！所以我们尝试使用养肝、疏肝、敛肝等方法，果然大大提高了疗效。——可见小儿厌食症与肝旺的关系非常密切。

若患儿伴有形瘦色苍、睡眠不安、易怒易惊、大便干燥等，更应以治肝为主，本例便是。

考虑为肝旺脾弱，胃失润降。

治宜疏肝扶脾，滋胃降逆。

予自拟"舒肝滋胃汤"：

柴胡 10g，黄芩 6g，天花粉 10g，白芍 12g，炒枳实 10g，乌梅肉 10g，虎杖 12g，黄连 3g，连翘 10g，北沙参 12g，冰糖 15g，2 剂。

煎服法：冷水浸泡 1 小时，文火煎沸半小时，连煎 2 次，纱布过滤，约得药液 150ml，分 5 次温服。

此外，每日取炒决明子、冰糖各 30g，开水浸泡，口渴即饮，并断其零食。

二诊：服药后未再呕逆，亦喜喝决明子冰糖水。服完 2 剂，解干燥大便 3 次，勉强进食少许，睡眠稍安。

①效不更方，上方加百合、炒莱菔子各 12g，再服 2 剂；决明子冰糖水继续饮用。

②药羹方：太子参 30g，生山药 30g，茯苓 15g，炙甘草 5g，生扁豆 15g，百合 20g，莲米（去心）20g，北沙参 30g，糯米 500g，诸药烘脆轧极细，糯米炒熟磨细粉，混匀；每日早晚各取 20g，加水适量，煮作羹，调以白糖令适口，饭前服。

效果：药羹服至一半左右，患儿知饥索食，大便正常，睡眠较好，气色渐渐好转。

| 病名 | 主症 | 辨证 | 治法 | 选方 |
|---|---|---|---|---|
| 厌食 | 厌食易怒<br>便秘眠差 | 肝旺脾弱<br>胃失润降 | 疏肝扶脾<br>滋胃降逆 | 自拟"舒<br>肝滋胃汤" |

# 思辨解惑

[学生甲] 为什么老师自拟的舒肝滋胃汤，能够对这类厌食投之立效？能详细解释一下吗？

[老师] 本方综合取舍于《伤寒论》小柴胡汤、四逆散和《温病条辨》连梅汤，为辛苦合酸甘复法：辛散肝郁，苦泻心火（实则泻其子），酸敛肝阴，甘养胃津，故能疏肝扶脾，滋胃降逆。

再配饮决明子冰糖水滋胃润肠通便，肠气一通，胃气立降，胃纳便开。所以配合用之，见效更快。

再反思过去治疗此症，尽信书，专治脾胃；治之不效，便冥思苦想，反推什么逆定理，竟然忘记了朱丹溪的名言：小儿本来就"肝常有余"。

[学生乙] 中医高校教材也肯定"肝常有余"是儿科的重要病机。不过，教材认为肝常有余指的是小儿患病容易出现高热、惊风等症。换句话说，肝常有余是对小儿易动肝风这一病理特点的概括。

老师说的肝常有余显然不是这个意思，而是指情志方面的病因。这一新见解恐怕难以被大多数医者接受，因为人家会问：难道年仅四五岁的小儿患病也与情志因素有关吗？

[老师] 当然有关，只不过不完全同于成年人罢了。大家知道，小儿为稚阴稚阳之体，脏腑娇嫩，形气未充，大脑发育未臻完善，所以小儿七情为病，便有些不同于成年人。一方面，小儿对某些情志因素如忧、思、悲等不大敏感。古诗有云，"少年不识愁滋味"；有少数天赋高而能吟诗作赋的，也不过"为赋新词强说愁"而已。另一方面，小儿又对某些情志因素如怒、惊、恐等相当敏感，触之容易犯病。

有的独生子女，因家庭溺爱，脾气不好，任性，易怒，人称"小皇帝"，就是肝旺的表现。这些"小皇帝"喜吃零食，挑食，不合口味就拒食，渐渐食欲下降，久之发展成厌食症。

古贤说过：胃为传病之所，肝为起病之源。虽不是针对小儿厌食症说的，但用来解释小儿厌食症的病机，不是很合适吗？所以治疗此症，不能只靠药物，应当教养与药治相配合。而药治不以治肝为主者，非其治也。

现在不少有识之士颇注意于医学模式的转变，即由生物医学模式转向生物 - 社会 - 心理医学模式，强调重视人类的心身疾病。但我觉得这些好像都是针对成年人的，并不涉及儿童。观照临床，儿科不少病症与情志因素的内在联系，迄今尚未引起临证者足够的重视，实在遗憾。

[学生丙] 本例小儿厌食，其病机是肝旺脾虚，胃阴也虚，所以用老师的经验方有效。如肝旺脾虚而胃阴不虚，口不干，大便不干燥，当用何方治疗？

[老师] 径用《温病条辨》的椒梅汤化裁即可，药用乌梅肉、太子参、白芍、生山药各 10g，黄连、干姜各 1.5g，法夏、炒枳壳、生鸡内金各6g，黄芩 3g。

此方泄厥阴、和少阳、护阳明，颇有开胃进食之妙。一般服二三剂，待厌食症减轻后，续用七味白术散加白芍、乌梅肉、生鸡内金等缓图之。

[学生丁] 若四诊合参，确知其病位局限在脾胃，而与肝经基本无涉，但常用消导、健运方药乏效，应如何治疗？

[老师] 应辨别是否属于脾胃气阴两虚？如小儿厌食伴神疲乏力，易出

儿科

247

汗，口唇欠润，大便时干时稀，舌淡少津等，便是脾胃气阴两虚，遣药讲究甘淡平和，可用明代《慎柔五书》六和汤加减：

太子参、北沙参、茯苓、生山药、生扁豆、乌梅肉、白芍、石斛各10g，白术、生甘草各6g。服数剂，待以上症状改善后，再每日取生山药30g，生鸡内金6g，轧为细末，分为2等份；早晚各取1份，煮为糊状，调白糖令适口，连服半月以上，这是近代名医张锡纯健脾助运的独特经验，疗效可靠。

此外，临床上还可见到小儿厌食症的肺虚及脾，即子盗母气证型：厌食，面白形瘦，精神委顿，干咳，卧则汗出，大便干。而肺部检查却无病变。

宜脾肺兼治，俾母子相生，同臻泰境。我习用张锡纯的资生汤加味：生山药15g，白芍、生龙骨、生牡蛎各10g，白术、玄参、地骨皮各6g，炒牛蒡子、生甘草各3g。此方扶脾气，益胃阴，滋肺津，敛浮火，一般服2~4剂，干咳、盗汗渐止，饮食渐增。

中医师承实录——我与先师的临证思辨

# 泄泻

# 现代治疗掩盖了什么？

## （小儿泄泻 5 个月）

儿
科

## 诊断现场

吴某，女，7 个月余，1990 年 2 月 8 日下午诊。

患儿出生后 2 个月之内大便比较正常。后因喂养不当，而致泄泻。初为水样便，夹不消化之食物。

服藿香正气散 2 剂未效，改服西药、打针、输液，亦无显效，又改服中药。5 个月来，迭用保和丸、参苓白术散、附子理中汤、真人养脏汤、四神丸等汤剂，并用中药轧细敷脐，仍然泄泻不止。

9 天前因病情加重，昼夜泻下无度，收住某院儿科病房，诊断为"单纯性消化不良"。

经连续输液、抗感染、服收敛止泻药 9 天，病情仍无好转。

患儿父母心急如焚，束手无策之际，偶闻本室屡用中药速愈小儿久泻，背负患儿前来求治。

刻诊：患儿面色苍白，精神较差，哭声低微，唇色淡而欠润泽；日泻 10~20 次，上午泻下次数最多，粪质如鸭溏，无特殊臭味；饮食尚可，小便略少，舌质淡，苔白少津，指纹呈淡青色。

# 辨证论治

[学生甲] 我一直在思考病机问题。本例泄泻的主要病机是什么呢？

[老师] 久泻伤耗脾气、脾阴，伤及脾阳。

[学生乙] 本例久泻伤脾气及脾阳的症状是有的，如面色苍白，哭声低微，唇舌淡白，粪如鸭溏等均是。

但伤阴之症几乎没有。如真的久泻伤阴，必然出现小便黄少、皮肤弹性降低、心烦、口渴、舌红绛少津等症征。

[老师] 伤阴之象不明显的主要原因是长时间输液。我认为，输液作为现代医学常用的一种治疗手段，确能救急扶危，增强机体耐受力，但有时又可能掩盖一些真实病情。

现在临床上已很难见到温病学家所描述的温热病营血分证候的典型舌象和体征，其主要原因也在于此。我觉得这好像给辨证论治罩上了一层迷雾，不知大家有同感否？如本例久泻患儿，除了唇欠润泽、舌苔少津之外，几乎没有伤阴的典型症征。

故其存在伤脾阴的病机，主要是从病史及治疗经过来综合考虑的。

[学生丙] 我看过杂志上不少有关脾阴虚的文章，都说脾阴虚者大便干燥。本例脾阴既伤，为什么还泄泻不止呢？

[老师] 我认为，一般意义上的脾阴虚与久泻伤脾阴之间是不能画等号的。因为泄泻总不离乎湿，今脾阴虽伤，而湿邪犹存，所以仍然泄泻不止。且脾阴愈伤，脾气愈虚（经言"阴虚则无气"），则脾之运化与转输之功亦愈差，泄泻必愈甚；反之亦然。这就是恶性循环。

根据患儿泄泻病史、治疗经过和现症，考虑为久泻伤耗脾气、脾阴，伤及脾阳之证。

宜综合七味白术散、滋阴清燥汤、理中汤、仙桔汤为一复方治之：

潞党参 10g，白术 10g，茯苓 12g，葛根 10g，藿香 10g，广木香 6g，生甘草 10g，生山药 60g，滑石 30g，白芍 30g，干姜 6g，桔梗 10g，仙鹤草 30g。

煎服法：

冷水浸泡 10 分钟，文火煮沸 1 小时，滤取药液 200ml，加白糖令适口，分 5 次喂服，每隔 1 小时喂 1 次。西医治疗措施照旧。

中医师承实录——我与先师的临证思辨

二诊（2月9日中午）：患儿之父来诉：因药味不太苦，服药不困难，昨夜已服完。今晨第一次大便已基本成形，尔后又解3次，仍是溏粪，但比以往稍干。

效不更方，上方再服1剂。

三诊（2月10日下午）：泄泻止。今日大便1次，完全成形。患儿之母喜滋滋道："5个月来从未解过1次这样正常的大便。"

又予善后方药：健脾膏片600片（本院自制，即参苓白术散加白糖，每片含生药0.5g），每次服2片，嚼服，或轧细温开水吞服均可，1日3次。

半年后追访，知其出院之后，泄泻一直未复发，身体渐渐胖壮。

| 病名 | 主症 | 辨证 | 治法 | 选方 |
|------|------|------|------|------|
| 泄泻 | 昼夜泻下无度 | 久泻伤耗脾气脾阴，伤及脾阳 | 滋阴清燥兼益气助阳 | 七味白术散 滋阴清燥汤 理中汤 仙桔汤 |

儿科

# 思辨解惑

[学生甲]本例患儿泄泻达5个月之久，除使用西药外，还反复使用过散寒、消导、健脾、温阳、止涩等中药，仍然泄泻不止。今老师用七味白术散加味，如此平淡的方药，竟然1剂知，2剂已，凭我有限的阅历，实在有点感到意外。

[老师]不要理解成"七味白术散加味"。因为我用的是复方。这个复方中包含有七味白术散、滋阴清燥汤、理中汤、仙桔汤4首方子。更值得指出的是：这个复方的重心是滋阴清燥汤，而不是七味白术散。

[学生甲]但"七味白术散加味"与七味白术散合其他3首方子，说的是一回事。

[老师]怎么是一回事呢？前者是指七味白术散加上一些单味药物，后者则否。大家知道，单味药物一般是针对具体症状而加用，而处方则是针

对病机而设的。

[学生乙] 按老师的思路，本例久泻的病机是个复合病机，所以要用复方来综合治疗。老师所用的复方包含四首方子，其中只有理中汤我们比较熟悉，对七味白术散知之不多；至于滋阴清燥汤、仙桔汤，则是闻所未闻，能否讲解一下？

[老师] 七味白术散即四君子汤加藿香、广木香、葛根，载于宋·钱仲阳《小儿药证直诀》一书。本书谓此方"治脾胃久虚，呕吐泄泻，频作不止，精液苦竭，烦渴燥……不论阴阳虚实并宜服"。

方中内寓四君子汤补脾气，藿香、广木香降泄浊阴，葛根升腾清气。因葛根又善生津止渴、止泻、解肌热，故泄泻伤脾气及脾阴者，若阴伤不甚，单用此方即可奏效。

但本例久泻达 5 个月之久，脾阴之伤已非轻，故又合滋阴清燥汤大滋脾阴，此方载于近贤张锡纯《医学衷中参西录》。至于仙桔汤……

[学生丙] 请允许我打断一下，我想进一步请教有关伤脾阴的治疗问题，并已带来了《医学衷中参西录》。第一，书中所载滋阴清燥汤，即山药 30g，滑石 30g，白芍 12g，甘草 9g，并未明言治疗久泻伤脾阴之证；第二，中医教材上也无久泻伤脾阴的论述，教材论述的是泄泻"伤阴"，用的是连梅汤。

[老师] 教材不可能写得面面俱到，细致入微；人体患病也不可能与教材上写的证型完全吻合。至于滋阴清燥汤，张锡纯虽未明言其专治久泻伤脾阴之证，但仔细体会他结合病案所作的一些论述，是会有所启发的。如："有孺子年四岁，得温病，邪犹在表，医者不知为之清解，遂投以苦寒之剂，服后滑泻，四五日不止。上焦燥热，闭目而喘，精神昏聩。延为诊治，病虽危险，其脉尚有根底，知可挽回，俾用滋阴清燥汤原方，煎汁一大茶杯。为其幼小，俾徐徐温饮下，尽剂而愈。"

他还着意指出，治疗"下久亡阴"之证，"清其燥热，则滑泻愈甚；补其滑泻，其燥热必愈甚。唯此方，用山药以止滑泻，而山药实能滋阴退热，滑石以清燥热，而滑石实能利水止泻，二者之功用，相得益彰。又佐以芍药之滋阴血、利小便，甘草之燮理阴阳和中宫，亦为清热止泻之要品。

汇集成方，所以效验异常。愚用此方，救人多效，即势至垂危，投之亦能奏效"。

这就是说，治疗久泻伤脾阴之证，应当在滋补脾阴的同时渗利水湿。实践证明，只要遣选滋阴不碍湿，利湿不伤阴的药物，就有并行不悖，相辅相成之妙用。

[学生丙]滋阴清燥汤治疗久泻伤脾阴之证，经得起重复吗？

[老师]经得起重复。坦率地说，我用此方治疗久泻伤脾阴，实为过来人。70年代初期，我在山区工作，那里的山民终年以粗粮为主食，小儿因脾胃娇嫩，患泄泻的不少。加之经济困难，缺医少药，拖成伤阴重证的也不鲜见，其症状、体征相当典型。

开初，我也是泛泛使用养阴的套方套药，效果很不理想。经过仔细观察与思考，终于悟出小儿因个体禀赋之差异，临床上可表现为伤肝阴、伤脾阴、伤肾阴等不同证型，于是转而分型论治，伤肝阴者用椒梅汤为主，伤脾阴者用滋阴清燥汤为主，伤肾阴者用连梅汤为主，疗效颇高。

尤其是使用滋阴清燥汤时，将原方剂量调整为：山药30~60g、白芍30g、滑石30g、甘草9~15g，更能取得速效。这些经验已整理成"小儿久泻伤阴的辨证论治"一文，刊于《新中医》1974年第二期。

后来我调到城市医院工作，发现单纯性的久泻伤阴之证极少，其原因大约是：城里人一般都是有病早治，且一开始就仰仗输液来维持。一些久泻不止的患儿，其精神、气色并不太差，但使用治疗泄泻的不少方药总不易见效。结合病史和治疗经过来分析，一般是久泻导致脾气、脾阴、脾阳均有所损伤。其中脾气、脾阳之伤多为显症，而脾阴之伤却多为隐症或潜症。我们透过现象捉住本质，进而采用补脾气、温脾阳、滋脾阴、利水湿的综合治法，屡奏速效。

[学生丙]老师讲到仙桔汤时被我打断了，能否接着讲？

[老师]仙桔汤即仙鹤草、桔梗2味药。这是朱良春老中医治疗久泻的经验用药。我借用来加入当用的复方之中罢了。附带提一下，治疗久咳不止的方药中加入这2味药，颇能提高疗效，大家可以试一试。

## 咳喘

# 穷追细问病史与治疗史
### （小儿夜咳 2 个月）

## 诊断现场

患者，男，4 岁。1997 年 4 月 8 日诊。

夜间咳嗽 2 个月。初为不慎受凉，昼夜均咳。服西药、输液 7 天后，昼咳已缓，而夜咳依然。

配服中药金沸草散、止嗽散加减及急支糖浆、蛇胆陈皮液等中成药 10 余天，夜咳不减。经胸部拍片及化验，肺部无病变。

更医数人，有谓肺燥津伤者，有谓阴虚火旺者，用方皆无效，迁延 2 个月。闻道我室治疗疑难病有效，便前来一试。

刻诊：夜卧不安，呛咳频繁，上半夜尤甚，食欲明显下降，口干思饮，大便干燥，舌质红，苔黄厚腻，脉滑数。

## 辨证论治

[学生甲] 本例小儿夜咳迁延 2 个月，遍用中西药物乏效，肺部检查又

无病变，区区小恙竟然这样棘手，难怪家长抱怨。民间历来就有"名医不治咳喘"之谚，我想，名医之所以不愿治疗咳喘，一是由于一般认为咳喘是小病，治好了算不得本事；二是有的咳喘确实很难治，治不好病家不谅解，说你没本事。

[老师] 我认为"难治"二字要具体分析，是真的难治，还是治不如法？——清代名医吴鞠通强调医生取得高效的关键是："全在认证无差。"像本例咳嗽，不是教科书上对咳嗽的常见分型，所以，我根据自己的长期临床经验，考虑有可能是一种"食积咳嗽"的证型。

辨识小儿食积咳嗽很容易：小儿外感咳嗽，屡经西药、中药治疗，外感已解，但咳嗽不减，迁延 1 个月以上，且出现一些特异性症状——白天咳嗽较稀，或基本不咳，而夜间咳嗽频频，伴睡眠不稳，身微热，踢被盖，或手足喜欢露在被盖之外。这时就要认真考虑是否属于食积咳嗽，慎勿继续袭用止咳化痰的套方套药。

儿
科

为了明确诊断，医者应向家长详询患儿的饮食、大便情况；最后，也是最关键的是要仔细观察舌象。如患儿食欲不振，大便臭秽或秘结，舌质偏红，舌苔黄腻，多为长期饮食积滞，致胃失和降，胃气上逆，而冲肺作咳。

[学生乙] 经老师一一点破，小儿食积咳嗽实在简单之至。但一到临床又成了难题，真是"熟读王叔和，不如临证多"！像本例小儿夜咳 2 个月，迭用中西药不效，看似难治。但老师接诊后却轻车熟路，明确诊断为食积咳嗽，投方即效。所以我想，老师如此熟悉小儿食积咳嗽，必定有长期积累的认证经验可以传授。

[老师] 临证时要注意两点：第一，小儿食积咳嗽，有的并无暴食史，也无嗳腐吞酸、胸腹胀满等明显的食积之象。如果不向家长详询，就会视而不见。第二，咳嗽夜间加重，又多伴有手足心热，或夜间低热，疑似阴虚咳嗽。如果像张仲景批评的那样"相对斯须，便处汤药"，就容易对号入座，轻率使用滋阴润肺的方药，愈治愈殆。

怎样鉴别呢？除了穷追细问病史与治疗史之外，最关键的是要验之于舌象。阴虚咳嗽者，舌嫩红无苔或少苔，而绝无腻苔；食积咳嗽者，无论舌苔厚与薄均显黄腻，为食积蕴酿的浊热上逆之象。

[学生乙]既然如此，那么治疗小儿食积咳嗽，单靠药物恐怕难以奏佳效？

[老师]对！我治小儿食积咳嗽，从不单靠药物，而是遵照张仲景"损谷则愈"之旨，首先是要求小儿夜餐要尽量简化，最好勿食高蛋白、高脂肪等难以消化的食物，而以素食为主，并戒断零食。在这一"食方"的前提下来图药治，常收"一剂知，二剂已"之卓效。有的家长在小儿病愈后常常感叹："早知如此，何苦吃那么多冤枉药！"

此显系食积咳嗽，治宜消食化痰，清热和胃，领邪外出。

予自拟"小儿食积咳嗽方"加减：

柴胡 10g，黄芩 10g，法夏 10g，茯苓 15g，枳壳 10g，白术 6g，焦四仙各 12g，连翘 15g，酒大黄 3g（后下），2 剂，浓煎频喂；若服第一剂后大便已通畅，第 2 剂去酒大黄。

二诊：服 1 剂，当晚泻下臭秽粪便 2 次，呛咳大减；服 2 剂（去酒大黄）后黄腻苔消退近半，不再喜饮，而知饥索食，夜间仅偶尔咳嗽几声。

转用《慎柔五书》六和汤加味：太子参 10g、白术 6g、茯苓 12g、甘草 3g、山药 12g、扁豆 2g、浙贝 10g、桔梗 6g、杏仁 10g、枇杷叶 15g。

服 4 剂，夜咳消失，安卧达旦。

| 病名 | 主症 | 辨证 | 治法 | 选方 |
|---|---|---|---|---|
| 咳嗽 | 夜间咳嗽<br>舌红苔黄厚腻 | 饮食积滞<br>胃失和降<br>上逆冲肺 | 消食化痰<br>清热和胃<br>领邪外出 | 自拟"小儿食积咳嗽方" |

# 思辨解惑

[学生乙]我看老师自拟的"小儿食积咳嗽方"，实为《伤寒论》小柴胡汤与《丹溪心法》保和丸的合方，对吗？

[老师]准确说是小柴胡汤与大安丸（即保和丸加白术）合方加减。

以小柴胡汤旋转枢机，升清降浊；以大安丸消食导滞，运脾和胃。

其组成是：柴胡 10g，黄芩 6~10g，法夏 10g，茯苓 15g，陈皮 10g，白术 10g，焦四仙各 12g，连翘 10~15g。

主要加法有：

①呛咳甚加炙麻黄 3g，射干 6g，百部 10g 祛风利咽；如乏效，可能伴有肝旺，则改加蝉衣、僵蚕、地龙各 10g 平肝解痉。

②大便偏干，加瓜蒌仁 12g，牛蒡子 10g 清热润肠；大便秘结，加酒大黄 3~5g 泄热通腑，得泻下则去之。

③咳而呕，加生姜 6g，竹茹 10g 降逆止呕。

如认证无差，服本方二三剂，夜咳大减，但留有咳嗽"尾巴"，可转用验方"止咳十一味"（当归、川芎、法夏、茯苓、陈皮、甘草、桑皮、青皮、五味子、杏仁、川贝母各 6g）二三剂扫尾。——我曾说过，这一止咳验方药味平淡，但组合离奇，很难牵强附会地诠释。

如夜咳已止，而显出脾胃气阴不足之象，则继用明代《慎柔五书》六和汤（太子参、白术、茯苓、甘草、山药、扁豆）加味滋脾养胃以善后。

[学生甲] 小儿食积咳嗽为什么多在夜间，或在夜间明显加重呢？

[老师] 昼为阳，夜为阴，阴主静，故夜间脏腑功能减退；小儿脏腑娇嫩，夜间脾胃功能更弱于成人，饮食难化，便聚湿生痰，上贮于肺，使肺气膹郁。

《内经》将咳嗽的总病机归结为痰饮、水湿等病理产物"聚于胃关于肺"，今移来解释小儿食积咳嗽的主要病机，也是若合符节的。

[学生乙] 本例小儿食积咳嗽，上半夜尤甚，这是一般规律吗？

[老师] 是的，多在上半夜加重，大概是夜餐不久，难以消化，加重了脾胃的负担吧？不过也偶有凌晨咳嗽加重者。

近代四川医家唐宗海在《血证论》中说："食积之火，至寅时流入肺经。"寅时即凌晨 3~5 时，中医子午流注学说认为寅时是手太阴肺经主令之时。

[学生乙] 既是肺经主令之时，则肺气旺盛，应当不咳才对？

[老师] 食积之火，至寅时流入肺经；但肺旺不受邪，便通过剧烈咳嗽

儿
科

257

将犯肺的痰火清除出去，属于机体的自我保护性反应。

[学生甲] 小儿食积咳嗽，古代医书未见明确记载，现代中医高校教材也未单列这一证型；近年来中医药刊物上虽偶有报道，但立论的重点是脾肺两虚，运用脾肺双补或培土生金之法。此与老师所论证型完全不同，究竟以何者为是？

[老师] 我也注意到这些零金碎玉的临床报道。客观地说，小儿久咳之属脾肺两虚或土不生金者，古今医书均不乏详细记载。现代医学认为此类小儿免疫功能低下，容易感冒，上呼吸道反复感染，属于"易感综合征"范畴，又称为"难治性咳嗽"。但中医运用脾肺双补或培土生金之法，用六君子汤合桂枝汤、玉屏风散加减，疗效不低。

仁者见仁，智者见智，这或许是小儿食积咳嗽的另一种证型吧。不过这种证型很容易辨认，中医一般不会误诊误治。

[学生甲] 脾肺两虚或土不生金的久咳，中医高校教材已明确将其归属于内伤咳嗽。不知老师所指的小儿食积咳嗽，到底属于外感咳嗽，还是内伤咳嗽？

[老师] 临床实际是很难凿分，或者说外感与内伤兼而有之。据长期临床观察，较长时间饮食失节，脾胃已伤的小儿，不患外感则已，一旦患之，往往迁延缠绵；或外邪虽暂除，而食积未消，胃纳与脾运均差，饮食不化精微，反聚湿生痰。生痰之源不澄洁，贮痰之器岂清虚？所以消食化痰，运脾和胃，领邪外出，便是小儿食积咳嗽的正治之法。

我习用的"小儿食积咳嗽方"，内寓小柴胡汤。此方作为少阳病之主方，却首见于《伤寒论》太阳病篇，乃是由于：小柴胡汤可以旋转少阳枢机，从少阳之枢，以达太阳之气，而引领邪气外出。——我在探索治疗小儿食积咳嗽的专方之时，是充分考虑到了小柴胡汤这一外感与内伤可以兼而治之的独特功效的。

中医师承实录——我与先师的临证思辨

# 如履薄冰的真实心态

## （小儿咳喘 1 个月）

儿
科

## 诊断现场

常某，男，56 天，1986 年 2 月 6 日初诊。

患儿系 8 个月早产儿，出生 20 天即患肺炎；住院 14 天，好转出院数日，咳喘复发。

曾服麻杏石甘汤数剂病减，但停药复发，且日渐加重，不发烧。迭经打针、服药、输液、输氧，病情不减，且多次出现病危。

西医诊断：喘息性肺炎；先天性心脏病（房缺）。

不得已，转来中医门诊。

诊见：患儿精神萎靡，面色苍白。肌肤瘦瘪；咳喘气紧，喉中痰声辘辘，口唇发绀；啼哭之际，冷汗淋沥；夜寐不安，时而烦躁惊厥，四肢冰冷；拒进乳食，大便夹乳食残渣；舌质淡、苔白，指纹淡红。

# 辨证论治

[学生甲] 本例喘息性肺炎，症状不少，危象毕呈，病机很复杂，稍不谨慎，虑其"动手便错"。老师是怎样掌握其病机的呢？

[老师] 使用归纳法，就一目了然：

第一，患儿早产，先天不足；咳喘迁延1个月，迭用西药乏效，症见精神萎靡，面色苍白，口唇发绀，冷汗淋沥，烦躁惊厥，四肢冰冷，显系心阳虚惫。

第二，肌肤瘦瘪，拒进乳食，大便夹乳食残渣，显系胃虚不纳，脾虚失运。

第三，咳喘气紧，痰声辘辘，显系痰气冲逆犯肺。

前二条是正虚，第三条是邪盛。

[学生乙] 基本病机既然是正虚邪盛，基本治则自然是扶正祛邪。但据此遣方用药，如何下手？

[老师] 从总体上掌握基本病机及治则，可以避免遣方用药时出现原则性的失误，这是值得临证时高度重视的。而在具体施治时，还得依据具体病机，确立具体治则，才能丝丝入扣。

本例的具体病机是心阳虚惫，脾胃困顿，痰气上逆。

具体治法应是温壮心阳，运脾和胃，祛痰降逆。

因心阳虚惫显得急重，故把温壮心阳作为救治的重心。

综合考虑为体弱患感，正邪相争已久，正不胜邪，致阴阳俱伤，风寒羁肺，肺失宣降；加之心阳衰弱，脾运不昌，正气日衰，故尔缠绵而渐趋危殆。

《伤寒论》中说："喘家，作桂枝汤，加厚朴杏子佳"，故拟化气调阴阳兼降气止喘之桂枝加厚朴杏子汤加味：

桂枝3g，白芍6g，甘草3g，大枣10g，生姜2片，厚朴10g，杏仁6g，苏子10g，白芥子5g，炒莱菔子6g，葶苈子6g，黄芪15g，白术6g，茯苓6g。

服1剂，当晚汗出溱溱，喘咳、气紧、冷汗大减，安卧。服完2剂，纳开，大便正常；颜面、口唇转淡红，唯仍咳嗽。上方去莱菔子，加旋覆花 3g（包煎），桔梗 6g，法夏 6g。服 3 剂，诸症痊愈，精神爽慧，面色红润，纳增，眠佳，二便正常。

后有微咳，左眼眵多，服金沸草散加菊花、连翘、桑叶 2 剂，以后咳喘未复发。（本案已载入《桂枝汤类方证应用研究》一书——笔者）

附记：本例患儿愈后曾经华西医科大学附属医院检查，已否定"先天性心脏病"的诊断，现已 5 岁，身体健康。

| 病名 | 主症 | 辨证 | 治法 | 选方 |
|------|------|------|------|------|
| 咳喘 | 咳喘痰鸣，冷汗淋漓，拒进乳食 | 心阳虚惫，脾胃困顿，痰气上逆犯肺 | 温壮心阳，运脾和胃，祛痰降逆 | 桂枝加厚朴杏子汤、苓桂术甘汤、三子养亲汤、葶苈大枣泻肺汤合方 |

儿
科

# 思辨解惑

[学生甲] 本例早产儿出生 20 天即患肺炎，住院 14 天，好转出院数日，咳喘复发，迭经西医药救治，病情不减，迁延 1 个月，且多次出现病危。老师接诊时，心中有绝对把握吗？

[老师] 说实话，的确没有把握，更不要说"绝对"了。虽然开了 2 剂药，但心中很不踏实，故特向患儿父母约定：服完 1 剂即来复诊。次日我们在诊室里等候至 10 时，十分焦急，忽见患儿父母面露喜色而来，急询之，知药已中病，我们才松了一口气，乃嘱其续服第二剂。此后均是坦途，不足道矣。

[学生丙] 既然以温壮心阳为救治的重心，为什么要选用桂枝加厚朴杏子汤加味呢？本方只能调和营卫，祛痰降气，从未听说过有温壮心阳的功效。

[老师] 这就要归功于江尔逊导师的熏陶和启迪了。大家知道，江老近

年来潜心于《伤寒论》基础方证——桂枝汤方证的理论和临床研究，发表了不少独特的见解。江老确信：古贤关于桂枝汤一方"外证得之解肌和营卫，内证得之化气调阴阳"的理论概括，绝不是一句空话。

他认为，桂枝汤一方，系由桂枝甘草汤和芍药甘草汤两方合成，前者辛甘化阳，后者酸甘化阴，合之便能调和外证及内证的阴阳，是实现整体性调节的最佳方药。

《伤寒论》中说："喘家，作桂枝汤，加厚朴杏子佳"，乃言平素阴阳（包括营卫、气血）不足而失调之人，若感外邪而诱发宿喘，宜用桂枝汤调和阴阳，加厚朴、杏仁祛痰降气。

仲景言"佳"，是经得起临床验证的。

但平心而论，我当时遵循江老的思路借用本方，只符合了本例的基本病机（正虚邪盛），尚未切合其具体病机。于是我当场请教江老，江老思索片刻，添上白术、茯苓、黄芪，便成了本方合苓桂术甘汤加黄芪；这一合，便合出温壮心阳的功效了。

江老复诊患儿后，又添上苏子、白芥子、莱菔子、葶苈子，即再合三子养亲汤、葶苈大枣泻肺汤；这一合，不仅合出了运脾和胃的功效，祛痰降气的功效也大大增强了。

由此可见，本方名曰桂枝加厚朴杏子汤加味，实则是一首复方，内寓桂枝加厚朴杏子汤、苓桂术甘汤、三子养亲汤、葶苈大枣泻肺汤4方，共同发挥温壮心阳、运脾和胃、祛痰降气的功效。

[学生乙] 这个复方用得好，收到了高效，值得借鉴。但是否如俗语说的"只此一家，别无分店"了呢？据病历记载，本例曾服麻杏石甘汤数剂病减，但停药复发。老师为什么不借鉴前医的思路呢，何况患儿咳喘气紧，出冷汗，正是麻杏石甘汤的适应证！

[老师]《伤寒论》中说："发汗后，不可更行桂枝汤，汗出而喘，无大热者，可与麻黄杏仁甘草石膏汤。"以方测证，其喘逆为邪气闭肺，故用麻黄配杏仁宣肺开闭，其汗出为郁热壅肺，故用麻黄配石膏宣肺泄热。全方辛凉宣泄，肃肺平喘，乃为实热喘咳而设。

本例喘咳初期服之有效时，必具有此等证候。但停药复发，且日渐加重；虽仍见咳喘气紧，但已不仅仅是出冷汗，而是冷汗淋沥，且伴见一派心阳虚惫的证候，说明已由实喘转化为虚喘。若见前方有效而步其后尘，再用麻杏石甘汤，必犯"虚虚"之戒。

目前临床上似乎存在着一种倾向，就是"对号入座"。如一见肺炎咳喘，便首先考虑使用麻杏石甘汤。这种省疾识证时懒于细察精详，选方用药时喜用套方套药的倾向，是违背辨证论治原则的。

儿
科

# 冲击教科书的"樊笼"

## （小儿顿咳 1 个月）

## 诊断现场

男患，5 岁，1985 年 1 月 20 日初诊。

初似外感咳嗽，服金沸草散加减 4 剂无效，咳嗽日渐加重，且出现痉挛性呛咳，持续咳嗽数十声，涕泪俱出；咳嗽近尾声时，必深长吸气一大口，发出鸡鸣样回声，并竭力咳出胶黏之痰涎，甚则吐出食物，1 日发作 10 余次。

西医诊断为百日咳，用西药治疗 1 周乏效。

中医诊为顿咳，先予泻白散合《千金》苇茎汤 4 剂，继予贝母瓜蒌散合桑白皮汤 3 剂；同时配服鸡苦胆，1 日 1 枚。连续服药 1 周，持续性痉挛性呛咳仍未明显缓解。

刻诊：症如上述，精神委顿，双目浮肿，睑内红赤，舌红苔薄黄，脉细数。

# 辨证论治

[学生甲] 顿咳即百日咳，独见于小儿；因其具有传染性，又称为"疫咳"。

近年来随着百日咳菌苗接种的推广普及，本病的发病率已大大降低，但农村仍时有所见。据临床观察，患儿一旦发病并发生持续性痉挛性呛咳，中西医治疗均很棘手。病情严重者还往往合并肺部感染（肺炎喘嗽），甚则惊厥。

从理论上讲，应当早期发现、早期隔离和及时治疗。但在临床上，至今还没有"截断扭转"的方药，病家医家都只能眼睁睁地看着患儿逐渐进入痉咳期。

[学生乙] 顿咳的早期症状与一般外感咳嗽很难区别，所以只能按外感咳嗽来治疗。我就曾遇到过几例，按外感咳嗽治疗无效，迁延数日，愈咳愈频，直至出现持续性痉挛性呛咳，并伴有特殊的深长吸气声和鸡鸣样回声，方知确实是顿咳。

儿科

于是按照《景岳全书》所示，用桑白皮汤（桑皮、半夏、苏子、杏仁、贝母、黄芩、黄连、山栀）加减泻肺镇咳，疗效不好。

又转而试用钱氏泻白散泻肺清热，《千金》麦门冬汤润燥降逆，《千金》苇茎汤清肺豁痰，效果均不满意，真是"千方易得，一效难求"！

考虑为毒伤肝肾，肝火刑肺之证。

治宜养肝敛火，滋肾解毒，润肺豁痰。

予"简氏顿咳方"加味：

白芍 20g，生甘草 10g，五味子 6g，黄连 3g，地龙 10g，蝉衣 10g，玄参 15g，麦冬 15g，北沙参 15g，生牡蛎 30g，贯众 15g，僵蚕 10g，天竺黄 12g。7 剂，1 日 1 剂。

另用蜈蚣、生甘草各 25g，轧为细末，每次用蜂蜜调服 2g，1 日 3 次，连服 7 天。

效果：服上方 4 剂，痉挛性呛咳显著缓解，服完 6 剂全止，尚余 1 剂未服。

改用沙参麦冬汤合四君子汤以善后。

| 病名 | 主症 | 辨证 | 治法 | 选方 |
|------|------|------|------|------|
| 顿咳 | 痉挛性呛咳<br>伴深长吸气声<br>和鸡鸣样回声 | 毒伤肝肾<br>肝火刑肺 | 养肝敛火<br>滋肾解毒<br>润肺豁痰 | 简氏顿咳方 |

# 思辨解惑

[学生甲] 今观老师使用简氏顿咳方加味治疗本例顿咳，效果不错，似有所会悟。但老师将其病机概括为"毒伤肝肾，肝火刑肺"，听起来颇感生僻（特别是"毒伤肝肾"4字），不知这一病机概括有何根据？

[老师] 顿咳的典型症状表现在痉咳期：持续性痉挛性呛咳，并伴有深长吸气声和鸡鸣声，甚则吐食、鼻衄、目衄，显系肺金严重受戕，导致津枯液乏，痰火上升。

这种连续不断地向上冲激的邪气到底是何物呢？换言之，人身之中，到底哪一种邪气才有这样大的冲激之力？我看恐怕只有肝气和肝火才能肆虐如此。

因为肝气横恣上逆，可以导致肝火升腾莫制（气有余便是火）。对照《易经》，肝属木，于卦为震，震为雷。则肝中所藏之相火为"雷火"；因其威力强大，又名"霹雳火"。故能反侮肺金，中医称为"木火刑金"或肝火刑肺。

若再深入一层，雷火本来静谧地潜藏于肝木之中，何以会浮越于外而升腾莫制呢？我个人认为，可能是由于百日咳杆菌这种邪毒秉强烈的燔灼之性，而严重地耗伤了肝肾的真阴（根据乙癸同源之理，肝阴伤则肾阴多伤；肾阴伤水不涵木，又可加重肝阴伤），肝肾阴伤，则肝中所藏的雷火失于滋潜，必浮越于外而刑伤肺金。

这样一种病理机制，可不可以用"毒伤肝肾，肝火刑肺"8个字来概括，大家可以进一步探讨。

[学生丙] 既是肝火升腾莫制，理应重剂清肝泻火，但观老师所用方药

似乎并非如此。

[老师] 肝火有实火与虚火之分，但将肝火称作雷火之时，主要是指虚火为患，故宜乎滋之涵之潜之。

况肝为将军之官，其性刚烈，纵然兼夹实火，亦不宜使用苦寒重剂。因苦寒可能化燥而进一步劫伤肝阴，则肝火愈益升腾莫制。

故我遵师训治疗此证，恒以滋养肝阴，敛戢雷火为主；配合滋肾解毒，润肺豁痰，而习用简氏顿咳方加味：

白芍、甘草配地龙、蝉衣、黄连养肝敛火；玄参、麦冬、生牡蛎配贯众、僵蚕滋肾解毒；北沙参、麦冬配天竺黄润肺豁痰。

方中还寓有三虫汤（僵蚕、地龙、蝉衣），配合验方蜈蚣甘草粉，解痉通络镇咳之力颇宏，所以疗效较为可靠。

[学生乙] 老师用的是简氏顿咳方的加味方，请问原方是由哪些药物组成的？

[老师] 原方系我的老师简裕光老先生创制，是治疗痉咳期的基础方，其组成只有6味药：白芍15g，麦冬15g，玄参15g，五味子6g，生牡蛎30g，贯众15g，此方创制于60年代末期，那时连续几年的冬春季节，川西农村流行百日咳，不少处于痉咳期的患儿，遍用成方及单验方乏效。

简老乃拟此方，以白芍、五味子养肝阴，麦冬润肺燥，玄参、生牡蛎、贯众滋肾解毒。药味平淡如斯，但随症加味，多能很快缓解痉咳。若非亲眼所见，简直难以相信。

其加减之法约有：发热加青蒿、生石膏；咳血、鼻衄加柏树果、白茅根；目赤或目衄加木贼草、密蒙花；呕吐加竹茹、生赭石。

如连服2剂效差者，配用僵蚕、蜈蚣、地龙、蝉衣，轧为细末，蜂蜜水调服1.5g，1日3次。

简老尝曰：痉咳期多属肝肺肾三脏之真阴受伤，而致肝火升腾肆虐，故用顿咳方加味之时，忌加升提、发散、苦寒、滋腻之品。遵斯训而用之者，多历验不爽。

[学生甲] 观老师使用顿咳方时所加之药，是以僵蚕、地龙、蝉衣等虫药为主，其疗效较好的主要原因恐在于此吧？

[老师] 虫类药物泄热、息风、解痉、镇咳等功效远胜于草本之品。近现代擅用虫药的名医当推章次公和朱良春。

朱良春介绍了3首治疗顿咳的虫药验方，我都分别试用过，确实有效。除了本例用过的蜈蚣甘草粉之外，另2首是：

①顿咳散：蝉衣、僵蚕、前胡各6g，生石膏、杏仁、川贝、海浮石各4.5g，六轴子、北细辛、陈京胆各1.5g，诸药研极细，每次服0.3g，1日可服4~5次（间隔3小时），白糖开水送下。

②蜂房冰糖液：露蜂房1个，先用开水泡4~5次，至无红汤为止；再用清水漂几次，用纱布包好，加水2碗，煎数沸，再加冰糖50g，煎取药汁，候温顿服。

但顿咳散有的药物难配齐，故我在使用简氏顿咳方加味之时，多配用蜈蚣甘草粉或蜂房冰糖液。

五官科

# 收效甚微为什么？

## （慢性咽炎）

## 诊断现场

女患，38 岁，1992 年 5 月 23 日初诊。

3 年多来咽部干涩，微痛，灼热，有异物感，吞不下、吐不出，有时干咳，声嘶；上午较轻，下午、晚上较重。西医诊断为慢性咽炎，用抗生素无效；加用激素，症状曾一度缓解，但停药不久又复发，且有加重趋势，遂不敢再用。又曾施以冷冻疗法 2 次，亦有所缓解，但一患感冒又复发。

中医曾诊断为虚火喉痹，按肺肾阴亏、虚火上炎治之，选用百合固金汤、知柏地黄汤、养阴清肺汤等 30 余剂，诸症似有所减轻，但又增纳差，脘腹发凉。

更医按梅核气治之，用半夏厚朴汤合丹栀逍遥散 3 剂，咽干灼热加重。迁延 3 年，失去治疗信心。

刻诊：症如上述，口淡微干，纳欠佳，大便较干燥；月经色偏淡，量较多。望诊：咽黏膜淡红欠润，咽后壁淋巴滤泡呈团状增生，舌淡红少津，苔薄白，脉缓弱。

# 辨证论治

[学生甲] 中医院校教材上说慢性咽炎相似于虚火喉痹，其诊断要点为：咽部不适、微痛、异物感，常有吭喀动作；检查咽部微红，喉底颗粒增生。这些都与本例的症征大体符合，为什么不按这种辨证进行治疗呢？

[老师] 其一，本例并无肺肾阴虚、虚火上炎的其他症征可资参验。

其二，咽黏膜呈淡红色，而不是微暗红色；咽后壁淋巴滤泡呈团状增生，而不是呈颗粒状增生；舌质淡红少津，脉缓弱而不数，亦非虚火上炎之象。

其三，再参合口淡微干，纳欠佳，大便较干燥，月经色偏淡量较多等，可以考虑为脾阴亏损兼脾气不足之证。

至于已经服过数十剂滋阴降火方药而疗效不佳，反有副作用，就更不应重蹈覆辙了。

大家知道，脾胃属土，病在土脏宜甘缓；而滋养脾阴，尤宜以甘淡平和，或甘凉濡润之药为主，辅以甘温补益之品以健脾益气。

我临床习用明代《慎柔五书》滋养脾阴的六和汤加减，或参苓白术散减辛燥之药，加甘凉濡润之品而缓缓图之。

考虑为脾阴亏损，咽失濡养之证。

治宜滋养脾阴，兼益脾气，俾脾之气阴充盈而源源上达咽嗌。

一方：六和汤加减：

太子参 15g，麦冬 15g，茯苓 12g，生炙甘草各 5g，生扁豆 15g，生山药 20g，百合 30g，黄芪 20g，桔梗 10g，木蝴蝶 10g。6 剂。

二方：张锡纯经验方：

桑叶 6g，薄荷 6g，滑石 30g，生甘草 6g，蝉衣 6g，胖大海 3 枚，麦冬 15g。6 剂。用开水浸泡，代茶随意饮之。

二诊：咽部干涩及种种不适之感有所减轻，纳开，口已不干，大便通畅。

改用六和汤合参苓白术散加减：

太子参 50g，白术 30g，茯苓 30g，生炙甘草各 15g，生扁豆 30g，生山药 50g，百合 100g，黄芪 60g，桔梗 15g，木蝴蝶 30g，石斛 50g，莲米

中医师承实录——我与先师的临证思辨

50g（去心），露蜂房 20g，郁金 30g，合欢花 30g，浙贝母 50g。诸药用微火烘脆，轧细，炼蜜为丸，每丸约重 10g，每服 1 丸，日 3 次，连服 1 个月。

效果：服完 1 料，咽干涩、微痛、灼热、异物感等显著减轻，有时毫无不适之感。患者照方炮制又服 1 料，诸症消失，声爽。望之，咽黏膜红润，咽后壁光滑，无淋巴滤泡增生。尔后 2 年间曾患感冒 3 次，均未明显诱发咽炎。

平时咽部偶有不适，辄服六味汤（荆芥、防风、桔梗、甘草、僵蚕、薄荷）一二剂，便可安然无恙。

| 病名 | 主症 | 辨证 | 治法 | 选方 |
|------|------|------|------|------|
| 慢性咽炎 | 咽干微痛、灼热、有异物感 | 脾阴亏损 咽失濡养 | 滋养脾阴 兼益脾气 | 六和汤 |

五官科

# 思辨解惑

[老师] 过去我室曾经讨论过虚寒性咽炎和由慢性咽炎引起的喉源性咳嗽，今天要讨论的则是由脾阴亏损所引起的慢性咽炎的证治。这一证型在临床上相当常见，本例即属之。值得引起注意的是，不少医者往往按肺肾阴虚、虚火上炎论治，收效甚微。

[学生乙] 老师很注重从脾胃方面来论治慢性咽炎，虽非另有所本，也是别有会心吧？

[老师] 咽的解剖位置在喉的后方，下连食道，直通于胃。《内经》说"咽喉者，水谷之道也……"又说"咽主地气"。可见咽这一器官是属于脾胃管辖的，其病变与脾胃的关系相当密切，就不难理解了。

再观照临床，慢性咽炎属于脾阴亏损或脾失健运者十分常见，而中青年女性尤多。但近代医书多将慢性咽炎纳入虚火喉痹范畴，而按肺肾阴虚、虚火上炎论治，倡用六味地黄汤、知柏地黄汤等，多乏效验，有时反而加重病情，这是值得反思的。

前已述及，属于脾胃病变的慢性咽炎患者，多无虚火上炎的咽部体征、全身症征及舌脉。这类患者大多咽干而口不干，舌质正常或偏淡，脉弱或濡却不数；不少患者还伴有胃肠道疾病（如慢性浅表性胃炎、消化性溃疡、胃肠功能紊乱等），故其涉及的主要脏腑是脾胃，而不是肺肾。

明乎此理，何须穷究博考，确知咽者脾胃之门户，思过半矣！

[学生丙] 但临床确实有肺肾阴虚、虚火上炎的慢性咽炎。

[老师] 是的，而且多见于耽嗜烟酒的男性。治疗此等证型，如临床习用的知柏地黄汤、养阴清肺汤等疗效欠佳，可以试用三才封髓丹[天冬、生地、人参（北沙参代）、砂仁、黄柏、甘草]，随症加味，或可提高疗效。

[学生丙] 治疗慢性咽炎，减轻症状并不难，难的是消除咽后壁淋巴滤泡增生。

[老师] 短期难以消除。方书倡加桔梗、香附、郁金、合欢花等行气活血，解郁散结。我临床习用浙贝母、露蜂房、生牡蛎、郁金等，疗效稍高。

[学生甲] 慢性咽炎属于脾失健运者如何治疗？

[老师] 慢性咽炎属于脾失健运者，除了咽炎常症之外，尚有痰涎较多，晨起刷牙易恶心，或伴脘痞腹胀，肠鸣便稀等。治宜健运脾气，可用香砂六君子汤加桔梗、木蝴蝶、柿蒂等。

若合并肝郁，伴有情绪波动，胸胁不适者，可加柴胡、白蒺藜；肠鸣泄泻者，加炮姜、仙鹤草；头眩者，加泽泻；腹胀甚加厚朴。若脾虚气陷，伴短气乏力者，可先用补中益气汤加法夏、茯苓、泽泻、桔梗数剂，再用本方；若脾虚及心，伴惊悸、少寐者，可先用归脾汤加法夏、夏枯草数剂，再用本方。若气损及阳，症见咽喉分泌物清稀量多，大便溏，怯寒者，当属虚寒性咽炎，宜改用温补脾肾方药——过去我室曾经讨论过，在此不赘。

[学生乙] 近代有人将慢性咽炎纳入梅核气范畴论治，老师以为然否？

[老师] 梅核气应包括部分慢性咽炎。古代医书论治梅核气，着意于咽喉部的异常感觉或幻觉（如咽中似有物阻，吐之不出，吞之不下）。近代医书有承袭之者，言凡咽部检查无异常发现者，属于咽神经官能症或癔球。证诸临床，部分咽炎患者，其咽部检查虽有轻度异常（如慢性充血、咽后

壁淋巴滤泡增生等），但其主症，乃是咽部异物感或紧束感，且多与情志变化有关。故我认为这类慢性咽炎可以纳入梅核气范畴论治。

[学生甲]老师的意思是，这类慢性咽炎可以使用半夏厚朴汤？

[老师]《金匮要略》半夏厚朴汤治疗梅核气之属痰气阻滞者，疗效确切。但若不属于痰气阻滞，或虽属之，但伴有阴伤之象者，则不宜使用。

如1984年曾治某女，35岁，大龄未婚，愁肠百结，纳谷不香，夜梦纷纭，月经先后无定期，近3个月来渐感咽部不适，如有物阻，吐不出吞不下。经五官科检查，唯见咽后壁有少许淋巴滤泡增生。舌质偏红，苔薄黄，脉弦细。

予半夏厚朴汤加枣仁、桔梗、旋覆花、甘草。服1剂，即感咽干鼻燥；续服1剂，更增胃脘灼热，心烦不安，咽部异物感益甚。

反思投方之误，在于未尝虑及肝郁日久可能化火伤阴这一潜在病机，亦无顾于舌质偏红，苔薄黄，脉弦细等，已露化火伤阴之端倪。

于是改用滋水清肝饮合二至丸，服2剂稍安；随症加减连服36剂，咽中异物感完全消失。由此想到，清代名医吴鞠通说投方取效，全凭"认证无差"，现代名医蒲辅周要求做到"一人一方"，注重个体差异，反对袭用成方套药，皆是阅历丰厚之见。

五官科

# 举棋难定的"试探法"

## （咽痛半年）

## 诊断现场

男患，10 岁，1990 年 4 月 15 日初诊。

半年前卒感外邪，致咽喉肿痛，伴高热、咳嗽、咯吐黄稠痰。经住院治疗 1 周，诸症均愈，咽喉肿痛显著减轻，仅遗留微痛而已。但尔后反复发作，薄受外感，咽痛辄加重，伴咳嗽不爽，声音渐渐嘶哑。

因迭用西药抗菌消炎、输液及六神丸、板蓝根冲剂等中成药无效，改服中药。某医诊断为"上焦余热未清"，投以疏风清热、解毒散结之方，如翘荷汤、银翘马勃散、清咽利膈汤等 20 余剂，不唯咽痛不减，反增纳差便稀。

更医诊断为"火不归原"，用知柏地黄汤加肉桂、牛膝引火归原，服 10 余剂，亦乏效。

又更一医，认为"上焦余热未清"之诊断及用药无误，唯病属慢性，宜用散剂。遂综合翘荷汤、银翘马勃散、清咽利膈汤为一方，微火烘脆，轧细吞服。连服月余，咽痛如故。

患儿之母束手无策，特来商治。

现症：咽痒微痛，咳嗽，咯白色黏痰，声音嘶哑，纳差，便稀。望诊：面色少华；咽部有淡白色之团状颗粒增生；右侧乳蛾上有两处黄白相兼之凹陷性脓点如黄豆大；舌淡红，苔薄白，脉缓弱。

# 辨证论治

[学生甲] 俗言"咽喉病皆属于火"：实火或虚火。但本例慢性咽炎、慢性扁桃体炎所引起的咽喉微痛，选用西药抗菌消炎、输液无效之后，中医曾予疏风清热、解毒利咽以及滋阴降火、引火归原之剂，亦乏效，迁延半年之久，说明既非实火，亦非虚火。

[老师] 我早年治慢性咽炎，亦曾恪守"咽喉病皆属于火"这一概念，而使用辛凉散风、苦寒清热及甘寒滋阴方药，有效有不效。其不效者，亦不大敢使用温热药。

后来在成都工作期间，见一老中医治慢性咽炎，常用桂枝汤加干姜；另一老中医则常用麻黄附子细辛汤。虽则病者惧而医者讥，但两位老中医仍然"我行我素"，乐此不疲。而从病者反馈之信息看，偾事者固然有之，但效彰者亦不少。益信治疗本病，原不可尽废温热药物。

而细心揣摩日久，亦渐有会悟：慢性咽炎多因虚火为患，然若常用寒凉药物，迁延缠绵，亦可渐渐阴损及阳，转化为虚寒之证；更有素体阳虚，反复感受风寒而致者。

经反复观察，虚寒性咽炎，其咽喉部症状——如颗粒增生、微痛、异物感等，虽与虚火性咽炎无大异，但往往伴见一些虚寒症状——如咽喉分泌物清稀量多，微带腥味，咽干而口不干；小便清长，大便偏稀，怯寒，易感冒；舌质淡或淡紫，苔白润或白腻，或微黄多津，或黑润，脉缓弱或沉弱等。此类患者皆选用抗生素及寒凉药物，而复用之乏效，甚至加重。

临床上仔细询问，注意四诊合参，并不难辨识。

其病机为脾虚肺寒、痰滞咽喉；或脾肺肾阳虚，阴寒凝滞咽喉。前者之治法及方药，可参考本案。后者治宜温阳降逆、祛寒利咽。

我曾综合几首古方，命名为"虚寒喉痹汤"：法夏 10g，桂枝 10g，炙甘草 10g，桔梗 10g，党参 15g，白术 12g，炮姜 6g，熟附片 6g，茯苓 15g。

此方内寓半夏散及汤、甘草干姜汤、附子理中汤，颇合温阳降逆、祛寒利咽之旨。经治数十例，疗效尚满意。

但初用本方时，曾遇到两个障碍：一是有的患者虚寒症状不甚明显，我举棋不定，唯恐药误；二是有的患者本属虚寒无疑，但其人顾虑重重，畏服热药。于是使用试探法：先予半夏散及汤小其制（法夏、桂枝、甘草各 3g），冷水浸泡 15 分钟，文火煮沸 15 分钟，约得药液 100ml。嘱患者少量含咽，尽可能让药液在咽喉部多停留一点时间，半日许服完。

若非虚寒者，服后咽部之不适感稍有加重，这时改弦易辙不迟；若确系虚寒性咽炎，服后咽部必感舒适，而无任何副作用。这时投以虚寒喉痹汤，我才放心大胆，病者亦信而不疑。此等治验渐多，则感触益深：慢性咽炎固然缠绵难愈，但更难的是冲破"咽喉病皆属于火"这一根深蒂固的思维定势。

［学生丁］早就听说老师治慢性咽炎喜欢用姜、桂、附等温热药，老师是怎样悟出来的？能传授一点"诀窍"吗？

［老师］不是"喜欢"用，而是虚寒性咽炎才用。至于怎样悟出来的，刚才都已经讲得清清楚楚了。

考虑为脾虚肺寒、痰滞咽喉之证。

治宜运脾温肺，化痰利咽。

主用香砂六君子汤合苓桂术甘汤、甘草干姜汤：

党参 12g，白术 10g，茯苓 15g，炙甘草 5g，法夏 12g，陈皮 10g，砂仁 5g（后下），广木香 10g，干姜 6g，生姜 6g，大枣 10g，桂枝 10g，桔梗 10g。

患儿之母略知医，见方中多为温性药物，面有疑虑之色。余曰："若惧此方之温，可先贴麝香虎骨膏一试。"乃取 1 张紧贴患儿颈部。次日咽痛稍减，才放胆服用上方。

效果：服药 3 剂，咽痛止，咽痒大减，咳嗽亦稀，纳开，大便成形。望之，乳蛾上之脓点已消失。

仍用上方，去砂仁、广木香、生姜、大枣，加浙贝母 10g，木蝴蝶

15g，僵蚕 5g，露蜂房 6g。又服 6 剂，咽痒、咳嗽均止，声音清爽。望之，咽部之团状颗粒增生已消无芥蒂。

| 病名 | 主症 | 辨证 | 治法 | 选方 |
|------|------|------|------|------|
| 虚寒性咽炎 | 咽痒微痛<br>纳差便稀 | 脾肺虚寒<br>痰滞咽喉 | 运脾温肺<br>化痰利咽 | 香砂六君子汤<br>合苓桂术甘汤、<br>甘草干姜汤 |

# 思辨解惑

[学生乙] 依老师之见，本例咽痛，归属于虚寒证的依据是：①病程长达半年；②久用西药抗菌消炎，中药清热及滋阴均无效。是这样的吗？

[老师] 还要"观其脉证"，这是执牛耳之着。患儿咽痒微痛，但不红不肿，乃无热之象；咽部颗粒增生呈团状，色淡白，乃脾虚之征；乳蛾上虽有黄白相间之脓点，但呈凹陷状，乃气虚之兆。再参合面色少华，纳差便稀，舌淡红，苔薄白，脉缓弱等，更可彻底排除火热或阴虚为患。

[学生丙] 咽喉属肺系，即使证属虚寒，亦当以治肺为主，老师何以要主用运脾化痰的香砂六君子汤呢？

[老师] "咽喉属肺系"之说不确切。古人虽未严格区分咽与喉的解剖位置，但也清楚地认识到，"咽喉者，水谷之道也；喉咙者，气之所以上下者也……"（《灵枢·忧恚无言篇》）而五版教材《中医耳鼻喉科学》则明确地指出："喉在前，连于气道，通于肺脏，为膑之系。咽在后，接于食道，直贯胃腑，为胃之系。"

既然如此，本例咽痛之主用香砂六君子汤便很好理解了。本方内寓四君子汤健脾益气，"加陈皮以利肺金之逆气，半夏以疏脾土之湿气，而痰饮可除也；加木香以行三焦之滞气，缩砂以通脾肾之元气，而膑郁可开也"（《医宗金鉴·删补名医方论》）。可见本方实为脾肺同治，"培土生金"之方。再合苓桂术甘汤、甘草干姜汤温阳化饮，则更加契合脾虚肺寒、

五官科

279

痰滞咽喉之病机。

[学生乙] 老师有鉴前失，毅然改弦易辙，主用香砂六君子汤合苓桂术甘汤、甘草干姜汤运脾化痰、温肺化饮，疗效较为满意，则说明咽喉病确有属于虚寒者。虽系例外，亦有借鉴价值。

[老师] 我不大赞同"例外"之说。因为例外就意味着稀少或罕见，但临床事实并非如此。从文献上看，《伤寒论》上就有少阴客寒咽痛之用半夏散及汤（半夏、桂枝、甘草）的记载；而历代医家运用温经散寒、温中健脾或温阳补肾等方药治疗虚寒性咽喉病的验案，更不胜枚举。

[学生乙] 但"咽喉病皆属于火"毕竟来源于《内经》"一阴一阳结谓之喉痹"一语，皇皇经文，又当作何解释呢？

[老师] 我认为，"一阴一阳结谓之喉痹"一语，揭示了咽喉病中属于厥阴风木（一阴）与少阳相火（一阳）交相搏击，而致咽喉闭塞不通者的主要病机，反映了大多数但绝不是全部的临床事实，所以不能反推"逆定理"。

其他如"二阳结谓之消，三阳结谓之膈，三阴结谓之水"等，皆宜作如是观。

[学生甲] 咽喉病何以会出现虚寒之证呢？

[老师] 一因体质使然，一因药误而变。所谓体质使然者，是指同一外邪侵袭人体之后，其发病与转归主要由体质决定。

不特咽喉之病如此，百病皆然。对此，《医宗金鉴·伤寒心法要诀》曾有论述："六经为病尽伤寒，气同病异岂期然？推其形脏原非一，因从类化故多端。明诸水火相胜义，化寒变热理何难。"此论伤寒传经从阳化热、从阴化寒之原委，深晓"体质病因"之真趣，临证者自可举一反三，触类旁通。

所谓药误而变者，是指本属火热之咽喉病，但因恣用寒凉药物，而冰伏其火热，且克伐生阳之气，久之则阳虚寒凝，而转变成虚寒之证。

目前临床上一见咽喉之病，便有不辨寒热虚实久暂，而滥用银花、连翘、射干、山豆根、大青叶、板蓝根等苦寒清热药物的倾向，值得引起注意。

# 口疮

# 治病容易"养心"难
## （口疮反复发作 6 年）

## 诊断现场

女患，35 岁，1987 年 9 月 22 日初诊。

患者 6 年前下唇内及上腭第一次患口疮时，服黄连上清丸数日即愈。

尔后常在经期或劳累、睡眠不足、恣啖辛热食物后复发，中、西药物杂投，10 日许可愈。

近 3 年来口疮越发越频繁，好发部位为唇内、上腭及左颊内，此伏彼起、彼伏此起，很难全部消失。

西医诊为"复发性口腔溃疡"，嘱其多吃水果、新鲜蔬菜，常服多种维生素，严重时上抗菌素和激素，外用冰硼散。

中药曾服过丹栀逍遥散、知柏地黄汤、五味消毒饮、天王补心丹加减等上百剂，均似效非效，始终未能控制其复发。

刻诊：精神倦怠，面容憔悴；口腔上腭、下唇、左颊内各有口疮 1 个，呈圆形，如黄豆大，色黄，疮面凹陷，周围黏膜色红，灼痛；心烦，眠食不安，咽干，小便黄，大便偏干，舌红少津，苔黄腻，脉弱稍数。

# 辨证论治

[学生甲] 老师重视专病专方，专证专方，提倡在辨证准确、治法恰当的基础上，留心验证并筛选出高效专方，一旦确有把握便公诸医界，让人一用就灵。

类似本例，是否能够找到适合证型的专方专药呢。

[老师] 复发性口疮有多种证型，比如：脾阴不足，虚火上炎，湿热稽留；三焦实火兼湿热；肝脾不和夹郁热；虚寒；阴虚兼湿热等。本例根据症征，初步判断属于阴虚兼湿热，可以采用针对这种证型的专方：甘露饮。

[学生甲] 老师的意思是：把甘露饮作为治疗阴虚湿热型口疮的专方来使用？

[老师] 是的，但不可以因此而印定眼目。《医方集解》称甘露饮"治胃中湿热，口臭喉疮，齿龈宣露，及吐衄齿血"等病证，实际应用范围更广。

友人陈思义，四川省乐山市名中医，曾治一顽固性咳喘，其人舌红苔黄厚腻，满布于舌面，迭用清热化痰平喘方药不效，黄厚腻苔不消退。患者改诊于一位七旬老中医，服甘露饮 3 剂，咳喘大减，黄厚腻苔消退强半，后以本方合金水六君煎加减收功。——陈氏闻之，跺足而叹，深悔识见之不精！从兹对本方刮目相看。

实践证明，阴虚兼湿热或夹湿热的多种病证，均可选用本方，有时可收意外之效。

考虑为胃肾阴亏，湿热蕴蒸之证。

治宜滋养胃肾，清化湿热。

用甘露饮加味：

天冬 12g、麦冬 12g、生地 10g、熟地 10g、黄芩 10g、枳壳 10g、石斛 10g、茵陈 10g、生甘草 5g、虎杖 15g、蒲公英 15g、枇杷叶 25g，6 剂，忌辛辣食物。

二诊：口疮形迹仍在，但溃疡面已大部分愈合，灼痛大减，舌偏红，苔薄黄，脉弱。

上方去蒲公英，生甘草加至 10g，再加砂仁、焦黄柏各 6g，6 剂。

三诊：口疮消无芥蒂，神爽面华，眠食俱佳。

为巩固计，予参苓白术散加减善后：

太子参、北沙参、玉竹、白术、茯苓、生甘草、山药、肉苁蓉、草决明各 60g，莲肉、桔梗、苡仁、扁豆、石斛、天花粉、虎杖各 30g，砂仁、焦黄柏、鸡内金各 15g。

诸药共用微火烘脆，轧为细末，炼蜜为丸，每丸约重 10g，每服 1 丸，日 3 次，连服 50 天。

效果：2 年后因他病来诊，言口疮愈后一直未复发。

| 病名 | 主症 | 辨证 | 治法 | 选方 |
|------|------|------|------|------|
| 口疮 | 口疮反复发作 舌红苔黄腻 | 胃肾阴亏 湿热蕴蒸 | 滋养胃肾 清化湿热 | 甘露饮 |

五官科

# 思辨解惑

[学生甲] 复发性口疮属于阴虚兼湿热者，用甘露饮疗效较好。但本例舌苔黄腻，说明湿热较重，而方中二冬、二地相当滋腻，何以服之竟然不碍湿，黄腻苔反而消退呢？

[老师] 阴虚兼湿热之证，宜滋养阴津与清利湿热并举。——但若不遣选选经验证且疗效可靠的成方，而仓促自拟新方，或信手拈来一些滋养和清利药物，流于"有药无方"，便很难期其必效。

而《和剂局方》甘露饮治疗阴虚湿热型口疮的疗效，确实优于同类方药。

本方用二冬、二地、石斛、甘草滋养胃肾之阴，黄芩、茵陈清热利湿，枳壳宣畅气机，尤妙在重用枇杷叶宣肃肺气（肺主气，气化则湿热亦化）。

因本方滋养阴津不碍湿热，清利湿热不伤阴津，向为历代医家所赏用。如明代王肯堂在《灵兰要览》中记载一案："常熟严文靖公，年逾七十，未断房室，口服温补之药无算，兼以人参煮粥，苁蓉作羹，致成胃热，满口糜烂，牙齿动摇，口气臭秽，殆不可近。屡进寒凉清胃之药不效，有欲用姜桂反佐者，请决于予。予曰：'用之必大剧'，主用加减甘露饮，八剂而平。"

即使像陈修园那样尊经崇古的医家，也承认本方滋阴与利湿两擅其长。他认为方中二冬、二地等药，即《伤寒论》猪苓汤以阿胶养阴之意；黄芩、茵陈、枳壳等药，即猪苓汤用滑石、泽泻以利湿除垢之意。

所以凡属阴虚兼湿热之证，无论其舌苔多么黄腻，都可以放心使用本方。

[学生乙] 老师治口疮除喜用甘露饮之外，也喜用封髓丹（砂仁、黄柏、甘草），此方本治相火偏旺，精关不固的遗精、盗汗，何以移治口疮效果也不错呢？

[老师] 我临床所见的复发性口疮，有的属于脾阴不足，虚火上炎，湿热稽留之证，三者同时并见，且互为因果。

我早年治此证，曾试用过慎柔养真汤、参苓白术散加减等，效果均不理想。——后来借鉴蒲辅周老中医的经验，用封髓丹加味，效果较好。

传统认为封髓丹主治相火偏旺，肾精不固之证。蒲老独具慧眼，认为本方能补土伏火，可移治土虚而浮火上炎的复发性口疮，堪称卓见。——但本方补脾阴利湿热之力尚嫌不足，故须加味。

我常用生甘草、砂仁、焦黄柏各10g，加石斛10g养脾阴；加白芍12g，不但敛肝防其侮脾，且与甘草相配为"芍药甘草汤"，酸甘化阴而能养阴，甲己化土而能补脾，允为补养脾阴的佳品，再加芦根10g、琥珀末6g（冲服），导稽留的湿热下行。

我的体会是：方中甘草须生用，不唯补土伏火，且可清热解毒；初服此方时，甘草须重用至10g，奏效乃速。但不宜久服，以免肿满之虞。——奏效后将生甘草、砂仁、焦黄柏均减为6g，缓缓图之。亦可将诸药烘熟，轧为细末吞服，日3次，每次3g。倘服药后口疮渐消失，亦不可立即停药，宜再服半月左右，以巩固疗效。

临证体验以来，深知复发性口疮证型虽多，但阴虚湿热型毕竟占大多数，若能用好甘露饮和封髓丹二首佳方，则思过半矣。

[学生乙] 不属于阴虚湿热型者又如何治疗呢？

[老师] 若系三焦实火兼湿热者，治宜泻火解毒，清热利湿，可用黄连

解毒汤合五味消毒饮加减；肝脾不和夹郁热者，治宜疏肝扶脾，开郁泻火，可用丹栀逍遥散加减。

这些都不难辨治，值得注意的是偶尔一见的虚寒性口疮，其特征是：疮面及周围黏膜色偏淡或灰白，服凉药反而加重。

若伴神倦乏力，自汗懒言，纳差便稀等，便是脾虚气陷，火不安位而上冲，治宜补脾升陷泻阴火，可用补中益气汤合封髓丹（焦黄柏只用 3g）；

若伴形寒肢冷，腹痛便溏，便是脾肾阳虚，阴寒内盛，逼阳上浮。治宜温补脾肾，破阴回阳，轻则桂附理中汤，重则通脉四逆汤。

但有的医者治疗这类口疮也怕用温热药。实际上，不特口疮，甚至连口糜（相似于西医的感染性口腔炎，以患处成泡状红斑糜烂为特征）也可用温热药。

这在《灵兰要览》中也有记载："子侄患口糜，势甚危急，热甚唯欲饮冷，余用人参、白术、干姜各 2 钱，茯苓、甘草各 1 钱，煎成后冷饮，经数服而愈，此不可与拘方者道也。"又云：口糜"服凉药不愈者，此酒食过度，劳役不睡，舌上光滑无皮，或因忧思损伤中气，虚火泛上无制，用理中汤治之，甚者加附子、官桂噙之。"因这类口疮、口糜的"阴火"，其本质是寒，故不避温热药，且非用之温经散寒不可。

[学生乙] 西医认为复发性口疮缘于维生素缺乏，但长期补充维生素又难以见效。中医药近期疗效较好，但彻底控制其复发仍是一个难题，老师以为然否。

[老师] 我看与其说是维生素缺乏，倒不如说是人体吸收、利用维生素的功能降低。近年来西医对本病的认识也有所深化，认为是一种细胞免疫缺陷，T 淋巴细胞功能低下，因而常用中医"扶正祛邪"之法。

至于中医药对一些顽固病例也难以彻底控制其复发的问题，我初步认为，此病与体质因素的关系相当密切。就临床所见，治病较容易，改善体质也不难，难的是彻底改变其病理体质，使之气煦血濡，阴平阳秘。因为这涉及养身、养心以及改善自然环境和社会环境等一系列问题，套一句时髦的话说，这是一项"系统工程"，需要"综合治理"，绝非唯特药饵可以竟全功的。

五官科

## 鼻窒

# 取其速效增强患者信心

### （鼻塞、嗅觉迟钝 3 年）

## 诊断现场

李某，男，36 岁，1985 年 11 月 25 日初诊。

患者三年前曾反复感冒 2 个月，感冒愈后遗留鼻塞，未曾重视，仅用麻黄素、滴鼻净等滴鼻。初滴时鼻塞尚可暂通，久滴则渐渐乏效，且嗅觉有所减退。

近 2 年来曾长期服用鼻炎丸，间断服用苍耳子散、温肺止流丹、通窍活血汤等汤剂。每更换一方，初服几剂时，似有小效，但久久服之，却无显效，几乎失去治疗信心。

刻诊：天暖时鼻塞较轻而呈交替性（左通右塞，或右通左塞；夜卧则卧侧鼻塞），天寒时鼻塞加重而呈持续性；经常感冒，感冒则鼻流大量白色或浅黄色黏涕；嗅觉迟钝，难辨香臭。纳可，大小便正常，舌脉亦无明显异常。

五官科检查：鼻黏膜肿胀，双下鼻甲肿大，鼻腔存留有较多浅黄色黏涕。西医诊断：慢性单纯性鼻炎。

# 辨证论治

[学生甲] 慢性单纯性鼻炎，中医称为"鼻窒"，虽然是慢性鼻炎中病情最轻的一种，但也缠绵难愈，且易发展为肥厚性或萎缩性鼻炎，治疗更为棘手。不少慢性鼻炎患者单用内服药不易见效，更难收到远期疗效，因而十分苦恼。

[老师] 大家知道，鼻窒的基本病机不外两条，一是本虚，即脾肺肾虚，清阳不升；二是标实，即浊邪凝滞鼻窍。

运用内治法治疗本病，无论选用何方，均须以开窍通塞药为向导，方能直达病所而奏效。所以开窍通塞药的恰当运用，实为一大关键。

实践证明，通鼻塞的药物中，辛夷花最负盛名。但如入煎剂，其有效成分破坏较多；入丸剂，其有效成分又不易发挥作用。唯在散剂中有效成分保存最多，且易发挥药效。

我过去曾试验：取辛夷花 1000g，微火烘脆，轧为细末，先后分予 10 位慢性鼻炎患者，嘱其每次用温开水吞服 6g，日 3 次，并停用其他药物（包括滴鼻药）。后随访，10 人均在 3 日内见效。最快者仅服 1 次，鼻腔即感通畅，但不久均反复。可知开窍通塞之药，难以治其病本。

那么，对于鼻窒如何治本呢？

李东垣《脾胃论》一书中专列有一节，叫做"脾胃虚则九窍不通论"，其中引用《素问·玉机真脏论》说："脾不及，则令人九窍不通"；又引用《素问·通评虚实论》说："……九窍不通利，肠胃之所生也。"李氏还就此阐发说："脾胃既为阴火所乘，谷气闭塞而下流，即清气不升，九窍为之不利……"

鼻为九窍之一，长期鼻塞，嗅觉迟钝，追究其病之本，当然要首责脾胃虚弱，而致清阳不升，浊阴不降了。

中医诊断：鼻窒。处方：辛夷花 54g，微火烘脆，轧为细末，每次用温开水吞服 6g，日 3 次，连服 3 日，停用其他药物。

二诊（12 月 5 日）：服药 2 次，鼻腔稍感通畅，服完后已基本通畅，且能辨香臭。

五官科

但停药才 3 天，鼻腔又感堵塞，难辨香臭矣。

处方：补中益气汤合玉屏风散、《千金》苇茎汤加广木香、辛夷花。

黄芪 30g，党参 15g，白术 12g，炙甘草 5g，升麻 6g，柴胡 6g，陈皮 10g，广木香 30g，防风 10g，辛夷花 10g（烘脆轧细吞服），桃仁 10g，冬瓜仁 30g，苡仁 30g，苇茎 30g，大枣 12g，生姜 6g。

连服 20 剂，感冒照服不误。

三诊（1986 年 3 月 12 日）：上方服 6 剂后鼻腔渐渐通畅，服完 20 剂后则完全通畅，嗅觉较为灵敏。

服药期间正值隆冬，竟未罹感冒。近来气候乍暖还寒，最难将息，偶有轻微鼻塞。

处方：黄芪 100g，当归 50g，丹参 50g，菟丝子 100g，广巴戟 100g，辛夷花 50g，麝香 5g。诸药除麝香外，均以微火烘脆，轧为细末，再入麝香，充分搅匀，贮瓶密闭，每次用温开水吞服 10g，日 3 次，感冒停药。

服毕鼻腔通畅，嗅觉灵敏如常人。经五官科复查，鼻腔内未见异常。随访 1 年未复发。

| 病名 | 主症 | 辨证 | 治法 | 选方 |
|------|------|------|------|------|
| 鼻窒 | 鼻塞嗅觉迟钝 | 脾肺亏虚<br>浊邪凝滞 | 健脾补肺<br>导浊祛凝 | 补中益气汤<br>合玉屏风散、<br>《千金》苇茎汤 |

# 思辨解惑

[学生乙] 治鼻塞必用通窍药物，目前常用的鼻炎丸、苍耳子散等就含有通窍药。本例既已用之乏效，但老师首诊时还独用辛夷花通窍，当时我就想过可能要重蹈覆辙，事实果真如此！

[老师] 首诊时独用辛夷花散剂的目的，只不过是为了取得暂通鼻窍的速效而已，岂敢奢望其拔除病根！

中医师承实录——我与先师的临证思辨

我治疗慢性鼻炎，首诊时仍喜用辛夷花散剂，取其速效，增强患者继续服用标本同治方药的信心。如果首诊时就标本同治，服数剂鼻塞依旧，有的患者便不愿坚持长期服药了。

[学生乙] 二诊时确实是标本同治，但是治本用补中益气汤仍有点令人费解。因为患者并无短气乏力、食少懒言等中气虚弱的症状。

[老师] 这个问题提得好，涉及补中益气汤的运用范围，所以我首先要反问一句，难道患者必须具备短气乏力、食少懒言等全身性症状才可以使用补中益气汤吗？

我们还可以回忆一下导师江尔逊老中医运用补中益气汤化裁治疗前阴、后阴二窍的许多病证，如长期遗尿、尿血、尿蛋白经久不消失、淋证、崩漏、便血、便秘、泄泻、痔疮等，疗效颇佳，其中不少患者并不具备或不完全具备短气乏力、食少懒言等全身性症状。

我过去也不大理解，便请教他："你选用补中益气汤的依据是什么？"他不假思索地回答："玩味《灵枢》'中气不足，溲便为之变'一语，思过半矣！"我那时顿觉耳目一新，不禁自言自语道："经言'知其要者，一言而终，不知其要，流散无穷'，真不我欺也！"

[学生甲] 本例鼻塞、嗅觉迟钝 3 年之久，服过不少套方套药乏效，老师主用补中益气汤温补脾肺，终用补气活血、温肾通窍方药取得了远期疗效。方药平淡无奇，而疗效确切，值得进一步验证和推广。

二诊方在补中益气汤的基础上，还合用了治疗肺痈的《千金》苇茎汤这也不大好理解。

[老师] 鼻为肺窍，肺系中的痰浊上壅鼻窍，久之阻塞经脉。《千金》苇茎汤中的冬瓜仁、苡仁祛痰降浊，苇茎清宣肺气，桃仁活血通络，故可借用。此方合入补中益气汤，便是攻补兼施，标本同治了。

[学生乙] 我还注意到方中广木香的用量，这是一味常用的行气药，常用 10g 以下，为什么方中重用到 30g 呢？

[老师] 广木香轻用可以行气，重用则可以补气。当然，这是一个有争议的问题。

本例重用广木香，一是取其补气作用，以增强补中益气汤的补益之力；

五官科

二是取其通窍作用（本品辛温芳香且质润多脂，其通窍作用较为绵长），以助《千金》苇茎汤、辛夷花通畅鼻窍。需要申明的是，我重用广木香补气，不仅有临床经验可资佐证，而且有文献依据。如《本草纲目》引用王好古论广木香的功效说："本草云：主气劣，气不足，补也；通壅气，导一切气，破也。安胎，健脾胃，补也；除痃癖癥块，破也。"又引用汪机论广木香的功效说："与补药为佐则补，与泄药为君则泄也。"我在临床中初步观察到，使用补中益气汤时重加广木香一味，其疗效比单用原方好，希望大家进一步验证和探索。

# 不耻下问而茅塞顿开

## （视物变形半年）

五官科

## 诊断现场

男患，44 岁，1993 年 6 月 23 日初诊。

患者半年来右眼出现视力障碍，视物变形（如将直线视为曲线，圆形视为椭圆形，方形视为菱形等）。西医眼科检查：右眼外观正常，视力 0.5；眼底镜示：视网膜黄斑部呈弥漫性水肿，出现圆形渗出斑。诊断为：中心性浆液性视网膜脉络膜炎。予以地巴唑、复方丹参片、维生素类、10% 碘化钾溶液等内服月余，病情依然。

乃配服中药，曾先后用过驻景丸加减方、丹栀逍遥散、三仁汤、归脾汤等 60 余剂，自觉症状仍无明显改善。遂聊以杞菊地黄丸、石斛夜光丸、障眼明等中成药维持治疗，迁延至今，失去治疗信心。

刻诊：右眼视物模糊、变形，伴神倦、头昏、纳差、大便微溏，舌淡红，苔薄白腻，脉缓弱。询知其长期伏案工作，嗜烟酒，喜冷饮。

# 辨证论治

[学生甲] 本例内障眼病，眼睛外观正常，而以视物模糊、变形为特征。西医根据眼底检查，诊断为"中心性浆液性视网膜脉络膜炎"（可简称"中浆"），选用中西药物半年乏效，属于难治之疾。

老师诊治本例"中浆"眼病时是怎样用整体观念的呢？

[老师] 首先是确定病位。大家知道，四川省已故当代中医眼科名医陈达夫先生穷究博考古代医籍，又在借助西医眼科先进设备观察眼底的基础上，经过多年的潜心探索与大量实践，创立了"眼内组织与六经相属"学说。

他明确地指出："西医学视网膜的黄斑区，应属于中医学的脾脏精华"。（《陈达夫中医眼科临床经验》四川科技出版社 1985 年版，下同）故黄斑区之病变，皆应从脾论治，这就确定了本例眼病的病位。

其次是确定病性。陈氏认为，"中浆"患者"常因劳瞻竭视、熬夜、劳倦等而致真阴暗耗，肝肾亏虚，精血不能上荣于目；脾失健运，清阳不升，浊阴不降，水湿上泛，积滞目络，而致发病，临床表现多虚中夹实"。

而本例右眼局部的病变为黄斑区呈弥漫性水肿，出现圆形渗出斑，显系湿浊上泛；再参合其全身症征及舌脉，便不难将其归属于脾胃升降失调，阴火夹湿浊上泛的虚中夹实之证。

这样，微观检查与宏观思辨相结合以确定病位，局部辨证与整体辨证相结合以确定病性，整体观念就落到实处了。

[学生甲] 这就是说，要是没有陈达夫先生的创见，老师还得在暗中摸索，是这样的吗？

[老师] 不会在暗中摸索，而是遵循中医眼科传统，按内障眼病中的"视瞻昏渺"来论治。大家知道，内障眼病是"外不见证，从内而蔽"的眼底病变，其病机为脏腑经络失调，精气不能上荣于目；其主要临床表现为眼部外观正常，却有视力减退或视觉异常，"视瞻昏渺"即属之。

这样的病名诊断确立之后，结合其全身症征及舌脉，虽然亦可初步判断其病变中心在脾，但心中总不很踏实。为什么不很踏实呢？因为传统中

中医师承实录——我与先师的临证思辨

医眼科治疗内障眼病，恒注重于肝肾，临证时很难彻底摆脱这样的思维定式，故在遣方选药时难免不受其影响。

今有陈达夫先生"眼内组织与六经相属"学说指点迷津，何如暗室一灯！谁说当代中医缺乏超越前贤的创见呢？这就是一个！

考虑为脾胃升降失调，阴火夹湿浊上泛之证。

治宜补脾升清，和胃降浊，泻敛阴火。

予李东垣升阳益胃汤：

黄芪 30g，党参 15g，白术 15g，黄连 3g，法夏 10g，甘草 5g，陈皮 10g，茯苓 15g，泽泻 30g，防风 10g，羌活 5g，独活 5g，柴胡 5g，白芍 10g，大枣 10g，生姜 10g。6 剂。嘱其暂停案牍工作，戒烟酒、冷饮。

二诊：头昏减轻，纳开，大便稍稀，舌上薄腻苔已退；右眼视物仍然模糊、变形。

上方去大枣、生姜，加炮干姜 6g，6 剂。

三诊：右眼视觉稍清晰，视物变形已不甚明显，大便正常，精神转佳。

上方加葛根 20g，蔓荆子 10g，嘱其多服。

效果：三诊方服至 18 剂，右眼视觉清晰，视物已不变形。

眼科复查：右眼视力 1.0，视网膜黄斑部水肿及渗出斑完全消失。

嘱其服补中益气丸合香砂六君子丸 1 个月以巩固之。随访 3 年未复发。

| 病名 | 主症 | 辨证 | 治法 | 选方 |
|---|---|---|---|---|
| 中心性浆液性视网膜脉络膜炎 | 视物变形 | 脾胃升降失调，阴火夹湿浊上泛 | 补脾升清，和胃降浊，泻敛阴火 | 升阳益胃汤 |

# 思辨解惑

[学生甲] 老师接诊后，根据患者伴有神倦、头昏、纳差、大便微溏，苔薄腻，脉缓弱等症征，诊断为脾胃升降失调、阴火夹湿浊上泛之证，投

以补脾升清、和胃降浊、泻敛阴火的升阳益胃汤，守方达30剂，终获痊愈。这说明：诊治局部器质性疾病时一定要具有整体观念，而且要守法守方。

[学生乙] 我认为不是有无整体观念的问题，而是如何具体运用的问题。如前医曾从滋养肝肾、补益气血、疏肝扶脾、清热利湿等方面遣方选药，并未局限于眼科的套方套药，不也具有整体观念吗？

[老师] 前医确实具有整体观念，而且每一种治法都可以找到理论依据。这是由于，中医学的每一个脏腑都自成系统，而眼与诸脏腑均有密切的关系。

如眼与心："目者心之使也。"（《灵枢·大惑论》）眼与肝："肝开窍于目"（《素问·金匮真言论》）；"肝受血而能视"（《素问·五脏生成篇》）；"肝气通于目，肝和则目能辨五色矣。"（《灵枢·脉度》）眼与肺："气脱者，目不明。"（《灵枢·决气》）眼与肾："髓海不足……目无所见。"（《灵枢·海论》）眼与脾："夫五脏六腑之精气，皆禀受于脾，上贯于目。脾者诸阴之首也，目者血脉之宗也，故脾虚则五脏之精气皆失所司，不能归于目矣。"（《兰室秘藏》）——而《灵枢·大惑论》则总括之曰："五脏六腑之精气，皆上注于目而为之精。"

毋庸讳言，由于历史条件和科学技术水平的限制，古代的这些论述容易使人产生"此亦一是非，彼亦一是非"之感；若医者无坚实的临床功底，是难以把整体观念落到实处的。

[学生乙] 陈达夫先生治疗"中浆"眼病习用驻景丸加减方取效，本例用之却乏效，是何道理？

[老师] 驻景丸加减方由楮实子、菟丝子、茺蔚子、木瓜、苡仁、三七粉、鸡内金、炒谷芽、炒麦芽、枸杞、山药等组成，方中滋肾养肝与醒脾利湿之药几乎平分秋色，主治"中浆"眼病中属于肝肾亏损、脾虚夹湿之常证。

若患者未用过此方，我接诊后必先用之。所幸有鉴前失，而详察其症征，突破传统思维定势，且恪守"黄斑属脾"之明训，专理中焦，改投李东垣升阳益胃汤。

方中重用黄芪、党参、白术补脾升清，配以法夏、茯苓、陈皮和胃降浊，辅以柴胡、防风、羌活、独活升阳散风以胜湿，佐以黄连、泽泻、白芍清敛阴火。

拟方之后，心中实无多大把握，乃语患者曰：视物模糊、变形一时难愈，请先服6剂，待全身症征改善后再议。

服后果如斯言。因思辨证无误，理应守法守方。三诊时右眼视觉稍清晰，视物变形已不明显，则进一步增强了守法守方的信心。

[学生丙] 老师诊治眼病强调整体观念，其握要之图是综合参验患者的全身症征。但临床上有的眼病患者因病情较轻，其全身症征不明显，甚至缺如，遇到这种情形时怎么办呢？

[老师] 仅举1例，以期一隅三反。10余年前我曾治一中年男性，高度近视。其眼镜左侧鼻托损坏脱落，因离城较远而未及时更换镜架，致右侧承受压力过重，半月后感觉右眼眶酸胀。遂更换镜架，且热敷右眼眶数日，酸胀感稍有减轻。但从此不敢长时间读写，一旦读写超过半小时，右眼眶酸重感便明显加重。

经西医眼科检查，右眼外观端好，玻璃体混浊，而眼底除高度近视征之外，并无异常发现。因缺乏治疗措施，仅予以维生素、谷维素等，嘱其减少读写，注意休息。

患者只好寄望于中医药。综合四诊资料，仅有右眼眶酸胀这一局部症状，而无全身症征及舌脉之异常可供参验，实难辨证。

但考虑到高度近视这一体质因素，只得从补益肝肾着手。乃予以《银海精微》加减驻景丸改汤，服10余剂乏效。改服杞菊地黄丸、明目地黄丸、逍遥丸等月余，亦无丝毫转机。

患者又闻言此乃视网膜脱落之先兆，惶惶不安；我亦心中惭然，怏怏不乐。适逢外出参加学术会议，乃向一同道请教。同道莞尔一笑曰："此《证治准绳》益气聪明汤证也，有何难哉！"我乃恍然大悟，连声叹曰："踏破铁鞋无觅处，得来全不费工夫！"

返回后本欲用此方，但患者苦于常服汤药，要求服丸药。因思益气聪明汤补脾升清，泻敛阴火，与李东垣制方大法原是一脉相承，便予以补中益气丸。服完1盒（10粒），右眼酸胀感便有所减轻。患者喜，连服10盒，

五官科

康复如初。

[学生乙] 我还是不明白，补中益气丸的功能是调补脾胃，升阳益气，何以能治愈眼眶酸胀？

[老师] 当时同道一说到益气聪明汤，我便豁然开朗：眼眶属脾，因受外力挤压而伤及气血，眼眶部之气血亏损运行不畅，此酸胀感之所由来也。用补中益气丸升补脾气上达于目，脾气足血亦足，气行血亦行矣。

《孙子兵法》曰："运用之妙，存乎一心。"而此次运用之妙，实得之于同道之妙言解惑。回忆我平生遇过不少疑难病证，常于殚精竭虑，一筹莫展之际，却因求师访友、不耻下问而茅塞顿开。益信学问之道，贵乎不耻下问。

中医师承实录——我与先师的临证思辨

# 投之皆效的自拟方

## （复视 4 个月）

五官科

## 诊断现场

男患，40 岁，1992 年 11 月 13 日初诊。

患者系汽车驾驶员，素体健康。4 个月前曾连续开车 1 昼夜，因极度疲乏而淋浴、醉酒后，和衣而卧，昏然入睡。醒后即觉右眼胀痛，眼球转动涩滞，视物成重影，伴头昏痛、发热、口干思饮。

中医投以银翘散加减 3 剂，头昏痛、发热、口干均减轻，右眼症状却如故。

医者察其右眼，发现黑睛偏向外眦，遂转西医眼科，诊断为"右眼外展神经麻痹"，收住眼科病房。

迭用抗过敏、抗病毒、解痉、消炎药物及激素，症征无明显改善，不得已配服中药。

一中医诊为风邪直中经络，投小续命汤加减，仅服 1 剂，右眼胀痛增剧，伴眩晕、烦躁、口干。

更医诊为阴虚阳亢，投天麻钩藤饮加减，连服 8 剂，右眼胀痛及眩晕、烦躁、口干均显著减轻，但黑睛仍偏向外眦，视物仍成重影。乃用丸药，曾交替服用杞菊地黄丸、明目地黄丸、石斛夜光丸、磁朱丸等 2 月余，病情无进退。

刻诊：视一为二，右眼微胀，黑睛偏向外眦，眼球转动不灵活，口干，便秘，舌淡红欠润，苔少，脉弦细。

# 辨证论治

[学生甲] 中医眼科把眼病分为内障眼病与外障眼病两大类，本例"右眼外展神经麻痹"属于哪一类呢？

[老师] 两类都不是。现代中医眼科学将其归入"其他眼病"类，命名为"风牵偏视"。其症征特点是：发病突然，黑睛偏斜，视一为二。而此症之重者，古代中医文献将其归入风中经络范畴，命名为"风起㖞偏"（见危亦林《世医得效方》）。《简明中医辞典》解释风起㖞偏："症见胞睑闭合不严，甚者下睑外翻，目珠偏斜，面颊口唇偏歪一侧，且可不自主地颤动，或伴有眩晕，视一为二，目赤流泪，甚者半身不遂等。"

此即面瘫急重症，涉及部位较多。而本例症征为复视、黑睛偏斜、眼球转动涩滞，其发病部位局限在眼，故诊断为"风牵偏视"是正确的。

考虑为肝阴亏损，痰瘀阻络之证。

治宜滋养肝阴，化痰祛瘀通络，试投拙拟"养肝通络汤"：

乌梅肉 15g，虎杖 30g，生枣仁 15g，白芍 15g，生地炭 30g，金铃炭 6g，北沙参 20g，麦冬 20g，枸杞 15g，炙甘草 6g，僵蚕 10g，地龙 10g，桃仁 6g，停服其他中西药物。

二诊：上方服 10 剂，病情出现转机：右眼仅偶尔微胀，黑睛略偏向外眦，眼球转动较前灵活，复视亦有所改善，口不干，大便畅。

效不更方，上方续服。

效果：上方又服 15 剂，视觉恢复正常，诸症均瘥。随访 1 年未复发。

| 病名 | 主症 | 辨证 | 治法 | 选方 |
|------|------|------|------|------|
| 风牵偏视 | 复视、黑睛偏斜、眼球转动涩滞 | 肝阴亏损，痰瘀阻络 | 滋养肝阴，化痰祛瘀通络 | 自拟养肝通络汤 |

# 思辨解惑

[学生乙] 怎样认识风牵偏视的病因病机呢？

[老师]《内经》云："五脏六腑之精气，皆上注于目而为之精。"故概而言之，凡五脏六腑之精气亏损者，卒遭风邪侵袭，皆可能诱发本病。亦有眼外伤所致者。现代中医眼科学将其病因病机归纳为风热外袭，直中经络；脾气虚弱，痰湿阻络；气血虚弱，风邪侵袭；真元不足，风火上升等 4 种。

就临床所见，因劳瞻久视而耗肝血、损肝阴，复遭风邪侵袭者较为多见，本例即属之。

[学生丙] 这样的认识在中医学领域内固然言之成理，但显得十分笼统和抽象。能不能具体解释一下：患者究竟为什么会产生复视？

[老师] 具体解释只得借鉴西医。西医眼科学认为，复视是因眼肌运动失调造成的。因为眼球无论向任何方向运动，双眼的 12 条肌肉都必须全部参与，才能保证所视的物体在视网膜的对应点上成像，再经视中枢的融合而实现双眼单视。一旦眼肌运动失调，就会产生复视。

但归根结底，眼肌运动失调又是由于支配眼肌的神经产生麻痹而造成的。这些神经是：动眼神经、滑车神经及外展神经。——本例复视是因外展神经麻痹，导致眼外直肌运动失调而产生的。

平心而论，这样的解释是具体而确切的。但其药物治疗常常不能尽如人意，不得已时还得动手术，那就更加棘手了。相对言之，中医药有时倒大有用武之地。

[学生甲] 治疗风牵偏视的常法常方有哪些？

[老师] 我是根据病情的缓急、轻重、久暂来使用常法常方的。

五官科

如急症中有风热外袭、直中经络者，其人平素体健，发病突然，初起多伴发热、恶寒、头痛等外症。治宜祛风通络，可暂用小续命汤。

亦有素体真阴不足，复因烦劳或动怒、惊恐等情志刺激，而导致肝阳上亢，风动痰阻者，多伴眩晕欲仆，肢麻肉瞤，甚则睑垂口㖞，病情较为急重。治宜平肝潜阳，化痰通络，可用天麻钩藤饮合镇肝息风汤。

据临床体验，急症或急重症若治疗及时，投方无误，多能迅速消除外症及兼症，或显著改善其全身症征。——唯黑睛偏斜及复视很难在短期内完全消失。

此时宜参酌其主要病机与体质因素而缓图之。

若为脾气虚弱，痰湿阻络者，宜健脾益气，祛痰通络，可用补中益气汤合正容汤。

若为肝阴亏损，痰瘀阻络者，宜滋养肝阴，化痰祛瘀通络，方书倡用地芝丸加味或驻景丸化裁。——我过去亦曾遵之，因久久难见显效，不得已才试用拙拟"养肝通络汤"，经治 10 余例，疗效尚满意。

[学生乙] 养肝通络汤好像脱胎于老师习用的一贯煎，为什么要另起方名呢？

[老师] 本方药物组成虽借鉴于魏柳州的一贯煎，而制方大法所遵从的却是张仲景。《金匮要略》曰："夫肝之病，补用酸，助用焦苦，益用甘味之药调之。"且明示曰："肝虚则用此法，实则不在用之。"

本方取乌梅肉、生枣仁、虎杖、白芍之酸敛，合北沙参、麦冬、枸杞、炙甘草之甘缓以滋养肝阴；生地炭、金铃炭之焦苦以泄肝火而护肝阴；僵蚕、地龙、桃仁化痰祛瘀而通络。

值得说明的是，西医眼科认为本病的病理是眼的神经麻痹而导致眼外肌运动失调。而眼外肌，中医称之为"约束"。拙意眼的约束失调，大概可以责之肝的疏泄、条达功能失调吧？

若拙意无大谬，则治疗本证时，当于大滋肝阴之中，辅以疏肝达郁。而本方不专门配用疏肝达郁之品者，乃因方中之乌梅、虎杖二味，于酸敛之中，大具开通之力。

[学生乙] 诸家本草言虎杖味苦性寒，功能活血定痛，清热利湿，解毒，

化痰止咳，老师却谓其"酸敛复开通"，有何根据？

[老师] 虎杖，四川农村俗称"花斑竹"，其鲜品味酸多汁，农家小儿有采折其茎而嚼吮其汁者。据《本草纲目》记载，民间有采挖其根，洗净，同甘草煮，因其味酸甘，而充作夏季清凉饮料者。

我的老师简裕光老先生，年近八旬，原是川西宿医，以擅治肝病而闻名遐迩，其秘方之主药便是虎杖。尝曰：虎杖滋养肝阴，疏肝达郁，两擅其长，功胜乌梅多矣。

而《名医别录》谓虎杖"主通利月水，破留血癥结"；《日华子本草》谓其"治产后恶血不下，心腹胀满，排脓……扑损瘀血，破风毒结气"，岂非"开通"之文献记载？

至于我治疗习惯性便秘，常于当用方中重加虎杖一味，效更捷；单用之通大便亦效，非"开通"而何？哲人有云：世间一切知识都是从直接经验发源的，诚信。

[学生丙] 老师说"试用"养肝通络汤治疗风牵偏视，可见本方还可治疗其他病证，是这样的吗？

[老师] 是的。本方可广泛施用于头痛、头昏、眩晕、胁痛、胃灼热、嘈杂、肢麻、虚性便秘等病证，凡属肝阴亏损、痰瘀阻络者，投之皆效。

五官科

# 附　录

# 中医治疗之用时空观

## （冬病夏治　夏病冬治）

## 诊断现场

患者，男，56 岁。

患慢性支气管炎 20 余年，近年体质益差。春夏尤可，入秋则忧。容易受凉，咳嗽，痰多，气紧。中西药杂投，缠绵难愈。入冬更易并发肺部感染，必须住院输液。

此次慢性支气管炎急性发作伴感染，住院已 20 余日，迭用多种抗生素并配服中药，感染已经控制，但仍咳嗽痰滞，气紧，纳差，大便不实，舌质淡，苔薄白腻，脉弱。

患者，女，26 岁。

患者系早产儿，自幼体弱多病。从 5 岁起，每年夏天必咳嗽 2~3 个月，咽痒而咳，干咳无痰，盛夏呛咳尤剧。

每年咳嗽伊始均抓紧治之，输液、服药，仅能收一时之效，旋愈旋覆。而秋凉后咳嗽稀发，冬至后气候最冷，咳嗽更稀。

今年咳嗽已近 1 月，特来商治。

刻诊：形瘦色苍，肌肤干燥，咽痒则呛咳，连咳 10 余声至数十声，必咳出黏滞之痰方暂止，口干喜饮，小便黄，大便干，舌红嫩，苔花剥（地图舌），脉弦大无力。

# 辨证论治

[老师]上述两位患者的病情冬重夏轻或夏重冬轻。冬重夏轻者，素体阳虚；夏重冬轻者，素体阴虚。这两类阴阳各造其偏的特殊体质，古代就存在——有的人"能春夏不能秋冬"，有的人"能秋冬不能春夏"（语出《灵枢》，"能"通"耐"）。

可以考虑中医学的一种特殊治疗方法：冬病夏治、夏病冬治。

据初步观察，冬病夏治、夏病冬治适用于病情冬重夏轻、夏重冬轻的衰减性疾病。因此，冬病夏治、夏病冬治与其说是治病，倒不如说是治体，即改善和增强体质，恢复到"阴平阳秘，精神乃治"的健康状态。——此中并无奥妙，不过是"治未病"罢了。

近年来，我运用此法治疗过一些较为顽固的慢性疾病，如慢性支气管炎、慢性咽炎、慢性结肠炎、慢性湿疹、慢性荨麻疹等等，取得了一定疗效。

[学生甲]《内经》"治未病"的学术思想，现代中医教材将其解释为"无病早防"、"有病早治"和"既病防变"三个方面。既然如此，那么在冬天阳气更虚时补阳，夏天阴精更虚时补阴，不就是治未病吗？

[老师]"治未病"出于《素问·四气调神大论》，该篇完整地论述了人类应当顺应春生、夏长、秋收、冬藏的自然规律以养生防病，如果违背这一自然规律，则疾病来矣（原文为"逆之则灾害生，从之则苛疾不起"）。并由此推出"圣人不治已病治未病"的著名论断。

可见"治未病"的固有内涵是未病早防，即养生防病。而"有病早治"显然不是治未病。至于"既病防变"，如张仲景在《金匮要略》中所说"见肝之病，知肝传脾，当先实脾"，即治疗未病的脏腑。——这是对《内经》的创造性发展，但毕竟不是本来意义上的治未病。

怎样才能做到未病早防即治未病呢？《四气调神大论》提出："春夏养阳，秋冬养阴。"我对这句话的理解是：阴阳平和之人，春夏应着重保

中医师承实录——我与先师的临证思辨

养阳气，秋冬应着重保养阴精。而将这一养生之道引申到中医治疗学上，那就是冬病夏治要温阳，夏病冬治要滋阴。而不是一般人所容易想到的"冬天阳气更虚时补阳，夏天阴精更虚时补阴"。

[学生乙] 阅读老师冬病夏治、夏病冬治的不少治验，夏天除了用过右归丸之外，还用过温阳的附子理中汤、阳和汤、桂枝加附子汤，以及紫河车、鹿茸等；冬天除用过左归丸之外，还用过滋阴的大补阴丸、滋水清肝饮、一贯煎，以及龟胶、阿胶等。

这样反其时而遣选方药，不仅没有产生不良反应还取得了一定的疗效，有的疗效还不错。

前例：冬病夏治案

辨证为脾肺气虚，肺失宣肃。

予六君子汤合金沸草散加减 6 帖，诸症减轻。

继予参苓白术散合补中益气汤 10 帖，带药出院。

出院前患者前来咨询防治慢性支气管炎的方法，且忧心忡忡曰："每年入秋就犯病，冬天如过鬼门关，身体越来越差，恐难活到花甲之年。"

余为之简介中医养生之道，并建议尝试冬病夏治，患者转忧为喜。

遂予右归丸合人参胡桃汤、参蛤散加味：

熟地 400g，山药 200g，山萸肉 100g，枸杞 150g，菟丝子 150g，鹿角胶 150g，炒杜仲 150g，肉桂 100g，当归 100g，熟附片 100g，红参 100g，胡桃肉 100g，蛤蚧 30g，川贝母 30g，紫河车 60g，炒麦芽 200g。

制法：诸药入烘箱烤脆，粉碎为细末，炼蜜为丸，每丸约重 15g，放冰箱冷藏。

服法：自夏至日起，每日用黄芪、仙鹤草、仙灵脾各 30g 煎水，于每餐饭前送服 1 丸，服至处暑日止。感冒停服。

随访：患者如法服药 3 个月，当年冬天仍频受外感诱发咳喘，但较往年有所减轻，每次服杏苏散合止嗽散加减数帖便可控制；唯小寒节后因肺部感染而住院 10 余日。

次年续用上方，体质进一步改善。秋天咳嗽较稀，间断服杏苏散合止嗽散加减。冬天咳喘加重时，在门诊观察室输液配中药便可治愈，全年未住过院。

如此连用 5 季，体质显著增强，面色较红润，殊少犯病。

后例：夏病冬治案

辨证为脾肺阴亏，津不濡咽。

予生脉散合六味汤加减：

北沙参 15g，太子参 15g，麦冬 15g，五味子 10g，荆芥 5g，桔梗 6g，炙甘草 6g，薄荷 6g，蝉衣 10g，射干 10g，炙百部 10g，僵蚕 10g。

服 6 帖，咽痒呛咳减轻。

此方去荆芥、薄荷，加山药 30g、大力子 10g，又服 6 帖，咽痒呛咳止。但不及半月又复发。

复用初诊方，并建议夏病冬治，处方为左归丸加减：

生地 400g，山药 200g，山萸肉 200g，怀牛膝 150g，龟胶 200g（炒珠），蛤蚧 30g，西洋参 30g，川贝母 30g，胡桃肉 30g，北沙参 200g，麦冬 200g，白芍 200g，炙甘草 100g，炒麦芽 200g。

制法：诸药入烘箱烤脆，粉碎为细末，炼蜜为丸，每丸约重 15g，放冰箱冷藏。

服法：自冬至日起，每日用旱莲草、仙鹤草、仙灵脾各 30g 煎水，于每餐前送服 1 丸，服至春分日止。感冒停服。

如法服药 3 个月，次年夏天仍呛咳，但症状较轻。服初诊方 10 帖咳止，后来未复发，病程不到 1 个月。

续用本方 3 料，制法、服法如前，困扰 20 年之久的夏天呛咳未再复发。

# 思辨解惑

[学生甲] 老师说病情冬重夏轻者，素体阳虚；夏重冬轻者，素体阴虚，这是很好理解的。但是从另一个角度看，冬季气候寒冷，素体阳虚者，阳气必然更虚；夏季气候炎热，素体阴虚者，阴津必然更虚。那么顺理成章的应该是：素体阳虚者，应在冬季温补阳气以抵御凛冽的冬寒；素体阴虚者，应在夏季滋养阴精以抵御炎炎的夏热。

中医师承实录——我与先师的临证思辨

而老师所用的方药却恰恰相反——夏天用的是温阳方药，如第1例的右归丸；冬天用的是滋阴方药，如第2例的左归丸。

[老师] 举个例子：一位年轻中医认为，"一年四季，春温，夏热，秋凉，冬寒，自然现象就是这样。人类则习惯于夏天避暑就凉，喝清凉饮料；冬天避寒就温，吃温补食物（如冬至进补）"。这种观点代表了大多数老百姓的观点，但是若依我之见，这些习惯显然违背了中医的养生之道。

不信？我们再看看上面那位年轻中医的真实故事：他于1968年夏季每天饮用苦丁茶5g，胃脘渐觉满闷；连饮3个月，纳食日减，口淡无味，大便稀，夜尿多。

自知脾阳受损，服理中汤不效，求教于我的启蒙老师简裕光。简师出附子理中汤，每次用药液送服生硫黄1.5g，服6帖，诸症渐减。此后数年间，偶食少许瓜果、生冷，便觉胃脘满闷，大便稀溏。此乃阳虚体质，夏日食寒，犹如雪上加霜。

附录

[学生乙] 不过，我也可以反驳老师。您看，唐代王冰注解"春夏养阳，秋冬养阴"，认为"养"就是"制"，而提倡春食凉，夏食寒以制阳；秋食温，冬食热以制阴。明代李时珍从其说曰："春食凉，夏食寒，以养阳；秋食温，冬食热，以养阴。"（《本草纲目》）难道这些中医大家都说错了？

[学生丙] 寒凉之物易伤阳气，温热之物易伤阴津，王冰之注违背中医常识。但王冰之注对后世影响不小，不仅李时珍从其说，就连现代医家亦有信奉其说者。而老师历来就不赞同王冰之注——老师曾在1982年的《陕西中医》杂志上撰文，与信奉王冰之注的医家展开过学术争鸣。

[老师] 我早年学习《素问》时读到王冰之注，疑窦丛生，便请教我的启蒙老师简裕光先生。简师笑谈王冰之注误人。

我问曰：阳虚体质固不耐寒凉，然则《内经》说"人以天地之气生"，人生亦小天地也。夏季天地阳气旺盛，人亦应之，奈何仍然不耐寒凉？简师答回：夏季炎热，但井水是凉的；冬季寒冷，但井水是温的。这说明夏季天之阳盛，而地之阳虚；冬季天之阴盛，而地之阴虚。——人处天地之间，气交之中，则夏季人之表阳盛，而内阳虚；冬季人之表阴盛，而内阴虚。

[学生乙] 简师的这一解释，取像比类，深入浅出，启人心智，不知有

无文献记载？

[老师] 有的。后来我读到清代张志聪的《黄帝内经素问集注》一书对"春夏养阳，秋冬养阴"的注解时，不禁击节称叹！其注解曰："春夏之时，阳盛于外，而虚于内；秋冬之时，阴盛于外，而虚于内。杨君举曰：'上节言秋冬之时阴主收藏，此复言秋冬之时阴盛于外。阴阳之道，有二义欤？'曰：'天为阳，地为阴。天包于地之外，地居于天之中。阴阳二气，皆从地而出，复收藏于地中。故曰未出地者，命曰阴中之阴；已出地者，命曰阴中之阳。所谓阴主收藏者，收藏所出之阳气也。'"

反复体味张志聪之妙注，可以悟出：春夏之时，人之阳气发泄于外，内阳相对亏虚，常人应当注重保养阳气，而素体阳虚之人尤应温补阳气；秋冬之时，人之阳气收藏于内，阴精相对亏虚，常人应当注重保养阴精，而素体阴虚之人尤应滋补阴精。

此无他，顺其自然而已。宋代欧阳修所谓"以自然之道，养自然之身"者，此之谓也。

中医师承实录——我与先师的临证思辨

# 病案一览表

| 病名 | 主症 | 辨证 | 治法 | 选方 | 页码 |
|------|------|------|------|------|------|
| 虚人感冒 | 低热微恶寒 周身酸软 | 正虚邪留 枢机不利 | 旋转枢机 扶正祛邪 | 柴胡桂枝汤 | 11 |
| 咳嗽 | 咽痒咳嗽 痰少难咯 | 风寒恋肺 肺失宣肃 | 疏散风寒 宣肃肺气 | 金沸草散 | 16 |
| 喉源性咳嗽 | 喉痒呛咳 痰少难咯 | 风燥伤津液 咽喉失濡养 | 祛风润燥 | 喉科六味汤 | 22 |
| 心悸 | 胸闷隐痛，欲眠时突发早搏 | 心阴亏损 心阳不足 痰瘀阻滞心络 | 滋养心阴 温通心阳 化痰祛瘀通络 | 生脉散合桂枝甘草汤、温胆汤 | 29 |
| 失眠 | 顽固性失眠 | 1. 胆热犯胃；2. 肝郁血虚，阴阳失调 | 1. 清胆和胃；2. 疏肝养血，交通阴阳 | 1. 黄连温胆汤 2. 酸枣仁汤 | 35 |

| 病名 | 主症 | 辨证 | 治法 | 选方 | 页码 |
|---|---|---|---|---|---|
| 胃脘痛<br>（十二指肠溃疡） | 胃脘隐痛<br>饥时加重 | 心脾亏虚<br>胃络瘀阻 | 健脾养心<br>通络和胃 | 归脾汤合丹参饮 | 47 |
| 痞证<br>（慢性胃炎） | 胃脘满闷<br>堵塞伴隐痛 | 寒热错杂<br>虚实夹杂<br>升降失调 | 辛开苦降<br>化瘀通络 | 半夏泻心汤 | 53 |
| 膜胀 | 肚脐两侧胀，<br>丑时胀急而膨起 | 肝气旺、胆火郁、脾胃虚 | 敛肝<br>清胆<br>和脾胃 | 乌梅丸 | 62 |
| 顽固性呕吐 | 食后呕吐<br>黏涎及食物 | 胃气虚寒<br>胆腑郁热 | 温胃清胆 | 干姜黄芩黄连人参汤<br>加生姜汁 | 69 |
| 习惯性便秘 | 顽固性便秘<br>腹胀 | 脾阴不足<br>肠燥津乏 | 滋脾润肠 | 芍药甘草汤 | 75 |
| 胁痛 | 胁肋<br>牵掣作痛 | 悬饮阻<br>塞肝络 | 涤饮通络 | 香附旋覆花汤 | 82 |
| 慢性胆囊炎 | 右胁隐痛<br>肩背酸痛<br>口苦纳差 | 肝郁胆热<br>脾虚胃寒 | 疏肝清胆<br>健脾温胃 | 柴胡桂枝汤<br>合柴胡桂枝干姜汤 | 89 |
| 肝痈<br>（肝脓肿） | 高热寒战 | 阳虚气滞<br>湿热蕴结<br>胃络瘀阻 | 温阳导滞<br>清热利湿<br>祛瘀通络 | 干姜附子汤<br>合平胃散、三仁汤 | 95 |

| 病名 | 主症 | 辨证 | 治法 | 选方 | 页码 |
|---|---|---|---|---|---|
| 头痛 | 干呕<br>吐涎沫<br>头痛 | 肝胃寒凝<br>浊阴上逆 | 暖肝温胃<br>升清降浊 | 吴茱萸汤 | 100 |
| 眩晕 | 头昏目眩<br>耳鸣呕恶 | 相火上炎<br>痰饮上逆<br>脾肾亏虚 | 祛风清火<br>豁痰补脾 | 柴陈泽泻汤 | 104 |
| 眩晕 | 眩晕反复发作 | 风火痰虚瘀 | 祛风清火<br>豁痰补脾<br>活血祛瘀 | 在柴陈泽泻<br>汤的基础上<br>参用活血<br>祛瘀之药 | 111 |
| 胆郁<br>（胆心综<br>合征） | 胸胁痛伴心悸 | 胆郁及心<br>气阴两虚 | 利胆舒心<br>益气养阴 | 四逆散合<br>生脉散 | 117 |
| 郁证 | 胸胁隐痛<br>胃脘满闷<br>小腹灼热䐜胀 | 肝肾阴虚<br>肝气郁滞 | 滋养肝肾<br>疏肝行气 | 一贯煎<br>合四逆散 | 120 |
| 胆瘅 | 口苦 | 肝胆郁火 | 清降胆火<br>疏肝达郁 | 柴胆牡蛎汤 | 126 |
| 淋证<br>（尿石病） | 腰腹隐痛<br>小便淋沥 | 肾气不足<br>肾精亏虚 | 温肾益气<br>滋肾填精 | 煨肾丸 | 133 |
| 阳痿 | 阳痿伴抑郁、<br>腰骶酸痛 | 肝气郁而失<br>疏，肾气虚而<br>窒塞 | 疏肝郁<br>开肾窒<br>补肾虚 | 定经汤 | 139 |

附录

| 病名 | 主症 | 辨证 | 治法 | 选方 | 页码 |
|------|------|------|------|------|------|
| 脐痛 | 肚脐中隐痛 | 肾阳虚衰 寒凝神阙 | 温肾祛寒 敛阴和阳 | 真武汤 加胡芦巴 | 143 |
| 咯血 | 咯血 反复发作 | 少阴阴精亏虚， 阳明气火有余， 冲气上逆 | 滋养少阴， 清泻阳明， 平冲降逆 | 玉女煎 | 151 |
| 尿道口渗血 | 尿道口反复渗血伴面色少华、神疲气短 | 阴器络脉损伤，气不摄血 | 补气摄血 补络补管 | 补络补管汤合补中益气汤 | 156 |
| 肺炎喘嗽 | 咳嗽气紧痰浊稠黏旋吐旋生 | 痰热壅肺 肺燥津伤 | 清热豁痰 润燥生津 | 豁痰丸 | 160 |
| 风痱 | 双下肢突然瘫痪 | 脾胃突然升降失调 | 调理脾胃阴阳，恢复升降之权 | 《古今录验》续命汤 | 169 |
| 痛痹 | 左小腿剧痛 | 阳虚阴盛寒凝腿络 | 温阳消阴祛寒通络 | 阳和汤之意，合麻黄附子细辛汤 | 174 |
| 内伤发热 | 头身疼痛潮热多汗 | 肾阳虚衰肝胃寒凝 | 温阳散寒 | 附子汤合吴茱萸汤等 | 184 |
| 皮肤瘙痒 | 全身灼热如火燎，昼夜瘙痒无度 | 瘀热深伏血分 | 清热凉血散瘀 | 犀角地黄汤 | 191 |

中医师承实录——我与先师的临证思辨

| 病名 | 主症 | 辨证 | 治法 | 选方 | 页码 |
|---|---|---|---|---|---|
| 剥脱性皮炎 | 全身大面积脱皮 | 热毒深入营血 | 清营解毒凉血散血 | 犀角地黄汤 | 199 |
| 带状疱疹 | 胸胁皮肤潮红，簇集水疱 | 火毒伤肝阴 | 泻火解毒滋肝润燥 | 瓜蒌散合犀角（水牛角代）地黄汤、一贯煎 特别用药：瓜蒌 | 204 |
| 带下 | 黄带浓稠臭秽 | 精气亏虚，湿毒夹瘀热 | 补气益精祛湿解毒化瘀清热 | 白头翁汤合薏苡附子败酱散 | 212 |
| 崩漏 | 经血暴下如崩，淋沥不断 | 气血大亏 | 补气摄血 | 加减当归补血汤 | 218 |
| 感冒 | 高热微恶寒神倦烦躁 | 外寒未罢内热已盛 | 疏风散寒清透里热 | 柴葛解肌汤 | 237 |
| 盗汗 | 盗汗低热 | 脾阴亏损肝旺阳浮 | 滋脾敛肝潜摄浮阳 | 资生汤 | 242 |
| 厌食 | 厌食易怒便秘眠差 | 肝旺脾弱胃失润降 | 疏肝扶脾滋胃降逆 | 自拟"舒肝滋胃汤" | 246 |
| 泄泻 | 昼夜泻下无度 | 久泻伤耗脾气脾阴，伤及脾阳 | 滋阴清燥兼益气助阳 | 七味白术散滋阴清燥汤理中汤仙桔汤 | 251 |

附录

| 病名 | 主症 | 辨证 | 治法 | 选方 | 页码 |
|------|------|------|------|------|------|
| 咳嗽 | 夜间咳嗽，舌红苔黄厚腻 | 饮食积滞胃失和降上逆冲肺 | 消食化痰清热和胃领邪外出 | 自拟"小儿食积咳嗽方" | 256 |
| 咳喘 | 咳喘痰鸣冷汗淋沥拒进乳食 | 心阳虚惫，脾胃困顿，痰气上逆犯肺 | 温壮心阳运脾和胃祛痰降逆 | 桂枝加厚朴杏子汤、苓桂术甘汤、三子养亲汤、葶苈大枣泻肺汤合方 | 261 |
| 顿咳 | 痉挛性呛咳伴深长吸气声和鸡鸣样回声 | 毒伤肝肾肝火刑肺 | 养肝敛火滋肾解毒润肺豁痰 | 简氏顿咳方 | 266 |
| 慢性咽炎 | 咽干微痛，灼热，有异物感 | 脾阴亏损，咽失濡养 | 滋养脾阴，兼益脾气 | 六和汤 | 273 |
| 虚寒性咽炎 | 咽痒微痛，纳差便稀 | 脾肺虚寒，痰滞咽喉 | 运脾温肺，化痰利咽 | 香砂六君子汤合苓桂术甘汤、甘草干姜汤 | 279 |
| 口疮 | 口疮反复发作，舌红苔黄腻 | 胃肾阴亏湿热蕴蒸 | 滋养胃肾清化湿热 | 甘露饮 | 283 |

中医师承实录——我与先师的临证思辨

| 病名 | 主症 | 辨证 | 治法 | 选方 | 页码 |
|------|------|------|------|------|------|
| 鼻窒 | 鼻塞嗅觉迟钝 | 脾肺亏虚浊邪凝滞 | 健脾补肺导浊祛凝 | 补中益气汤合玉屏风散、《千金》苇茎汤 | 288 |
| 中心性浆液性视网膜脉络膜炎 | 视物变形 | 脾胃升降失调，阴火夹湿浊上泛 | 补脾升清和胃降浊泻敛阴火 | 升阳益胃汤 | 293 |
| 风牵偏视 | 复视、黑睛偏斜、眼球转动涩滞 | 肝阴亏损痰瘀阻络 | 滋养肝阴，化痰祛瘀通络 | 自拟养肝通络汤 | 299 |

附录

317

# 本书高效方剂名录

## 内科

### 第一章 肺系病证类

**感冒**

**现代经方大师传授独家心法**

小柴胡汤（《伤寒论》）：柴胡、黄芩、半夏、人参、大枣、生姜、甘草。

柴胡桂枝汤（《伤寒论》）：柴胡、黄芩、半夏、人参、大枣、生姜、甘草、桂枝、白芍。

**咳嗽**

**出类拔萃的治咳专方**

江氏金沸草散（经验方），又名"宁嗽汤"：旋覆花、白芍、甘草、荆芥、法夏、茯苓、陈皮、杏仁、桔梗、白芥子、前胡。

止咳十一味（验方）：当归、川芎、法夏、茯苓、陈皮、杏仁、青皮、桑皮、五味子、川贝、甘草各9g。

顽咳方（自拟方）：玄参15g、麦冬15g、五味子6g、生甘草6g、桔梗10g、仙鹤草30g、炙紫菀30g、桃仁10g、红花6g、芦根30g、生牡蛎30g。

**现代中医喉科奠基人的创见**

喉科六味汤（《喉科秘旨》）：荆芥、防风、桔梗、甘草、薄荷、僵蚕。

中医师承实录——我与先师的临证思辨

# 第二章 心系病证类

## 心悸

### 洞悉"独处藏奸"

生脉散（《内外伤辨惑论》）：人参、麦冬、五味子。

桂枝甘草汤（《伤寒论》）：桂枝、甘草。

温胆汤（《三因极一病证方论》）：半夏、茯苓、陈皮、枳实、竹茹、甘草。

## 不寐

### 病机混杂如何深究？

黄连温胆汤（《六因条辨》）：黄连、半夏、茯苓、陈皮、枳实、竹茹、甘草。

酸枣仁汤（《金匮要略》）：酸枣仁、知母、川芎、茯苓、甘草。

# 第三章 脾胃系病证类

## 胃脘痛

### 细微之处见功夫

归脾汤（《校注妇人良方》）：人参、炒白术、炒黄芪、茯苓、龙眼肉、当归、远志、炒酸枣仁、木香、甘草。

丹参饮（《时方歌括》）：丹参、檀香、砂仁。

## 痞满

### 辨主次避免"开手便错"

半夏泻心汤（《伤寒论》）：半夏、干姜、黄连、黄芩、人参、大枣、甘草。

## 胃缓

### "路"的旁边还是路

乌梅丸（《伤寒论》）：见下篇"腹胀"。

## 腹胀

### 思之再三，连拟数方，皆不如意

乌梅丸（《伤寒论》）：乌梅、蜀椒、黄连、黄柏、附子、细辛、干姜、桂枝、人参、当归。

## 呕吐

### 精方简药起大症

干姜黄芩黄连人参汤（《伤寒论》）：干姜、黄芩、黄连、人参。

## 便秘

### 胸有成竹，何须从俗

芍药甘草汤（《伤寒论》）：芍药、甘草。

# 第四章 肝胆系病证类

## 胁痛

### 医者自疗悟妙方

香附旋覆花汤（《温病条辨》）：香附、旋覆花、茯苓、陈皮、苏子、半夏、白芥子、苡仁。

### 为病之易反易复、缠绵难愈所困惑

柴胡桂枝汤：见"感冒"。

柴胡桂枝干姜汤（《伤寒论》）：柴胡、桂枝、干姜、黄芩、牡蛎、天花粉、甘草。

## 肝痛

### 互相矛盾的病机竟然同时并存

干姜附子汤（《伤寒论》）：干姜、生附子。

平胃散（《太平惠民和剂局方》）：苍术、厚朴、陈皮、甘草。

三仁汤（《温病条辨》）：杏仁、苡仁、白蔻仁、滑石、白通草、竹叶、厚朴、半夏。

## 头痛

### 大有执简驭繁、驾轻就熟之妙

吴茱萸汤（《伤寒论》）：吴茱萸、生姜、人参、大枣。

## 眩晕

### 中医不是"慢郎中"

柴陈泽泻汤（江尔逊经验方），又名"靖眩汤"：柴胡 10g、黄芩 6~10g、法夏 10g、党参 12~15g、甘草 3~5g、大枣 10~12g、生姜 6~10g、陈皮 10g、茯苓 15g、白术 10~15g、泽泻 10~15g、天麻 10g（轧细吞服）、钩藤 12g（后下）、菊花 10g。

### 追求 2 年不复发的远期疗效

柴陈泽泻汤：见上一篇。

## 郁证

### 容易误诊怎么办？

四逆散（《伤寒论》）：柴胡、芍药、枳实、甘草。

生脉散：见"心悸"。

### 两组病机共存并列，分不清孰主孰次

一贯煎（《柳州医话》）：北沙参、麦冬、当归身、生地黄、甘杞子、川楝子。

四逆散：见"郁证"——"容易误诊怎么办"。

## 口苦

### 简便廉验的专方专药

柴胆牡蛎汤（简裕光验方）：柴胡 10g、胆草 6~10g、生牡蛎 15~30g。

# 第五章 肾系病证类

## 淋证

### "千载之缺憾"怎样造成？

煨肾丸（《素问病机气宜保命集》）：牛膝、萆薢、杜仲、肉苁蓉、

菟丝子、防风、白蒺藜、胡芦巴、补骨脂。

## 阳痿

### "顺则凡，逆则仙"的真谛

定经汤（《傅青主女科》）：菟丝子、白芍、当归、大熟地、山药、白茯苓、芥穗、柴胡。

## 脐痛

### 差别就那么一点点

真武汤（《伤寒论》）：茯苓、芍药、生姜、白术、炮附子。

# 第六章 气血津液病证类

## 血证

### 历经千锤百炼的名方

玉女煎《景岳全书》：石膏、熟地、麦冬、知母、牛膝。

### 局部病机与整体病机

补络补管汤（《医学衷中参西录》）：生龙骨、生牡蛎、山萸肉、三七。

化血丹（《医学衷中参西录》）：花蕊石、三七、血余炭。

补中益气汤（《脾胃论》）：黄芪、人参、白术、甘草、升麻、柴胡、陈皮、当归。

## 痰证

### 如鱼饮水，冷暖自知

豁痰丸（《血证论》）：竹沥、桔梗、甘草、射干、茯苓、白前、当归、杏仁、枳壳、知母、花粉、瓜蒌、麦冬、石斛。

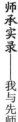

# 第七章 肢体经络病证类

## 痿证

### 治风痱急症，用旷世经方

《古今录验》续命汤（《金匮要略》）：麻黄、桂枝、当归、人参、石膏、干姜、甘草、川芎、杏仁。

## 痹证

### 站在前医的肩膀上

阳和汤（《外科全生集》）：熟地、白芥子、鹿角胶、肉桂、姜炭、麻黄、生甘草。

麻黄附子细辛汤（《伤寒论》）：麻黄、细辛、炮附子。

# 第八章 综合病证类

## 内伤发热

### 茫无头绪先"试探"

附子汤（《伤寒论》）：炮附子、茯苓、芍药、人参、白术。

吴茱萸汤（《伤寒论》）：吴茱萸、生姜、人参、大枣。

# 外科

## 皮肤瘙痒

### 成败在此一举

犀角地黄汤（《千金方》）：犀角、生地黄、芍药、牡丹皮。

### 轻车熟路居然走不通

犀角地黄汤：见前"成败在此一举"。

### 蛇串疮

#### 详询治疗史，避免走弯路

瓜蒌散（《医学心悟》）：大瓜蒌、粉甘草、红花。

犀角地黄汤：见前。

一贯煎：见"两组病机共存并列，分不清孰主孰次"。

# 妇科

### 带下

#### 古方今病不相能

白头翁汤（《伤寒论》）：白头翁、黄连、黄柏、秦皮。

薏苡附子败酱散（《金匮要略》）：苡仁、附片、败酱草。

### 崩漏

#### 高效专方一用就灵

加减当归补血汤（《傅青主女科》）：黄芪、当归、桑叶、三七。

### 乳癖

#### 追本溯源究"实质"

解肝煎（《景岳全书》）：陈皮、半夏、厚朴、茯苓、苏叶、芍药、砂仁。

二仙汤（《中医方剂临床手册》），又名"仙茅汤"：仙茅、仙灵脾。

定经汤：见前"阳痿"。

### 产后

#### 深研病机　异病同治

四逆散：见前"容易误诊怎么办"。

# 儿科

## 发热

### 冲破思维定势

柴葛解肌汤（《伤寒六书》）：柴胡、葛根、羌活、白芷、桔梗、白芍、黄芩、生石膏、甘草、生姜、大枣。

## 盗汗

### 小儿不是成人的缩影

资生汤（《医学衷中参西录》）：山药、白术、玄参、大力子、鸡内金。

## 厌食

### 尚未引起临证者足够的重视

舒肝滋胃汤（自拟方）：柴胡 10g、黄芩 6g、天花粉 10g、白芍 12g、炒枳实 10g、乌梅肉 10g、虎杖 12g、黄连 3g、连翘 10g、北沙参 12g、冰糖 15g。

## 泄泻

### 现代治疗掩盖了什么？

七味白术散（《小儿药证直诀》）：人参、茯苓、白术、甘草、藿香叶、木香、葛根。

滋阴清燥汤（《医学衷中参西录》）：山药、白芍、滑石、甘草。

理中汤（《伤寒论》）：人参、白术、干姜、甘草。

仙桔汤（朱良春验方）：仙鹤草、桔梗。

## 咳嗽

### 穷追细问病史与治疗史

小儿食积咳嗽方（自拟方）：柴胡 10g、黄芩 10g、法夏 10g、茯苓 15g、枳壳 10g、白术 6g、焦四仙各 12g、连翘 15g、酒大黄 3g（后下）。

### 如履薄冰的真实心态

桂枝加厚朴杏子汤（《伤寒论》）：桂枝、白芍、甘草、大枣、生姜、杏仁、厚朴。

苓桂术甘汤（《金匮要略》）：茯苓、桂枝、白术、甘草。

三子养亲汤（《韩氏医通》）：紫苏子、白芥子、莱菔子。

葶苈大枣泻肺汤（《金匮要略》）：葶苈子、大枣。

## 顿咳

### 冲出教科书的"樊笼"

简氏顿咳方（简裕光验方）：白芍 15g、麦冬 15g、玄参 15g、五味子 6g、生牡蛎 30g、贯众 15g。

# 五官科

## 喉痹

### 收效甚微为什么？

六和汤（《慎柔五书》）：太子参、白术、茯苓、甘草、山药、扁豆。

### 举棋难定的"试探法"

香砂六君子汤（《张氏医通》）：人参、白术、茯苓、甘草、法夏、陈皮、砂仁、木香（加生姜、乌梅、大枣）。

苓桂术甘汤：见"如履薄冰的真实心态"。

甘草干姜汤（《伤寒论》）：甘草、干姜。

## 口疮

### 治病容易"养心"难

甘露饮（《太平惠民和剂局方》）：枇杷叶、熟地、生地、天冬、麦冬、茵陈、石斛、黄芩、枳壳、炙甘草。

## 鼻窒

### 取之速效增强患者信心

补中益气汤：见前"局部病机与整体病机"。

玉屏风散（《丹溪心法》）：黄芪、防风、白术。

《千金》苇茎汤（《备急千金要方》）：苇茎、苡仁、冬瓜仁、桃仁。

眼疾

### 不耻下问而茅塞顿开

升阳益胃汤（《脾胃论》）：人参、白术、黄芪、黄连、半夏、甘草、陈皮、茯苓、泽泻、防风、羌活、独活、柴胡、白芍、大枣、生姜。

### 投之皆效的自拟方

养阴通络汤（自拟方）：乌梅肉 15g、虎杖 30g、生枣仁 15g、白芍 15g、生地炭 30g、金铃炭 6g、北沙参 20g、麦冬 20g、枸杞 15g、炙甘草 6g、僵蚕 10g、地龙 10g、桃仁 6g。

# 附录

## 中医治疗之用时空观

右归丸（《景岳全书》）：熟地、山药、山茱萸肉、枸杞、鹿角胶、菟丝子、杜仲、当归、肉桂、制附子。

人参胡桃汤（《济生方》）：人参、胡桃肉、生姜。

参蛤散（《卫生宝鉴》）：蛤蚧、人参、杏仁、炙甘草、知母、桑白皮、茯苓、贝母。

左归丸（《景岳全书》）：熟地、山药、枸杞、山茱萸肉、川牛膝、菟丝子、鹿角胶、龟板胶。

# 跋

# 有师自远方来，不亦乐乎！

　　古诗云："鸳鸯绣出从君看，莫将金针度与人。"今有反其道而行之者，要把金针度与人，则本书是也。而本书的出版，除了作者余国俊"大将诲人、必以规矩"，且示之以巧的无私奉献，更要感谢开创这种中医师承新形式的《中国社区医师》杂志（原名《中国乡村医生》）社长单书健先生。他曾这样坦言道："1985年，萌生创办中医临床教学栏目的想法，以深入剖析辨证、治疗、方药运用之要点，务求实效，并约老友余国俊先生执笔。国俊先生为当代经方大家江尔逊先生高足（江尔逊乃蜀中名医陈鼎三先生之弟子），名师亲炙，学验俱富，医文并茂，果然不同凡响，深受读者喜爱。编辑部收到千余封读者来信，称其疗效确切，是难得的佳作。……国俊先生说：自己和老师的精粹之处已和盘托出！"——本书的部分文章，在《中国乡村医生》/《中国社区医师》杂志的名牌栏目《名师垂教》刊登过，仅余国俊本人就先后收到5000多封信，要求作者将全部"知无不言、言无不尽、一学就会、一用就灵"的经验汇集成书出版。中国中医药出版社刘观涛先生有鉴于此，对余国俊先生的全部文章作了特别编辑，将原来的"倒叙"文体改造制作为"顺叙"文体——首先摆出诊断现场，独立思考；接着展开辨证讨论，推出辨证结论和治法方药，并公布疗效；最后进行思辨解惑。我们认为，这样更能真实地再现临证思维的自然过程，也更有助于读者身历其境而不知不觉地参与进去。

下面，选登河南中医师苏进立在阅读余国俊老师文章后的真实体会：

## 有师自远方来，不亦乐乎！

我是一个基层中医工作者，喜读有关中医的文章。在我喜读的中医论文中，莫过于《中国乡村医生》杂志"名师垂教"栏所刊文章。她已伴我度过了8个春秋。每当杂志一到手，先翻阅此栏已是我多年的习惯。分析透彻，辨证精当，理论性强，文体别具一格是该栏一大特色，如同老师给我们讲课一样，可谓是远道良师，时时在指导着我的临床工作。

双下肢瘫痪一证，现代医学谓之截瘫，临证较少见，是属难证。读余国俊老师"双下肢瘫痪14天"文后，治1患者杨某，男，54岁，患双下肢瘫痪3月余，医者皆确诊为急性脊髓炎，不间断用中西药治疗，效果不显，现症见：神志清，肌张力缺乏，无知觉，腱反射消失，不能自行排尿，大便甚难，即投余老师文中介绍续命汤原方，服药3剂后，知觉即复，大小便通畅，继服3剂后能下床活动，后经调治，诸症迎刃而解，遂得痊愈，因此左邻右舍赞叹不已。有隙复读此文，倍感亲切，见解独特，句句金石，实属发前人所未发，使我受益匪浅，思忖若非师教，我有何策？非己之能，乃师之功也。今有良方，再遇此证，何惧哉！

附录

记得初习医时，麻黄附子细辛汤歌诀背得脱口而出，然而在临证中不善用，似乎已经陌生。读余国俊老师"运用麻黄附子细辛汤的几种思维方法"一文，受到启发，深悔临证失去了众多适应证。近用该文病机推求法治疗小儿左下肢痿软1例，效果显著。患儿刘某，女，7岁，1994年6月6日诊。其母代诉：患儿于2周前患低热，体温37.8℃，用退热药和青霉素钠注射后，热可退但易复发，1周后发现患儿左下肢痿软无力，逐渐拖足而行，经市级医院确诊为小儿麻痹证，处以加兰他敏等中西药治疗未应，现症见：按诊左下肢肤凉，上至膝下，下至足心，纳差，心悸嗜卧，腰酸，大便溏，小便频数，体温37.6℃，脉沉细，左寸、尺脉微欲绝。心脏听诊：二尖瓣听诊区心音低钝，时有间歇。思忖身低热而左下肢凉者，推求病机为表里同病，结合四诊当属少阴心肾阳虚兼外感证。盖心阳是气血运行、津液流注的动力；肾阳为一身阳气之本，阳气虚衰则易感寒邪，更无力鼓邪外出，而呈现低热稽留不去，肢体失于温煦滋养则表现出机能低下等证候。即疏麻黄 9g，细辛 12g，附子 5g，杜仲 12g，牛膝 12g，连服 3 剂后，热退，左下肢痿软同前。遂减麻黄量为 5g，继服 12 剂，左下肢痿软等症渐除，步态稳健痊愈，心脏听诊亦未见心音异常。随访至今未犯。

余国俊

2006 年 2 月 1 日

中医师承实录——我与先师的临证思辨